改訂新版

# 高血圧の基本の食事


監修

自治医科大学
内科学講座 主任教授
苅尾七臣

東都大学
管理栄養学部 講師
佐藤敏子

料理制作

管理栄養士・料理研究家
岩﨑啓子




Gakken

# はじめに

健康診断などで「高血圧」もしくは「血圧が高め」と診断された場合、あなたはどのように感じるでしょうか。「よく聞く病名だし、不調も感じていないから大丈夫」「自分も年をとったし、しょうがない」などと思う方も多いでしょう。しかし、症状がないからといって放置すると、ある日突然、心筋梗塞や脳卒中の発作に見舞われるかもしれません。高血圧は〝サイレント・キラー（沈黙の殺人者）〟とも呼ばれる、恐ろしい病気なのです。

私たちの体内では、心臓がポンプのように拍動し、絶えず全身に血液を送り出しています。血圧とは、この血液が心臓から送り出されたり戻ってきたりする際に血管に加えられる圧力のこと。血液の質や量、そして血管の状態によって決まります。血圧は、生命維持に欠かせない血流の健康度を知るための、重要な指標です。

高血圧、血圧が高めと診断されたら、まず食事療法と生活習慣の改善にとりくみましょう。食事や運動、睡眠で血圧をコントロールしていきます。減塩し、ご自分にあったカロリー、バランスのとれた献立になるように食事を調節していきましょう。減塩は薬の効果を高めるため、すでに薬物療法を行っている方もぜひとりくんでください。

本書では、高血圧の基本の食事法を紹介しています。食事療法では、毎日安心して食事ができることはもちろん、無理なく続けられることが大切です。高血圧と診断されていなくても、血圧が気になる方、患者さんのご家族にもおすすめのレシピばかりです。

また、レシピの他に巻頭・巻末やコラムでは、高血圧の食事療法の基本や調理法、病気の基礎知識も掲載していますから、あわせてご覧ください。

本書が、患者さんやご家族にとって、日々の食事の一助となれば幸いです。

自治医科大学内科学講座循環器内科学部門　主任教授　苅尾七臣
東都大学管理栄養学部　講師　佐藤敏子

高血圧の食事療法の基本は、減塩です。減塩の食事というと「味がなさそう」「おいしく感じられないのでは」というイメージを持たれる方が多いと思います。塩味を減らして薄味にする分、うま味や香り、酸味、辛味などの塩味以外の味つけを楽しんだりメリハリをつけたりと、ちょっとしたコツで「薄味が気にならない」「しっかり味を感じられて、おいしい」と思っていただけるレシピになるように考えました。

また、適正エネルギー量に抑え、バランスのよい献立になるようなものにしました。主菜では、肉だけでなく青背魚や豆腐などを使ったレシピを、副菜では、食物繊維やカリウムなどの栄養素を含む野菜が食べられるレシピを掲載しています。ご自身の適正エネルギー量、塩分量の範囲で、バランスのよい献立になるようにメニューを組み合わせましょう。

それぞれのレシピには、栄養管理をしやすいようにエネルギー、塩分、食物繊維の数値を明記しました。また、主菜やワンプレートにはそれらに合う副菜、汁物・スープのおすすめ献立例、少量の調味料で味つけするための、調理の際のコツも紹介しています。

そして何より、家族でいっしょに楽しめて、簡単でおいしい、だからくり返し作りたくなる。そんな、家庭料理の基本を大切にしながら、レシピを考えました。家族など、高血圧ではない人でも食べることで満足いただけ、より健康になれるレシピばかりです。

まずは自己流や目分量ではなく、レシピどおりに作ってみましょう。ふだんの料理のボリュームや味つけと比べて、適正な味つけや量を確認してください。

患者さんや、血圧が気になるという方にとって、この本が毎日の食生活のお役に立てば幸いです。

管理栄養士・料理研究家
岩﨑啓子

# 楽しく、長く続けるための5つのポイント

高血圧と診断されて食事療法をはじめてみたものの、慣れない制限食で、毎日の食事作りに悩んでいる人はいませんか？ 食事療法を無理せず長く続けるために、また、高血圧の人が安心しておいしく食事を楽しめるように、この本では、次の5点を重視しています。

少量の調味料でも、しっかりした味

ポイント

## 1 「今までどおりのおいしさ」を重視!!

高血圧の食事は減塩が基本ですが、慣れない人にとっては薄味で物足りなさを感じがち。この本では、少量の調味料でもしっかりした味つけが楽しめる工夫を紹介しています。味つけするタイミングや使い方のコツなど、ちょっとした工夫で実践できます。

野菜のうま味をひき出してコクをプラス

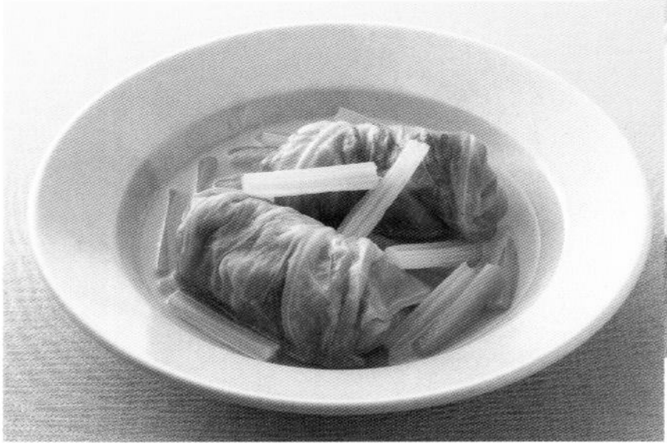

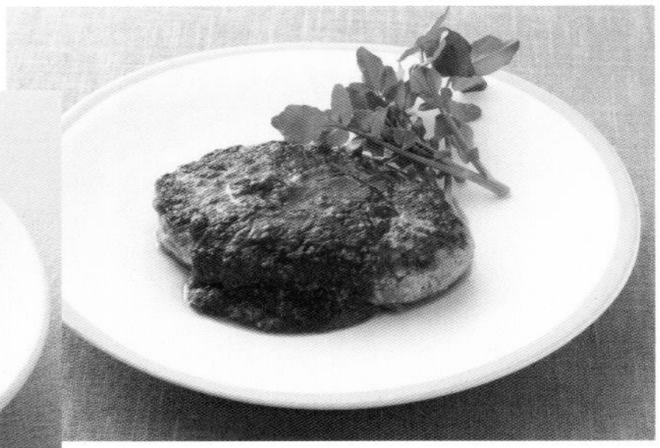

スパイスをきかせることで、塩分を抑えてしっかりした味つけに

特別な材料や食材は必要ありません

ポイント

## 2 材料も調味料も身近にあるものばかり!

近所のスーパーで買える、いつもの食材や調味料を使っています。特別な調味料は使っていません。調理の際にちょっとした工夫をするだけで、お金をかけずに作れます。

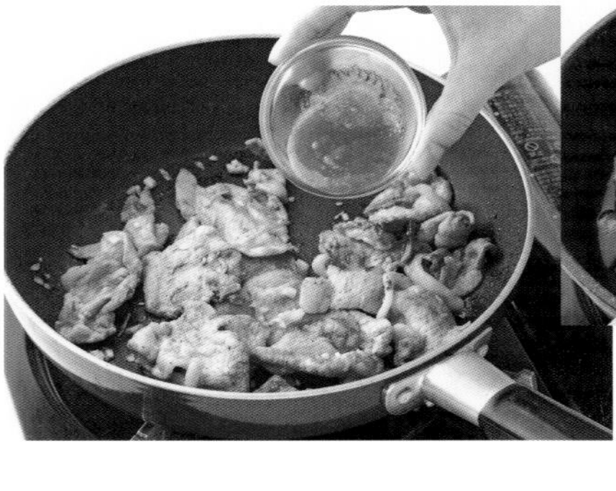

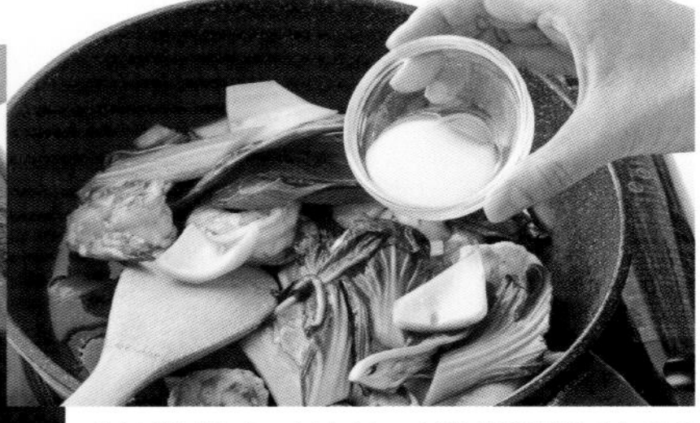

肉にだけ味をつけたり、水溶き片栗粉でとろみをつけたりすることで、薄味も気になりません。いつもの料理にひと手間加えるだけ

甘いものだって食べたい！

ポイント

# 3 デザートも楽しめる！

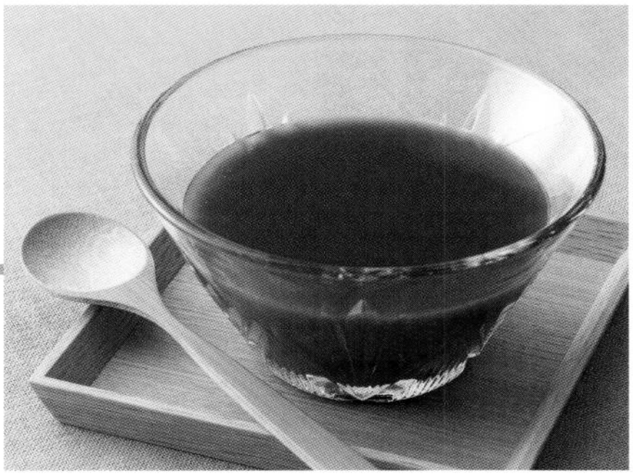

寒天は食物繊維が豊富な優秀食材。ようかんや杏仁豆腐などに活躍します

間食や食べすぎは高血圧の大敵ですが、食後に甘いものを食べるのが楽しみという方も多いでしょう。自分の適正エネルギー量の範囲で調整ができるように低カロリーで、なおかつ食物繊維など高血圧の人におすすめの材料を使ったデザートレシピを紹介しています。

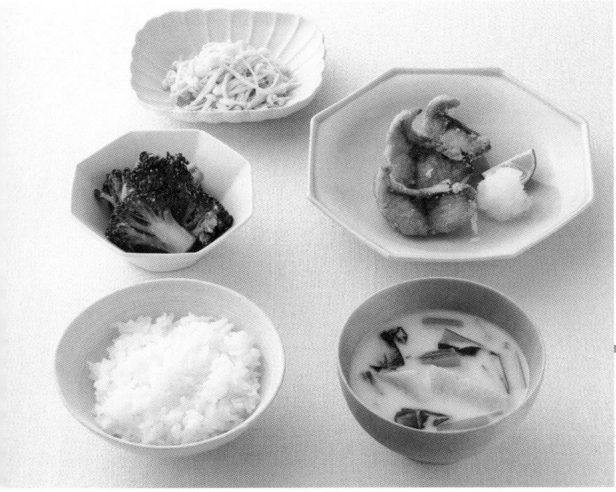

献立例。巻頭では、高血圧の食事療法で覚えておきたい基礎知識も紹介しています

毎日の献立作りの手間を減らします

ポイント

# 4 全レシピにエネルギー量や塩分量の表がついて献立が考えやすい！

自分の適正エネルギー量や塩分量の制限内で献立を考えるのは大変！　この本では、全レシピがエネルギーと塩分、食物繊維のデータつき。主菜とワンプレートのレシピには、「おすすめ献立例」も紹介しています。

今までどおりの調理法でOK

ポイント

# 5 いつものメニューにひと工夫するだけ！家族で同じ食事を楽しめる！

この本で紹介しているのは、から揚げやハンバーグ、ナポリタンなど、なじみ深いいつものメニューばかり。材料の分量を守り、調理の際にひと工夫するだけで、家族いっしょのメニューを安心しておいしく食べられます。

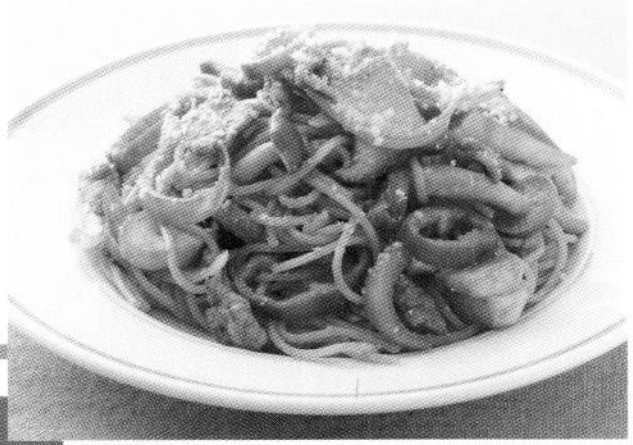

パスタなどの主食メニューは、家族で食べる休日のランチにぴったり

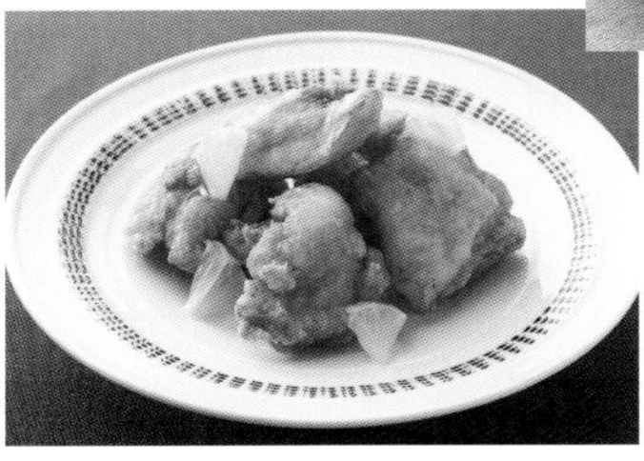

から揚げもちょっとした工夫で、塩分を抑えることができます

# 目次



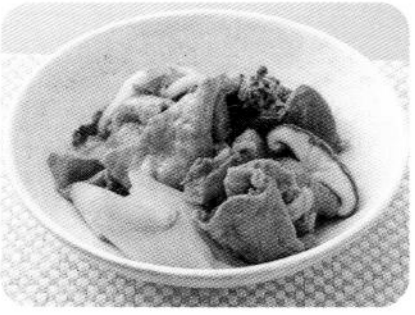



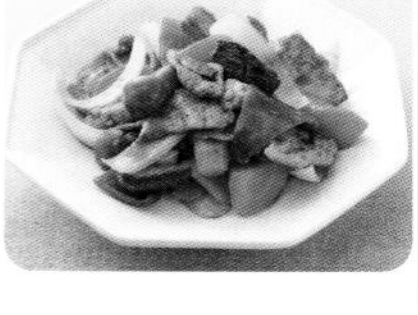

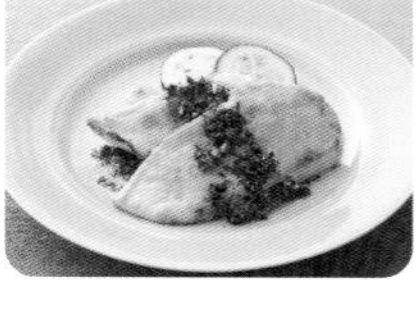

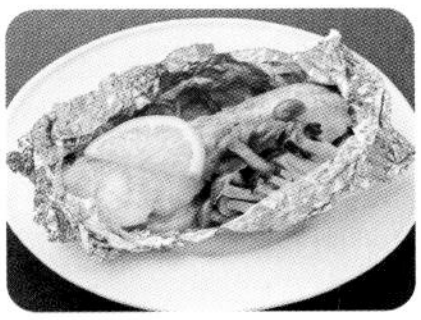

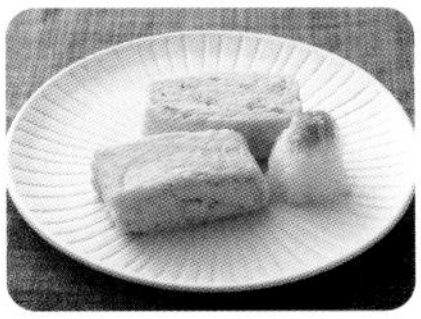



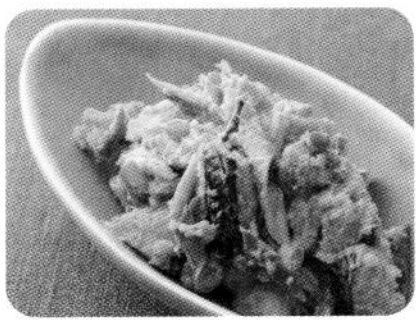

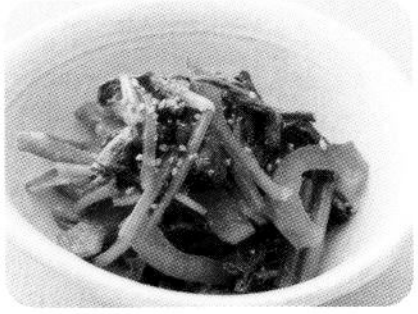

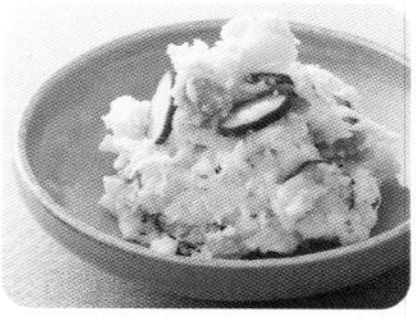

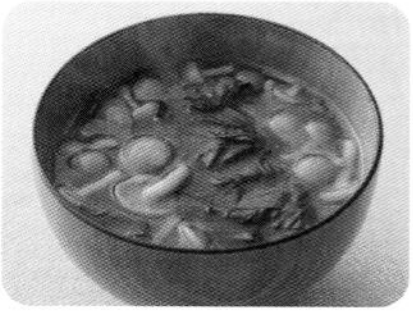



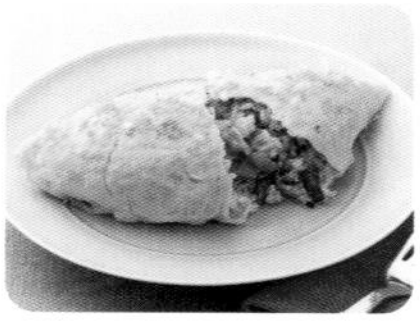

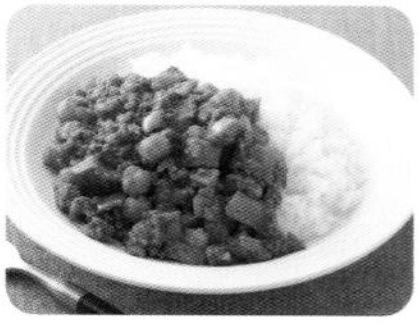

## ◎もう一品（低塩・デザート）レシピ 125



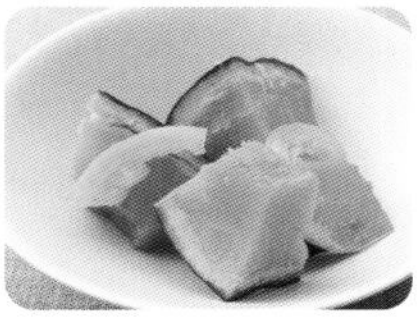

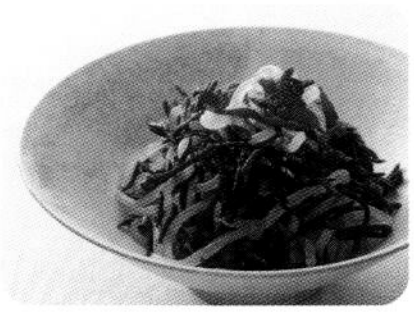

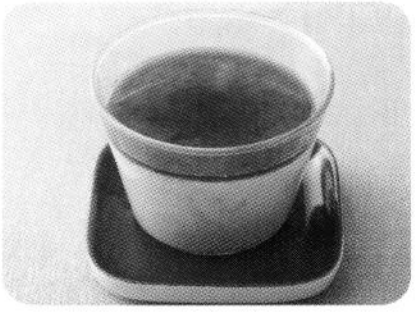

## ◎高血圧の基礎知識 137



### 参考文献


◎苅尾七臣監修『明解！あなたの処方箋 最新版 本気で治したい人の高血圧』（学研プラス）

◎日本栄養・食糧学会監修、香川靖雄編、香川靖雄／柴田重信／小田裕昭／山宿大介／加藤秀夫／西田由香／中村亜紀／堀江修一／榛葉繁紀著『時間栄養学 時計遺伝子と食事のリズム』（女子栄養大学出版部）

◎日本高血圧学会高血圧治療ガイドライン作成委員会編集『高血圧治療ガイドライン２０１４』（日本高血圧学会）

◎上村泰子・片山隆司監修『目で見る食品カロリー辞典 ヘルシー&肥満解消 ２０１３～１４年度』（学研プラス）

# 食生活の改善が高血圧の悪化を抑えるポイント!!

## 総合的な対応が重要

「サイレント・キラー（沈黙の殺人者）」とも呼ばれ、自覚症状がほとんどない高血圧。健康診断で「血圧が高め」もしくは「高血圧」と診断されても治療を行わずにいると、動脈硬化が進行して、突然心筋梗塞や脳卒中の発作が起こるかもしれません。そうならないためにも、すぐに治療を開始しましょう。

　大部分の人は、遺伝や年齢、生活習慣など、さまざまな要因が関係して高血圧をひき起こしています。そのため、治療においては食事療法と生活習慣の改善で総合的に対応することが重要です。

## 高血圧の原因を確認

　食事療法の前に、自分の食生活をチェックしてみましょう。チェックがついた項目は高血圧のもととなっている食塩のとりすぎや、カロリーのとりすぎの原因であり、改善のポイントです。まずは改善しやすい部分からとりくむと、食事療法を長く続けることができます。

## 自分の食生活をチェックしてみよう！

### 食塩とりすぎ
チェックリスト

- □加工品（干物、練り物、佃煮など）をよく食べる
- □漬物をよく食べる
- □みそ汁を毎回食べる
- □麺類をよく食べる
- □味つけは濃いほうである
- □外食が多い
- □市販惣菜の利用が多い

### カロリーとりすぎ
チェックリスト

- □つい間食してしまう（お菓子や飲み物など）
- □夜遅く食べることが多い
- □満腹になるまで食べてしまう
- □食べるおかずの量が多い
- □油を使ったものをよく食べる（揚げ物、マヨネーズなど）
- □肉は脂身の多いものが好き

チェックのついた項目が、あなたの
**食塩とりすぎ・**
**カロリーとりすぎの原因**
**＝改善ポイント**

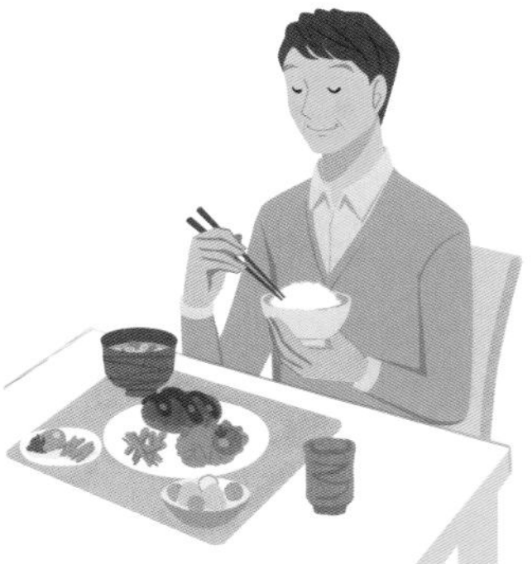

## 高血圧の食事療法のポイント

### 食塩とりすぎの人は…

### 1 減塩（→ P12）

食塩摂取量は１日６g未満が基本。塩分のとりすぎは、高血圧の最大の原因のひとつでもある。うま味や香り、酸味など、塩味以外の味を増やして、上手に減塩しよう

**チェックリストから…**

チェックのついた項目は、いわばあなたの食事のクセ。例えば、みそ汁が好きな人は食べる回数を減らす、具だくさんにして汁の量を減らすなど、無理せず少しずつ改善していくと長続きする

### カロリーとりすぎの人は…

### 2 食べすぎを防ぐ（→ P18）

肥満は高血圧の大敵。脂肪が増えると、高血圧のリスクが高まる。自分の適正エネルギー量をオーバーしないよう、調整して食事をとることが大切。BMI をチェックしてみて、25 以上の人は肥満の状態。BMI が 25 未満になるよう、肥満の人は減量にとりくむようにしよう

### 3 バランスのよい食事をとる（→ P20）

塩分量やエネルギー量が適正だからといって、肉や魚ばかり食べるのはＮＧ。血圧を下げる効果のある栄養素を含む果物や野菜などをバランスよく、積極的にとると効果的

「食塩とりすぎ」の項目に多くチェックがついた人は、まずは減塩にとりくみましょう。汁物や漬物などを食べる量や回数を減らすことからはじめます。「カロリーとりすぎ」にチェックがついた人は、正しい食べ方（→Ｐ19）を覚え、食べすぎを防ぎましょう。

### 基本は減塩

高血圧の食事療法は減塩が基本です。減塩にとりくんだ結果、収縮期血圧が平均５・５㎜Hg以上下がったという研究もあります（日本高血圧学会発行『高血圧治療ガイドライン２０１９』参照）。

この本では、日本高血圧学会が減塩目標に定めている1日6g未満の食塩量を基準に、無理なく続けられる工夫を紹介します。

肥満のある人は、減量にもとりくみましょう。高血圧の人にとって肥満は大敵。適正なエネルギー量に抑えて、食べすぎを防ぎます。ミネラルや食物繊維などを多く含む野菜や魚を使った、バランスのよい食事をとることも重要です。

# 高血圧の食事療法①
# 食塩は1日6g未満に抑える

## 塩分のとりすぎで血圧が上がるしくみ

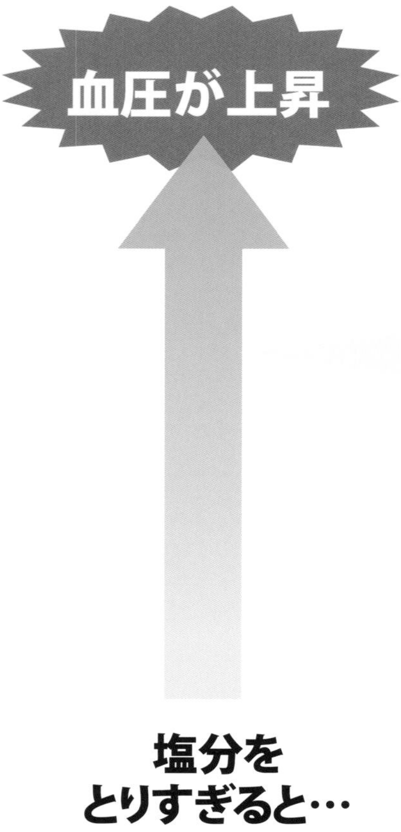


**塩分による影響**

### 血液量が増加

血中のナトリウム濃度を薄めるために水分が血管の中にとり込まれ、それに応じて心臓の拍出量も増える。塩分をとりすぎるとのどが渇き、水分をとりすぎてしまい、循環血液量が増加する

### 交感神経を刺激

ナトリウムが交感神経を刺激すると心拍数が上がり、末梢血管を収縮させる

### 日本人は食塩感受性が高い

塩分が血圧上昇に影響する強さを、「食塩感受性」という。日本人は食塩感受性の高い人が多く、塩分のとりすぎで高血圧を招きやすい体質。その分、減塩の効果が出やすいという側面もある

## 塩分のとりすぎが高血圧の最大の原因

高血圧の食事療法では、減塩がもっとも効果を発揮します。それは、塩分のとりすぎが高血圧の大きな原因となっているからです。塩分をとりすぎると、血中のナトリウム濃度が上がります。これを薄めようとして、体内の水分が血管にひき込まれ、血液量が増加。血液量が増えると、全身に血液をめぐらせるために心臓の拍出量が多くなり血圧が上昇します。

塩分をとりすぎれば、のどが渇くもの。そのため水を多く飲むと、全身を循環する血液の量が増え、血圧の上昇につながります。

また、ナトリウムは脳に作用して交感神経を刺激するため、末梢血管が収縮して血圧が上がるのです。

このように、塩分は血圧上昇にさまざまな影響を及ぼすため、高血圧の治療には減塩が欠かせません。降圧薬を飲んでいる人も、減塩することで薬の効果がより高まります。

# 食事で摂取している塩分

## 食品に含まれる塩分

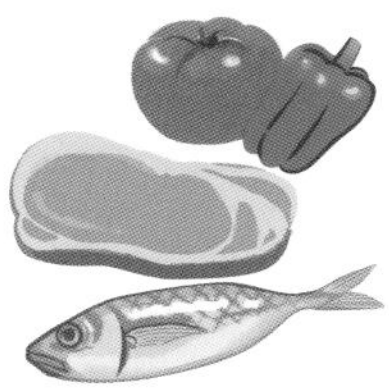

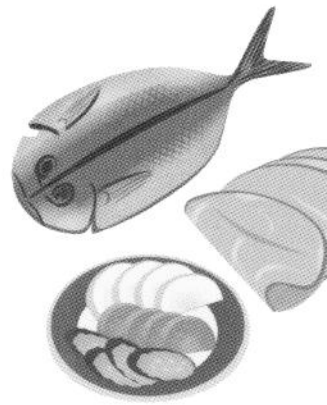

### 生鮮食品

肉、魚、野菜などには、基本的にはほとんど塩分は含まれないが、いかや貝類は塩分が高い食材

### 加工食品

漬物や干物などの塩蔵品、パンやベーコン、練り物などの加工食品は食塩が多く含まれるので、できるだけ食べない

## 調味料に含まれる塩分

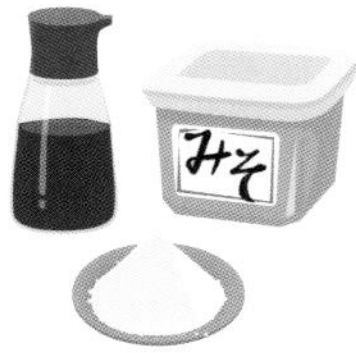


塩、しょうゆ、みそをはじめ、ソースやケチャップ、ドレッシングなど。食塩が多く含まれるものも多いので、計量して使う

## 市販食品の塩分量を調べる

| 標準栄養成分 | |
|---|---|
| 1包装・140g(4本)あたり | |
| エネルギー | 133kcal |
| たんぱく質 | 14.8g |
| 脂質 | 0.6g |
| 炭水化物 | 17.2g |
| ナトリウム | 1.3g —A |
| (食塩相当量 | 3.3g) —B |

市販の食品や加工品には、パッケージの裏面などに栄養成分表示がついています。食べる際は、必ず見て塩分量(食塩相当量)を確認しましょう。塩分とは、塩化ナトリウム(塩素+ナトリウム)を指します。栄養成分表示にナトリウム量が記載されている場合は、下の計算式を用いて食塩相当量を算出してください。

**ナトリウム量からは次のように塩分を計算する**

Ⓐナトリウム　　Ⓑ食塩相当量

$$\square\ \text{mg} \times 2.54 \div 1000 = \square\ \text{g}$$

もしくは、ナトリウム 400mg ≒食塩 1gと覚えておくとよいでしょう。

※左の例だと、ナトリウム 1300mg × 2.54 ÷ 1000 ＝食塩相当量 3.302g

## 食塩摂取量は1日6g未満が目標

日本高血圧学会は、減塩目標を1日6g未満と定めています。これに対し、日本人の平均的な食塩摂取量は、10〜11g。高血圧の治療のためとはいえ、いきなり半分に抑えるのは難しいもの。食塩とりすぎの原因を改善することからはじめます。P14以降で紹介している「減塩のコツ」を参考に、減塩を続けましょう。

## 自分が摂取している食塩量を把握しよう

私たちが食事で摂取している塩分には、どのようなものがあるのでしょうか。調味料だけでなく、食品自体に含まれる食塩も見落としてはいけません。漬物や加工食品など、いかにも食塩が多く含まれていそうな食品だけでなく、意外に食塩を多く含む食品もあります。自分がふだんの食事でどれくらいの塩分をとっているか把握し、減塩の目標を決めることが、減塩の第一歩です。

## 食材・調味料はきちんと計量する

目分量で食材や調味料を使うと、どうしても量が多くなりがち。必ず計量してから調理をする。できれば、ミニスプーン（1ml）や、カップ、デジタル式のはかりを用意したい。

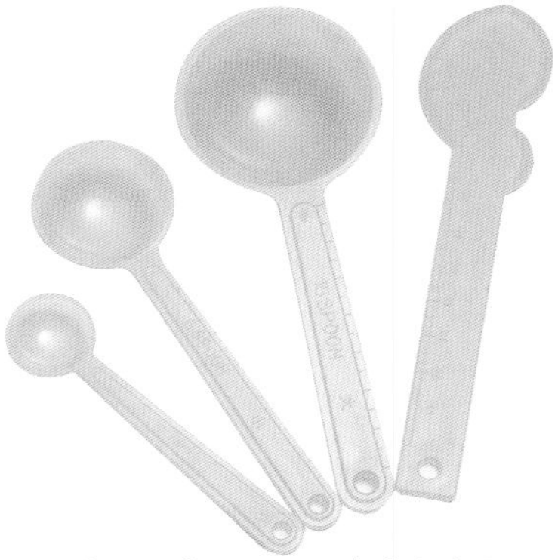

計量スプーンは、一般的な大さじ15ml、小さじ5mlのほかに、1杯が小さじの⅕である、1ml以下の計量がしやすい「ミニスプーン」があると便利（写真は女子栄養大計量スプーンセット）

### ・粉状、ペースト状の調味料

ざっと多めにすくい、スプーンの柄やへらなどを使ってすりきる。詰め込んで計量すると分量が変わるのでNG。1/2杯などの量は、スプーンの柄やへらなどで1/2量になるように区切り、余分なものをとりのぞく

### ・液体の調味料

表面張力で少し盛り上がるくらいに入れる。1/2杯量はスプーンの丸みを考慮して、深さの2/3ほどが目安

## 主な減塩調味料

### しょうゆ

いつでも新鮮
味わいリッチ 減塩しょうゆ
（キッコーマン食品）

18g（大さじ1）
塩分1.4g

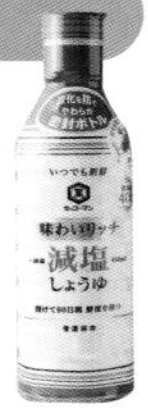


### みそ

食塩50%カット
減塩生みそ
（新庄みそ）

18g（大さじ1）
塩分1g

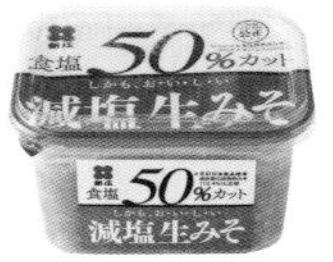


### スープの素

味の素KKコンソメ
塩分ひかえめ
（味の素）

1個（5.3g）
塩分1.4g

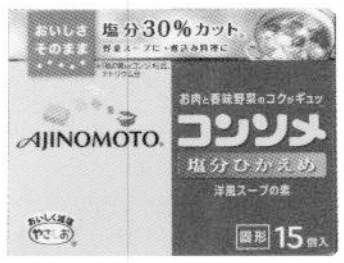


### 計量する習慣をつける

調理の際は、食材や調味料をきちんと計量することが重要です。計量することで、食事の塩分量をコントロールすることができます。食事でとっている塩分は、食品からとるものと調味料からとるものの2種類（→P13）。1日6g未満の塩分のうち、食材からとる塩分量は1gほど、調味料からとる塩分量を5gほどと考えると調整しやすくなります。

調理に慣れている人ほど、目分量で食材や調味料を使いがちです。はじめは計量が手間に感じられるかもしれませんが、調理の前に計量して使うものを準備しておけば、スピードアップにもつながります。ぜひ習慣化しましょう。

### 調味料のかけすぎを防ぐ

調理の際は下味をつけず、食べる際に「たれ」をつけます。ただし、卓上調味料も計量して使いましょう。せっかく作った減塩料理も食べるときに調味料をたくさんかけてしまっては、努力が水の泡。

## おもな調味料と食品の食塩含有量

### 調味料

**薄口しょうゆ**
6g（小さじ1）
塩分1.0g

**濃口しょうゆ**
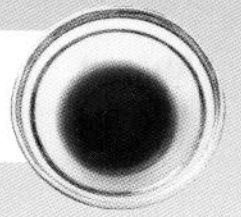
6g（小さじ1）
塩分0.9g

**味の素KKコンソメ**（固形）
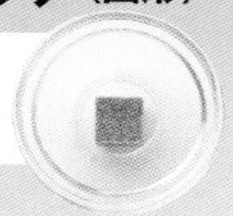
1個5.3g
塩分2.5g

**米みそ**（淡色辛口）
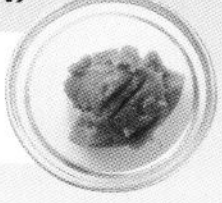
6g（小さじ1）
塩分0.7g

**ウスターソース**
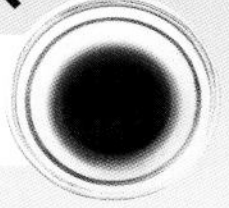
6g（小さじ1）
塩分0.5g

**キッコーマン 柚子の香りゆずか**
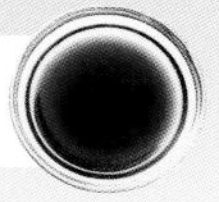
6g（小さじ1）
塩分0.4g

**めんつゆ**（ストレート）
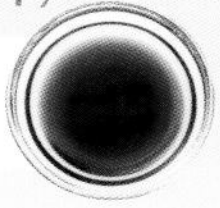
6g（小さじ1）
塩分0.2g

**トマトケチャップ**
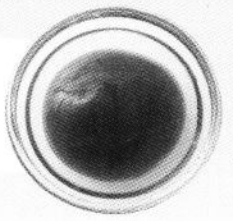
5g（小さじ1）
塩分0.2g

**マヨネーズ**

4g（小さじ1）
塩分0.1g

※青字の調味料は比較的食塩の含有量が少ないものです

### 食品

**漬物**

| | |
|---|---|
| たくあん 50g | 塩分1.3g |
| ザーサイ 50g | 塩分3.3g |
| 白菜の塩漬け 50g | 塩分1.1g |

漬物は漬ける時間や野菜で異なります。食べる際は量を減らす、酢漬けにする、食塩が少ないふりかけで味つけするなどの対策を

**肉加工品**

| | |
|---|---|
| ボンレスハム 15g | 塩分0.4g |
| ウィンナーソーセージ 50g | 塩分1.0g |
| コンビーフ 50g | 塩分0.9g |

保存性の高いものほど食塩を多く含みます。食塩を多く含むものは、少量を調味料として使いましょう

**魚加工品**

| | |
|---|---|
| まあじ・開き干し（可食部）100g | 塩分1.7g |
| ツナ缶（水煮フレーク）70g | 塩分0.5g |
| しらす干し 20g | 塩分0.8g |

干物は加工法や地域、店などによって食塩含有量が異なります。魚卵はコレステロールも多く含むので要注意

資料：日本食品標準成分表2020年版（八訂）

調味料は計量して小皿などにとり、つけて食べるようにすれば、かけて食べるよりも使う量を抑えることができます。さらに、よく使う調味料の塩分量を知っておくと、外食などの際に便利です。また、食塩を多く含む食材を把握しておきましょう。買い物の際に役立ちます。

### 減塩調味料を活用する

より手軽に減塩料理をつくりたい、時間がなくて手間がかけられないという人は、減塩調味料を活用しましょう。

塩、しょうゆ、みそなどの基本的調味料だけでなく、ソースやケチャップ、顆粒だしやスープの素にも減塩のものがあります。日本高血圧学会の減塩委員会では、減塩食品の知識を紹介するとともに減塩食品のリストを作成しています。ホームページで公開されているので、ぜひ参考にしてください。

ただし、使いすぎには要注意。また、なかには塩化ナトリウムの代わりに塩化カリウムを使っているものもあるため、腎臓病の人は医師に相談してください。

## うま味・香り・辛味・酸味を活用する

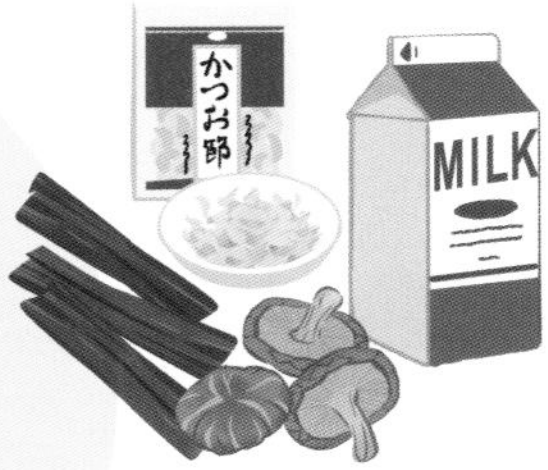


### うま味

昆布やかつおぶしなどの乾物でとっただしのほか、きのこ類や旬の野菜にもうま味がたっぷり。牛乳や豆乳などのコクも強い味方

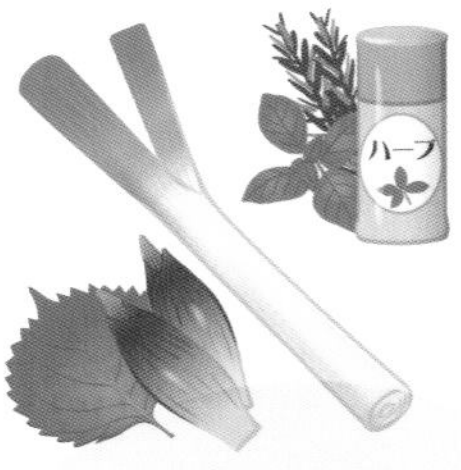


### 香り

減塩料理は香りで食べるのも good。ねぎやしょうが、しその葉、みょうがなどの香味野菜をたっぷり使って。ハーブもおすすめ

### 酸味

つけたり、かけたり、和えたりと、酢は減塩料理の万能選手。酢だけでなく、香りもプラスできるレモンやゆずなどの柑橘類も活用しよう

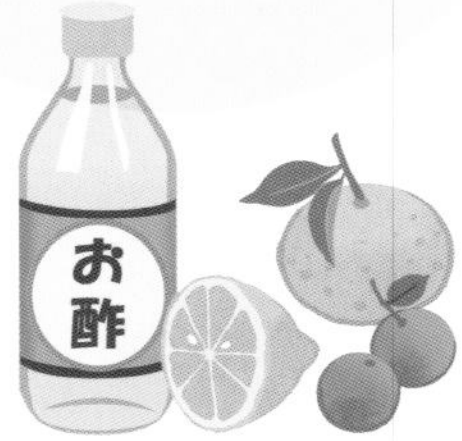


### 辛味

ピリッとした辛味の刺激で、薄味も気にならない。わさびや練りからし、赤唐辛子以外にも、カレー粉やチリパウダーなどのスパイスがあれば、さまざまな料理に使える

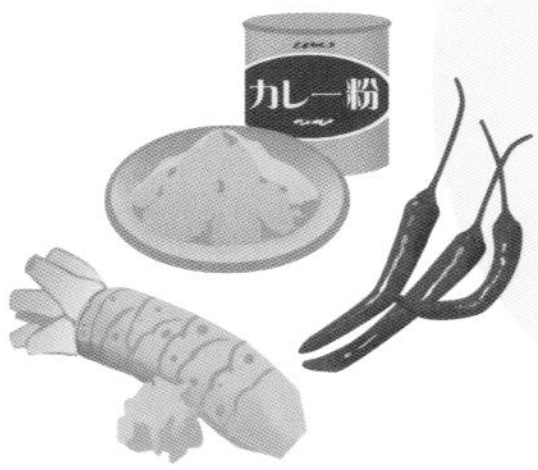


## 少しずつ薄味に慣れていく

減塩は一時的なものではなく、長く続けるものです。特に、日本にはみそやしょうゆなどの調味料、漬物や干物などの塩蔵品、佃煮など食塩を多く含むものがあります。こうした食文化の中で培ってきた食生活を変えることは、簡単ではありません。

長く続けるためには、無理せず段階的に減塩することが重要です。いきなり１日６ｇ未満を目指すのではなく、はじめは少量ずつ減塩に挑戦するなど、少しずつ薄味に慣れていきましょう。

少量ずつの減塩でも、続けることでだんだん味覚が変わって、薄味でもおいしく感じられるようになります。

## 4つの味のバリエーション

減塩料理のポイントは、塩味以外の味を増やし、薄味でもおいしく感じる味つけにすることです。

そこで活用したいのが、「うま味」「香り」「辛味」「酸味」の４つの味。これら

## だしを活用しよう

だしをきかせることで、薄味でもおいしく食べられます。基本のかつおだしのとり方を紹介します。干ししいたけの戻し汁も手軽にだしとして活用できるので、おすすめです。

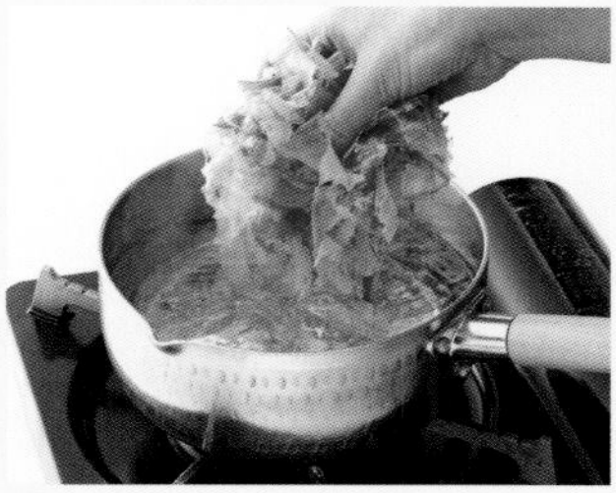

### 基本のかつおだし

**［材料（2カップ分）］**

| | |
|---|---|
| 昆布 | 5cm |
| かつおぶし | 8g |
| 水 | 2½カップ |

**［作り方］**

1 鍋にさっと洗った昆布と水を入れて弱火にかける。沸騰する直前に昆布をとり出す。

2 沸騰後にかつおぶしを加え、再度煮たったら火を消す。

3 ペーパータオルなどを敷いたざるでこす。

## ドレッシングの使い方

ドレッシングは手軽に使えて便利ですが、食塩を多く含むものもあるため、注意が必要です。栄養成分表示をよく見て食塩が少ないものを選んだり、塩分制限に合わせた量を使いましょう。また、この本ではいろいろなドレッシングのレシピを紹介していますので、活用してください。

※ドレッシングの作り方は、レシピページを参照してください

### 自家製ドレッシング

- **しそドレッシング**　→P78　納豆サラダ
- **フレンチドレッシング**
　→P83上　ブロッコリーと玉ねぎのサラダ
- **シーザードレッシング**
　→P83下　レタスのシーザーサラダ
- **しょうゆドレッシング**
　→P85上　かぼちゃの和風サラダ
- **しょうがドレッシング**
　→P93下　白菜のしょうがドレッシング和え

を組み合わせることで、味に変化がつき、減塩も気になりません。

旬の食材も、減塩料理には欠かせないものです。季節を問わず、さまざまな食材がスーパーには並んでいますが、食べ頃の食材は味も栄養価も抜群。味つけの工夫だけでなく、季節ごとの出盛りの食材を活用することで、旬のおいしさを味わうことができます。おいしい減塩に取り組みましょう。

### 味つけのコツ

塩やしょうゆを味つけに使うときは、少量でも味をきかせるコツがあります。

まず、下味をつけないこと。肉や魚を調理する場合、先に塩をふったり、しょうゆに漬けたりして下味をつけると、塩分が多くなってしまいます。舌は食材の表面に付いている味を感知するため、「たれ」を後づけしても、しっかり味を感じることができます。

また、うま味をきかせたあんにすることで食材にからみやすくなり、薄味でもおいしく食べられます。

# 高血圧の食事療法②
# 食べすぎを防ぐ

## BMIで肥満度チェック

BMI □ ＝ 体重 □ kg ÷ 身長 □ m ÷ 身長 □ m

| ～18.5 | ～25.0 | ～30.0 | 30.0～ |
|---|---|---|---|
| 低体重 | ふつう | 軽い肥満 | 肥満 |

BMI（Body Mass Index）とは、身長と体重の関係から算出する体格指数です。手軽に肥満度がわかるので、確認してみましょう。

## 自分の適正エネルギー量を知る

**標準体重**

身長 □ m × 身長 □ m ×22 ＝ □ kg

×

**身体活動量**

□ kcal

| | |
|---|---|
| 高齢者、デスクワーク中心の人、主婦など | 25～30kcal/kg |
| 標準体重の人、立ったり歩いたりすることが多い人 | 30～35kcal/kg |
| 肉体労働の人、よく体を動かしている人 | 35kcal/kg 以上 |

※肥満気味の人は、身体活動量のより低い数値で計算してください

＝

**適正エネルギー** □ kcal

㊎例
身長175cm、デスクワーク中心の男性の場合
標準体重は1.75m × 1.75m × 22 ＝ 67kg
適正エネルギー量は67kg × 25～30kcal
＝ 1675～2010kcal

### 肥満は高血圧の大敵

減塩といっしょに実践したいのが、食べすぎを防ぐことです。ＢＭＩを計算して肥満度をチェックしてみて、肥満の人は減量にとりくみます。

体重が増えると全身の体液量が増して心臓と血管に負担がかかり、その結果、血圧が上昇します。また、内臓脂肪にも注意が必要。内臓脂肪の細胞からは、アディポサイトカインという物質が分泌されます。この物質には血圧を上げるアンジオテンシンⅡの生成を促す働きがあり、高血圧と深い関わりを持っているのです。

このように、肥満は高血圧の人にとって大敵であり、減量は高血圧の改善に欠かせません。食べすぎを抑えて、肥満の予防と改善にとりくみ、ＢＭＩ25未満を維持します。また、肥満の人は運動不足が原因の場合もあるため、運動を習慣づけます。

### 適正エネルギー量に抑える

食べすぎを防ぐためには、自分の適正

## 間食は食べすぎと塩分とりすぎのもとなので注意

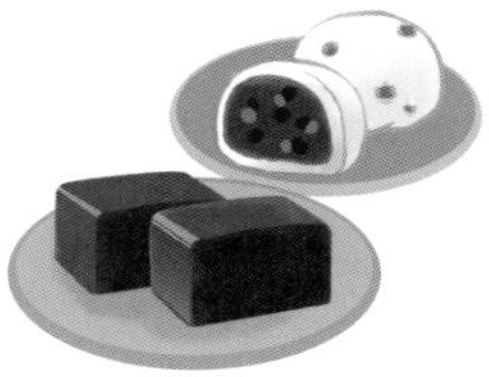

**和菓子**

あんこには甘みを引き出すために、食塩が使われている。洋菓子に比べて低エネルギーと油断しないようにする

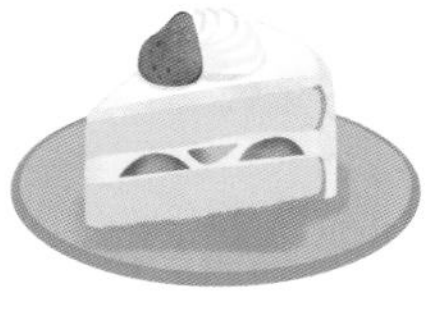

**洋菓子**

バターやマーガリンなどの油脂、チーズを使用しているものは塩分が高め。油脂はエネルギーも高いので要注意

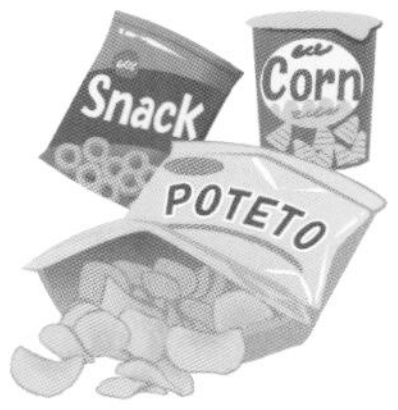


**スナック菓子**

どの商品もエネルギー、塩分が高め。できるだけ避けるようにする

食事を適正エネルギー量に抑えても、間食しては努力が水の泡。間食をコントロールすることも、食べすぎ防止の重要なポイントです。

また、甘いお菓子は「隠れ塩分」にも注意が必要。和菓子のあんこや、洋菓子に使われているバターなどには塩分が含まれているため、摂取量をきちんと把握するようにします。

どうしても間食がやめられないという人は、P132 以降で紹介しているようなデザートを適正エネルギー量の範囲でとりましょう。

## 正しい食べ方をマスターしよう

### 1 時間を守る

朝・昼・晩、しっかり1日3食とるようにする。毎日同じ時間に食事することで、生活リズムを整える。特に朝食は重要（→ P148）。また、よくかんでゆっくり食べるようにする

### 2 バランス

塩分とエネルギー量だけでなく、栄養バランスのとれた食事が基本。野菜には血圧を下げる栄養素が多く含まれるので積極的にとる。DASH 食（→ P155）が参考になる

### 3 野菜から食べる

食物繊維の多い野菜から、よくかんで食べること。食物繊維は糖の吸収を遅くし、最初に食べることで血糖値の急上昇を防ぐ。余分なナトリウムやコレステロールを体内に吸収させない働きもある

エネルギー量を知ることが必要です。

1日に必要なエネルギー量は、人によって違います。上の計算式を使って、自分の適正エネルギー量を計算してみましょう。

自分の適正エネルギー量がわかったら、日ごろの食事内容とエネルギー量を書き出して比べてみましょう。

適正エネルギー量を3食に振り分けて、オーバーしないよう上手に摂取しましょう。その際、ごはんなどの主食は1食分のエネルギー量の40～50％にすると、バランスのよい献立になります。

### 食べすぎを防ぐ食べ方を知る

食事の食べ方にも、食べすぎを防ぐコツがあります。食事は決まった時間にとること、バランスのよい内容にすること、食べる順番を守ることです（上参照）。

特に時間を決めることは重要です。3食を決まった時間に食べると、間食や夜食を防ぐことができます。なかでも、朝食を決まった時間にとることで生活リズムが整い、生活改善につながります。

# 高血圧の食事療法③
# バランスのよい食事をとる

## 高血圧の人がとりたい栄養素

### カリウム

**塩分排出を助ける強い味方**

カリウムには、余分な塩分を体外に排出して血管の収縮を抑え、血圧を下げる働きがあります

**多く含まれる食材**

- ほうれん草
- 里いも
- 納豆
- バナナ

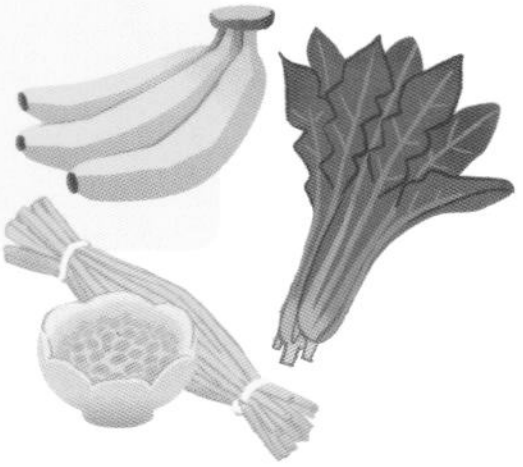

※腎臓病の人はカリウムの摂取に注意が必要なため、医師に相談しましょう

### カルシウム・マグネシウム

**血管を若返らせる栄養素**

血管を収縮・拡張させる筋肉に働きかけるのが、カルシウムとマグネシウムです。カルシウムが血管を収縮させ、マグネシウムはこの機能を調整する役目を持っています

**多く含まれる食材**

カルシウム

- 乳製品
- ちりめんじゃこ
- 小松菜

マグネシウム

- 豆腐
- ひじき
- ほうれん草

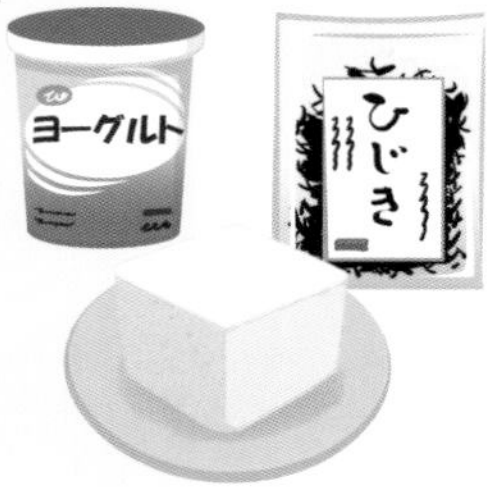


## バランスのよい食事が大切

減塩、適正エネルギー量の次に大切なのが、バランスのよい食事です。特に、野菜や果物、青背魚を積極的に食べましょう。大豆製品、海藻類などもおすすめの食材です。これらの食材は、カリウムや食物繊維など、降圧を助ける栄養素を豊富に含んでいます。

カリウムは、余分な塩分を排出しやすくする栄養素です。ナトリウムとともに、細胞のミネラルバランスを保つ役割を持っています。とりすぎによって細胞の内側に入り込んだナトリウムを細胞外に出して血管の収縮を抑えたり、腎臓からのナトリウムの排出を促したりして血圧を下げる働きがあります。

## 血管の機能を調節する栄養素

カルシウムとマグネシウムは、筋肉の収縮と弛緩に深く関わる栄養素です。カルシウムには筋肉細胞に入って血管を収縮させる働きがあり、マグネシウムにはその機能を調節する働きがあります。血

## 食物繊維

### 動脈硬化の予防に役立つ

食物繊維によって、コレステロールの吸収が抑制され、体外へ排出されやすくなります。ナトリウムの排出にも効果的で、血管の若さを保つ栄養素のひとつです

**多く含まれる食材**

- ごぼう
- きのこ類
- こんにゃく

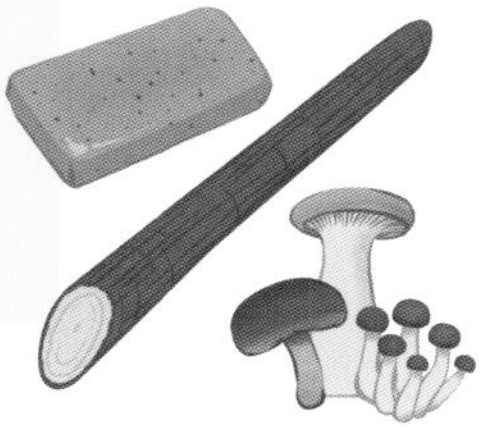

## DHA（ドコサヘキサエン酸）・EPA（エイコサペンタエン酸）

### 血液をサラサラにして流れをスムーズにする

ＤＨＡは、血中の中性脂肪や悪玉コレステロールを減らしてくれます。ＥＰＡは血中の血小板が固まるのを抑制し、血栓を防ぎます

**多く含まれる食材**

- あじ、さばなどの青背魚
- ぶり
- さけ

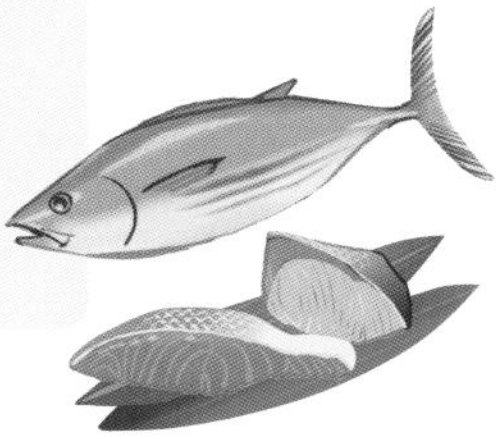

### 野菜が手軽にとれるスムージー

カリウムや食物繊維などの栄養素を豊富に含む野菜は、毎日とりたいもの。家事や仕事が忙しく時間がない人や料理が苦手な人は、スムージーにしてとるのがおすすめです。スムージーなら、複数の食材を使ううえ、無塩でつくれます。

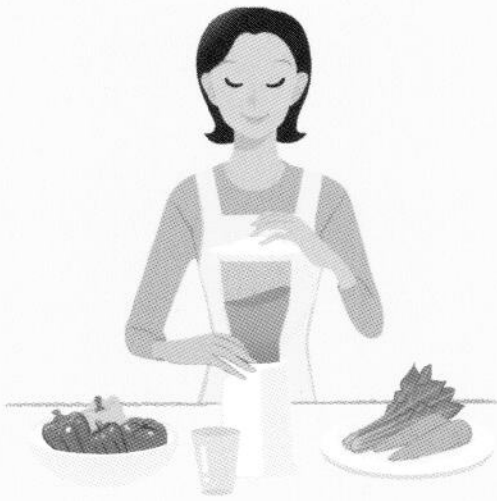

管を正常な状態に保つためには、この2つがきちんと作用することが必要です。

### 野菜と青背魚を食べる

　食物繊維は、腸を通るときに他の有害物質といっしょにナトリウムを吸収して、体外に排出します。

　また、動脈硬化をひき起こすコレステロールを減らす役割もあります。野菜はカリウムや食物繊維を多く含むので、積極的にとりましょう。

　血管の細胞をやわらかくして血液の流れをよくするのが、ＤＨＡ（ドコサヘキサエン酸）です。ＥＰＡ（エイコサペンタエン酸）は、中性脂肪や悪玉コレステロールを減らして善玉コレステロールを増加させ、血液をサラサラにします。豊富に含まれる青背魚は、必ず食べたい食材です。これらの栄養素を不足なくとりましょう。

　逆に、バターや肉の脂身など動物性脂肪に多く含まれる飽和脂肪酸は、中性脂肪やコレステロールを増加させるため、とりすぎに注意します。

# 献立例から見る 具体的な改善ポイント

「減塩」「適正エネルギー量」「バランスのよい食事」と言われても、実際どのような献立にすればよいのかわかりにくいものです。どうすれば塩分やカロリーを調整することができるのか。献立を考えるときに改善しやすいポイントを紹介します。

## 改善前の食事

### さばのみそ煮定食

| エネルギー | 塩分 | 食物繊維 |
|---|---|---|
| 550kcal | 6.2g | 8.2g |

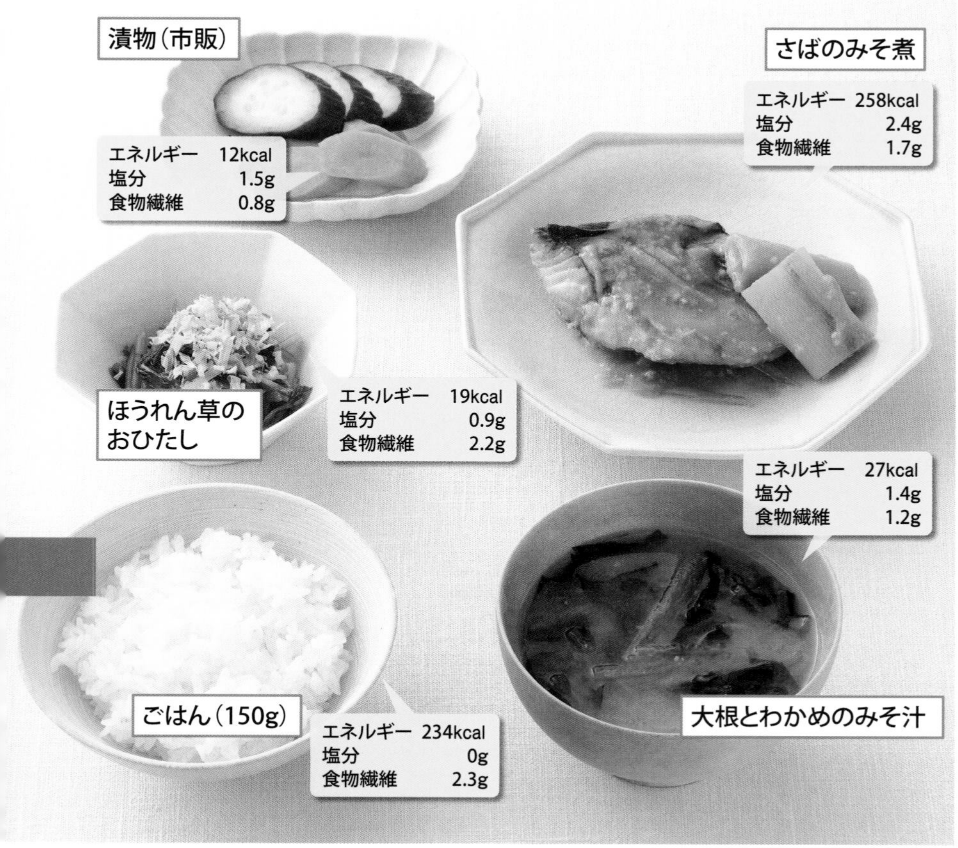

漬物（市販）
エネルギー 12kcal
塩分 1.5g
食物繊維 0.8g
さばのみそ煮
エネルギー 258kcal
塩分 2.4g
食物繊維 1.7g
ほうれん草のおひたし
エネルギー 19kcal
塩分 0.9g
食物繊維 2.2g
エネルギー 27kcal
塩分 1.4g
食物繊維 1.2g
大根とわかめのみそ汁
ごはん（150g）
エネルギー 234kcal
塩分 0g
食物繊維 2.3g


### 改善すべきポイント

**いつもの献立の食材や調理法をちょっと変えるだけでOK**

高血圧の食事療法では減塩が基本となるため、塩やしょうゆ、みそなどの調味料は少量をしっかり計量して使います。1日6g未満の制限の中で上手に摂取しましょう。うま味や酸味、辛味、香りなどを活用して、塩味以外の味のバリエーションを増やします。揚げ物にしてコクをプラスするのもポイントです。高塩分な市販の漬物や加工食品は控えたいもの。漬物は手づくりして低塩分のものにしたり、酢を使った副菜を代わりにとり入れたりしましょう。汁物は、だしをきかせ、汁の量を減らします。野菜は毎食必ず使ってください。

# 改善後の食事

## さばの竜田揚げ定食

| エネルギー | 塩分 | 食物繊維 |
|---|---|---|
| 548kcal | 1.5g | 9.6g |

●漬物の代わりに酢和えにすることで塩分を減らせる。しょうがの風味で薄味でもおいしく
●きのこ類はカリウムや食物繊維を含むので積極的に使いたい食材

●下味のしょうがで風味を加え、揚げ物にしてコクをプラスすることで、塩分を減らしてもおいしく食べられる
●さばは計量して、適量70gほどにすることで、適正エネルギー量に抑え食べすぎを防ぐ

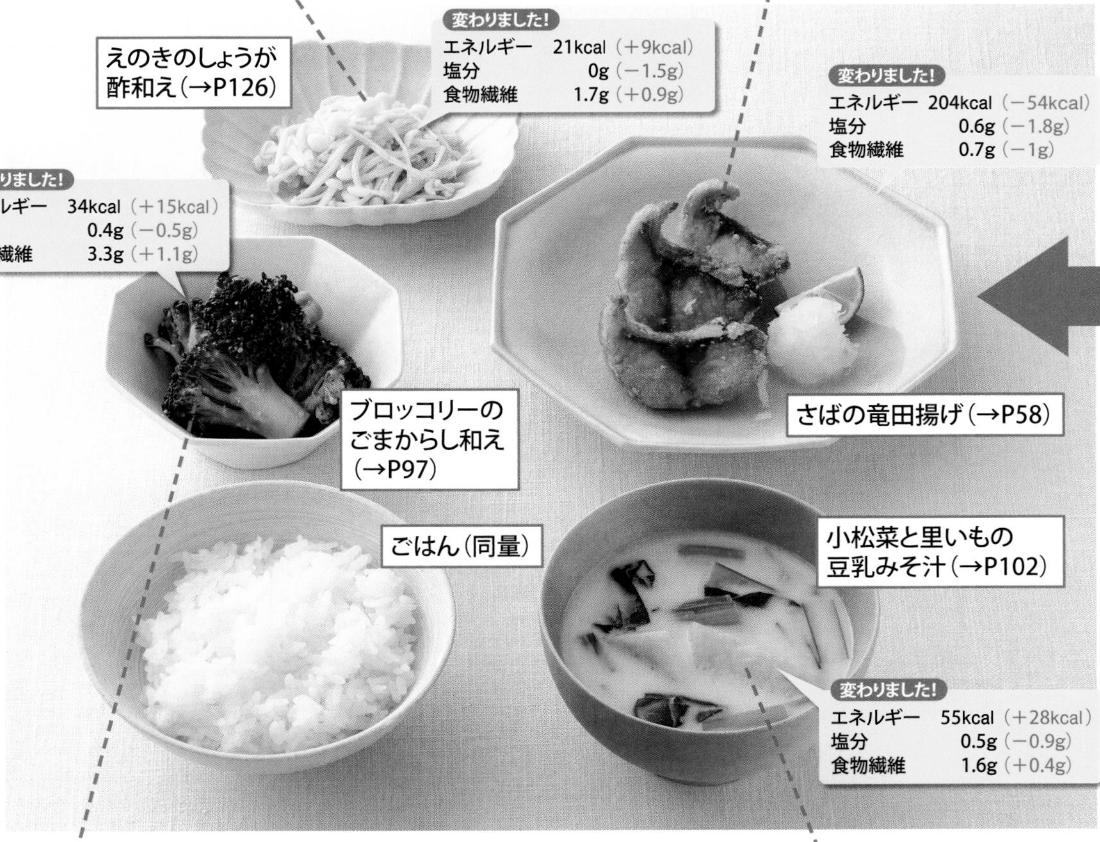

えのきのしょうが酢和え（→P126）
変わりました!
エネルギー 21kcal（+9kcal）
塩分 0g（−1.5g）
食物繊維 1.7g（+0.9g）
変わりました!
エネルギー 204kcal（−54kcal）
塩分 0.6g（−1.8g）
食物繊維 0.7g（−1g）
変わりました!
エネルギー 34kcal（+15kcal）
塩分 0.4g（−0.5g）
食物繊維 3.3g（+1.1g）
ブロッコリーのごまからし和え（→P97）
さばの竜田揚げ（→P58）
ごはん（同量）
小松菜と里いもの豆乳みそ汁（→P102）
変わりました!
エネルギー 55kcal（+28kcal）
塩分 0.5g（−0.9g）
食物繊維 1.6g（+0.4g）


●ごまの香りとコク、練りからしの辛味、酢の酸味を味つけに使って塩分を減らす
●副菜には野菜を使い、献立栄養バランスを整える

●しっかりとっただしと豆乳を使って、みその量を減らして減塩につなげる
●カリウムや食物繊維を含む小松菜、里いもなどで具だくさんにしてバランスのよいメニューに

# 食事療法を続けるための 献立の考え方と食事記録のつけ方

## 食事療法の献立のポイント

### 主食＋主菜＋副菜を組み合わせる

**主食**

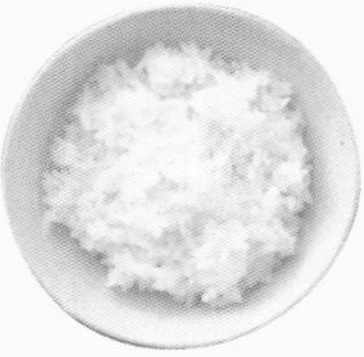

体重が気になる人は減らす。まったくとらないのもよくない

**主菜**

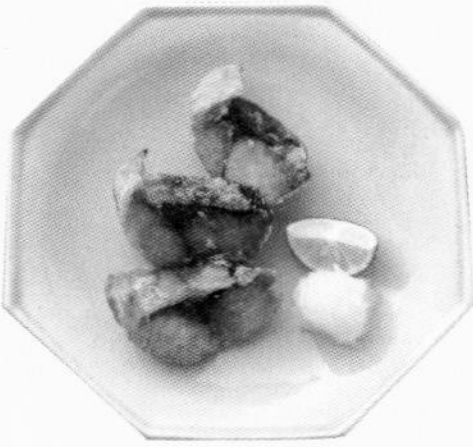

食材・調味料を計量して、塩分量を守る。体重が気になる人は油脂を減らす

**副菜**

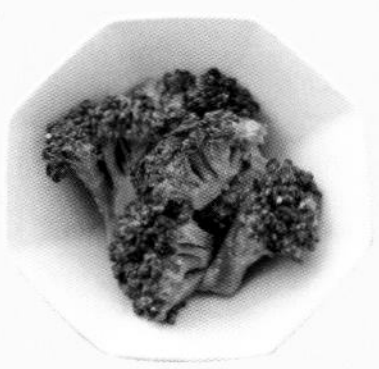

塩分量を守りながら、野菜、海藻類など、降圧を助ける栄養素を含む食材を食べる

＋ **汁物**

塩分量が多いため制限を超えないように組み合わせる

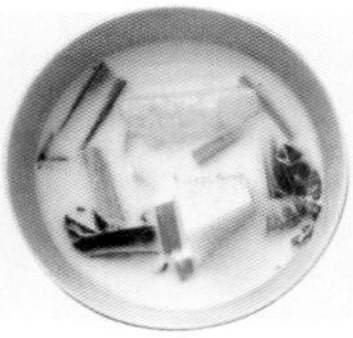

＋ **もう１品**

低塩分で野菜を使ったメニューなどにする

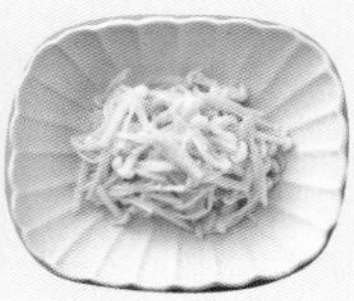

※１食分のエネルギー量、塩分量を超えなければ、汁物やもう１品副菜、デザートを追加する

## 上手に献立を組み合わせる

食事療法は長く続けなければ意味がありません。そのためには、Ｐ10で確認した食事の改善ポイントからとりくむことが重要です。そしてこれまで紹介してきたように、食事療法の基本となる「減塩」「適正エネルギー量」「栄養バランス」を守りながら、1日3食の献立を考えることが大切です。

献立は、主食、主菜、副菜の組み合わせが基本となります。主食はエネルギー源となるもの、主菜はたんぱく質など血管を強化するもの、副菜はカリウムや食物繊維など降圧を助ける栄養素を摂取するものと考え、それらを組み合わせることで、バランスのよい食事ができます。この本でも主菜、副菜などに分けてレシピを紹介しています。

基本的な考え方は、3つ。まず、Ｐ10でチェックした食塩とりすぎの原因を避けること。そしてＢＭＩを25未満に保ち、25以上の人は減量すること。このとき、Ｐ10のカロリーとりすぎの原因を避けな

## 食事記録のつけ方

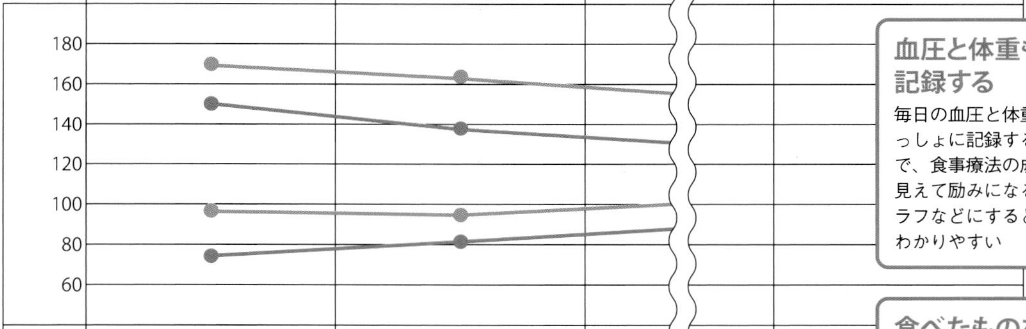

| | 4月1日（月） | 4月2日（火） | | 4月7日（日） |
|---|---|---|---|---|
| 体重<br>血圧 | 70kg<br>朝7:00　172/95<br>夜21:00　155/78 | | | |
| 朝 | 納豆サラダ／とろろ昆布汁／ごはん | | | |
| 昼 | おかか風味焼きそば／わかめの煮びたし | | | |
| 夜 | さばの竜田揚げ／ブロッコリーのごまからし和え／えのきのしょうが酢和え／小松菜と里いもの豆乳みそ汁／ごはん | | | |
| 間食 | さつまいもプリン、コーヒー | | | |

**血圧と体重も記録する**

毎日の血圧と体重もいっしょに記録することで、食事療法の成果が見えて励みになる。グラフなどにするとよりわかりやすい

**食べたものをすべて書く**

口にしたものは、飲み物や間食もすべて書き出す。記録することに慣れてきたら、エネルギーや塩分も調べて記録する

がら、適正エネルギー量に抑えます。また、毎食主食＋主菜＋副菜を組み合わせ、野菜はたっぷりとり、肉は脂身の少ないところを使い、魚を増やしてバランスのよい食事にしましょう。

### 食事記録をつけよう

また、食事療法を続けるためには、食事記録をつけることも大切です。毎日の食事内容を記録することで、塩分量やエネルギー量を守っているか確認できますし、さらに改善するポイントなども把握できます。

まずは、食べたものを記録することから始めましょう。1日ごとに食べたもの、飲んだもの、量、時間をメモします。かけたりつけたりした調味料や、飲み物に入れた砂糖やミルク、間食したものも忘れずに記録しましょう。

体重や朝晩の血圧も合わせて記録すると、減量や降圧の結果が目に見えて、続けるモチベーションになります。また、血圧や体重が変動した際に、食事内容のメモが参考になります。

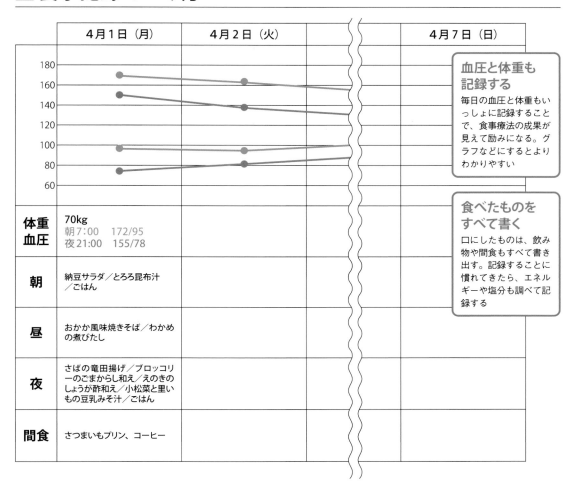

# 本書の使い方

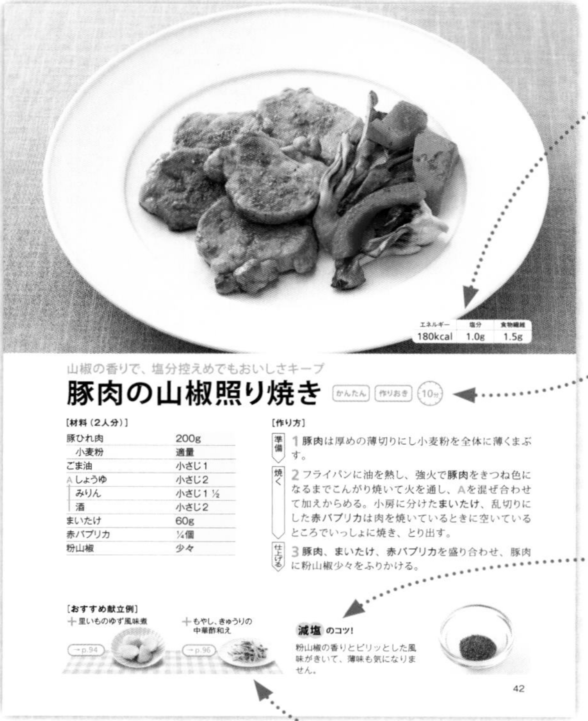

| エネルギー | 塩分 | 食物繊維 |
|---|---|---|
| 180kcal | 1.0g | 1.5g |

山椒の香りで、塩分控えめでもおいしさキープ

## 豚肉の山椒照り焼き

かんたん　作りおき　10分

［材料（2人分）］

| | |
|---|---|
| 豚ひれ肉 | 200g |
| 小麦粉 | 適量 |
| ごま油 | 小さじ1 |
| A しょうゆ | 小さじ2 |
| みりん | 小さじ1 ½ |
| 酒 | 小さじ2 |
| まいたけ | 60g |
| 赤パプリカ | ¼個 |
| 粉山椒 | 少々 |

［作り方］

準備　1 豚肉は厚めの薄切りにし小麦粉を全体に薄くまぶす。

焼く　2 フライパンに油を熱し、強火で豚肉をきつね色になるまでこんがり焼いて火を通し、Aを混ぜ合わせて加えからめる。小房に分けたまいたけ、乱切りにした赤パプリカは肉を焼いているときに空いているところでいっしょに焼き、とり出す。

仕上げる　3 豚肉、まいたけ、赤パプリカを盛り合わせ、豚肉に粉山椒少々をふりかける。

［おすすめ献立例］

＋里いものゆず風味煮　→p.94

＋もやし、きゅうりの中華酢和え　→p.96

減塩のコツ！

粉山椒の香りとピリッとした風味がきいて、薄味も気になりません。

42

### エネルギー、塩分、食物繊維の数値を表示

それぞれのレシピに、１人分のエネルギー、塩分、食物繊維の数値を表示しています。

### アイコンですぐ分かる

「かんたん」「作りおき」「調理時間」がアイコンですぐ分かるようになっています。「かんたん」は、調理時間が 10 分以下のもの、電子レンジやオーブントースターを使い火加減が不要なもの。「作りおき」は、多めに作って冷蔵または冷凍しておくと便利なもの。「調理時間」は、目安です。

### 減塩に役立つ調理のコツを紹介

そのレシピに関して、適正エネルギー、減塩をかなえるための調理のコツを紹介しています。他のレシピにも応用できるので、覚えておくと便利です。

主菜には、副菜、汁物・スープ、もう一品（低塩）のレシピの中から、調理法や味が異なり、彩りがよい、おすすめの組み合わせを２つ紹介しています。麺・丼・ワンプレートには、おすすめの組み合わせを１つ紹介しています。

献立を考える際の目安としてエネルギー 1600kcal、塩分 6g 未満で設定しています。主食の量は、体重が気になる人は減らすなど調節してください。また、汁物は塩分量に余裕がある場合にとり入れるようにして、レシピを活用してください。

## 献立のたて方

### ① 主菜を１品選ぶ

自分が食べたいものを選びます。

↓

### ② 副菜・汁物から選ぶ

主菜に合うものを選びます。主菜が肉、魚なら野菜中心の副菜と組み合わせる、汁物は塩分摂取量の範囲内で回数を減らしてとるなど、バランスをとるようにします。

↓

### ③ 余裕があればもう一品

栄養計算をして、塩分が多すぎたら汁物をやめるなど、制限をオーバーしないように調整します。エネルギーが少なかったら「もう一品（低塩・デザート）」からとり入れましょう。

### この本の表記について

●計量単位は、大さじ１＝ 15ml、小さじ１＝ 5ml、１カップ＝ 200ml です。「塩　少々」は約 0.3 g、「塩　ひとつまみ」は約 0.3g ですが、「少々」の方が少なめです。

●材料の野菜には目安として個数などを入れていますが、食材の分量は産地、季節、個体によってさまざまです。なるべく材料のグラム数で計量しましょう。正確な計量をすることで味が決まりやすくなります。

●電子レンジの加熱時間は、600W の場合の目安です。500W の場合、加熱時間は２割増しにしてください。

かんたんでおいしい
定番メニューが勢ぞろい！

# 主菜レシピ

しょうが焼き、から揚げ、
ハンバーグ、グラタンなど、
定番の人気メニューを減塩でもおいしく
食べられるようアレンジしました。
肉料理、魚料理から卵・豆腐料理まで、
52品を紹介します。

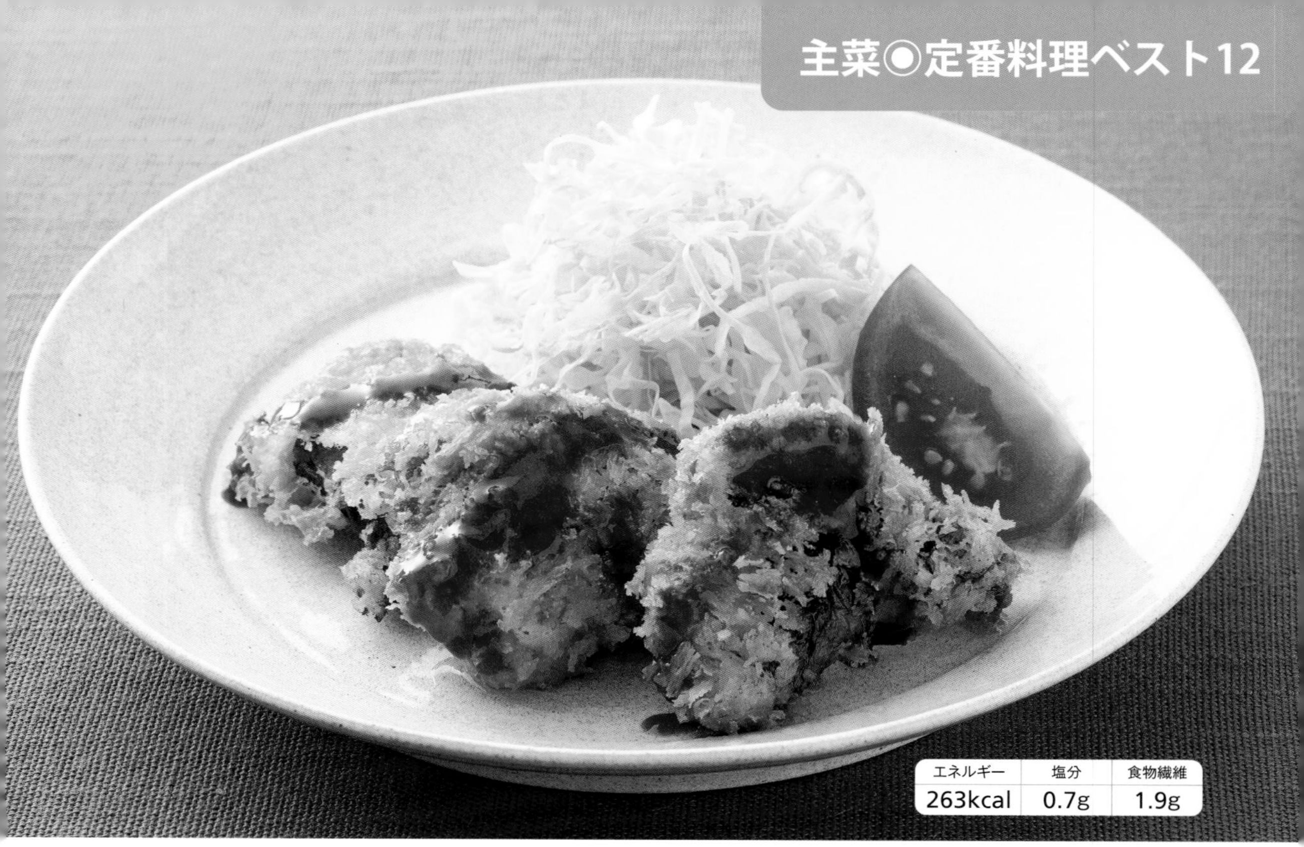

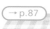

| エネルギー | 塩分 | 食物繊維 |
|---|---|---|
| 263kcal | 0.7g | 1.9g |

しその香りで、下味なしでもおいしい

# しそ巻きひと口カツ

15分

**[材料（2人分）]**

| | |
|---|---|
| 豚ひれ肉 | 160g |
| 　こしょう | 少々 |
| しその葉 | 6枚 |
| 小麦粉 | 適量 |
| 卵 | ½個 |
| パン粉 | 適量 |
| 揚げ油 | 適量 |
| キャベツ | 2枚 |
| トマト | ¼個 |
| 中濃ソース | 大さじ1 |

**[作り方]**

準備

1 **キャベツ**はせん切り、**トマト**はくし切りにする。**豚肉**は6枚に切ってこしょうをふり、**しその葉**を巻く（写真）。

揚げる

2 **豚肉**に小麦粉、卵、パン粉の順につけ、170℃の揚げ油でからりときつね色に揚げる。

仕上げる

3 **キャベツ**と**トマト**、2を器に盛り合わせ、ソースをかける。

**[おすすめ献立例]**

＋きゅうりと焼きのりのわさび酢和え

→p.87

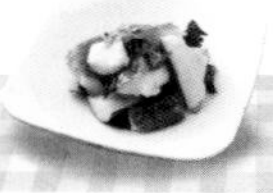

＋水菜、ごぼう、にんじんの沢煮椀

→p.102

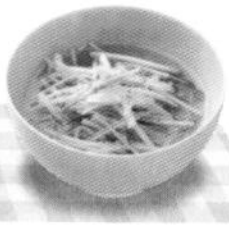

**減塩のコツ!**

しその葉を巻くことで減塩も気にならず、おいしく食べられます。はがれないよう、しっかり巻きつけましょう。

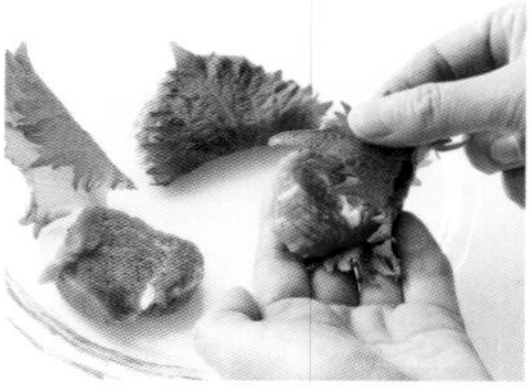

香ばしく焼いたあじを、たっぷりの薬味でいただく一品

# 焼きあじの南蛮漬け

作りおき 20分

**[材料（2人分）]**

| | |
|---|---|
| あじ | 2尾 |
| A だし汁 | ¼カップ |
| 　酢 | 大さじ1 |
| 　みりん | 大さじ½ |
| 　しょうゆ | 大さじ½ |
| しょうが | 1かけ |
| 長ねぎ | 3cm |
| 赤唐辛子 | ½本 |
| みょうが | 1個 |

**[作り方]**

焼く
1 **あじ**はゼイゴ、内臓、頭をとって洗い、水気をふきとる。半分に切り、魚焼きグリルで強火で焼く。

漬ける
2 **A**を混ぜ合わせ、せん切りにした**しょうが**と**ねぎ**、輪切りにした**赤唐辛子**と**みょうが**を加え、焼きたての**あじ**を入れて10分ほど漬ける。

**[おすすめ献立例]**

＋かぼちゃの和風サラダ

→p.85

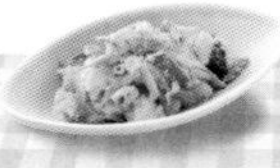

＋炒めキャベツのみそ汁

→p.100

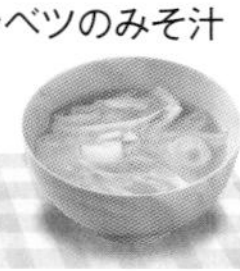

**減塩のコツ!**

漬け汁はだし汁、酢、しょうがをきかせて、塩分控えめな味つけにします。香味野菜の香りがアクセントに。

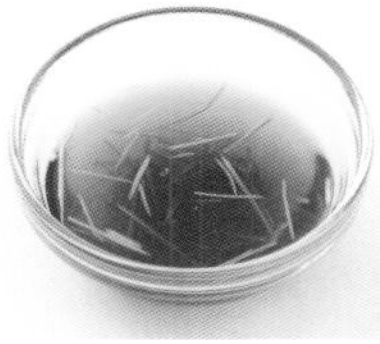

| エネルギー | 塩分 | 食物繊維 |
|---|---|---|
| 134kcal | 1.0g | 0.4g |

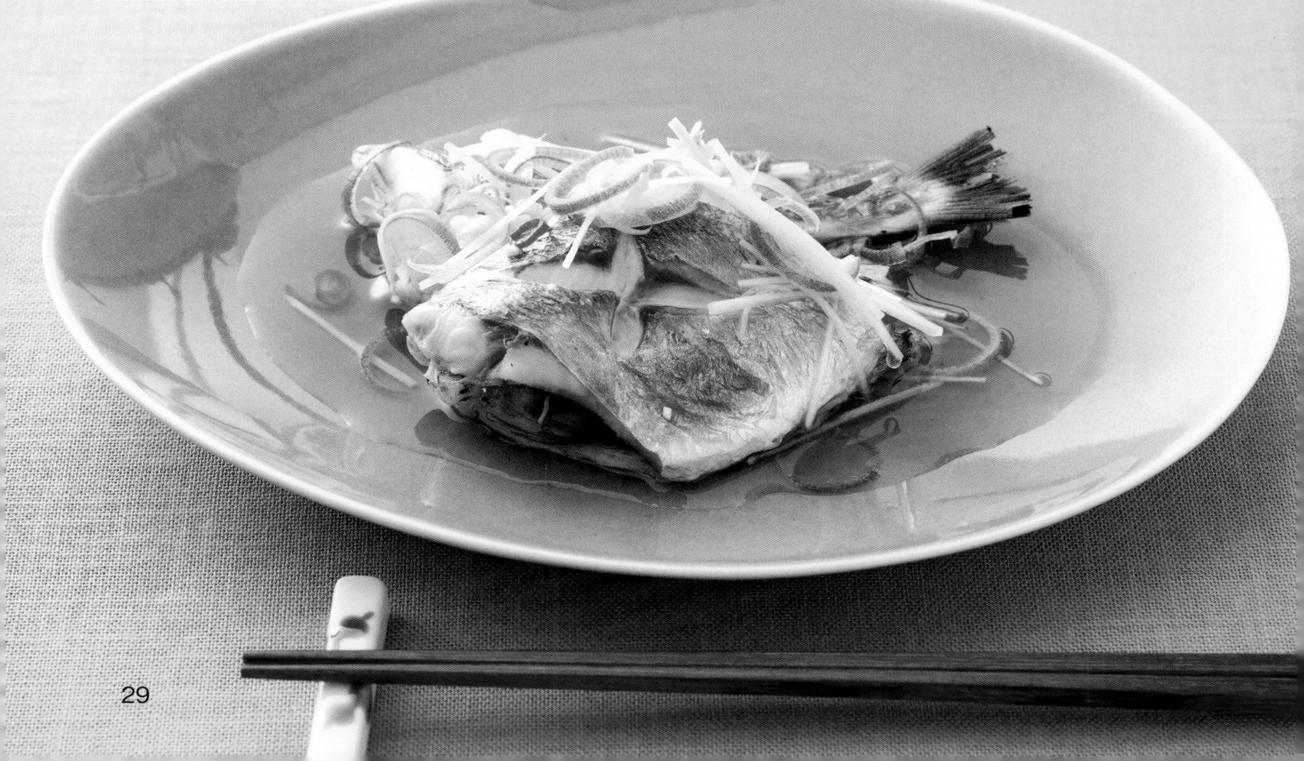

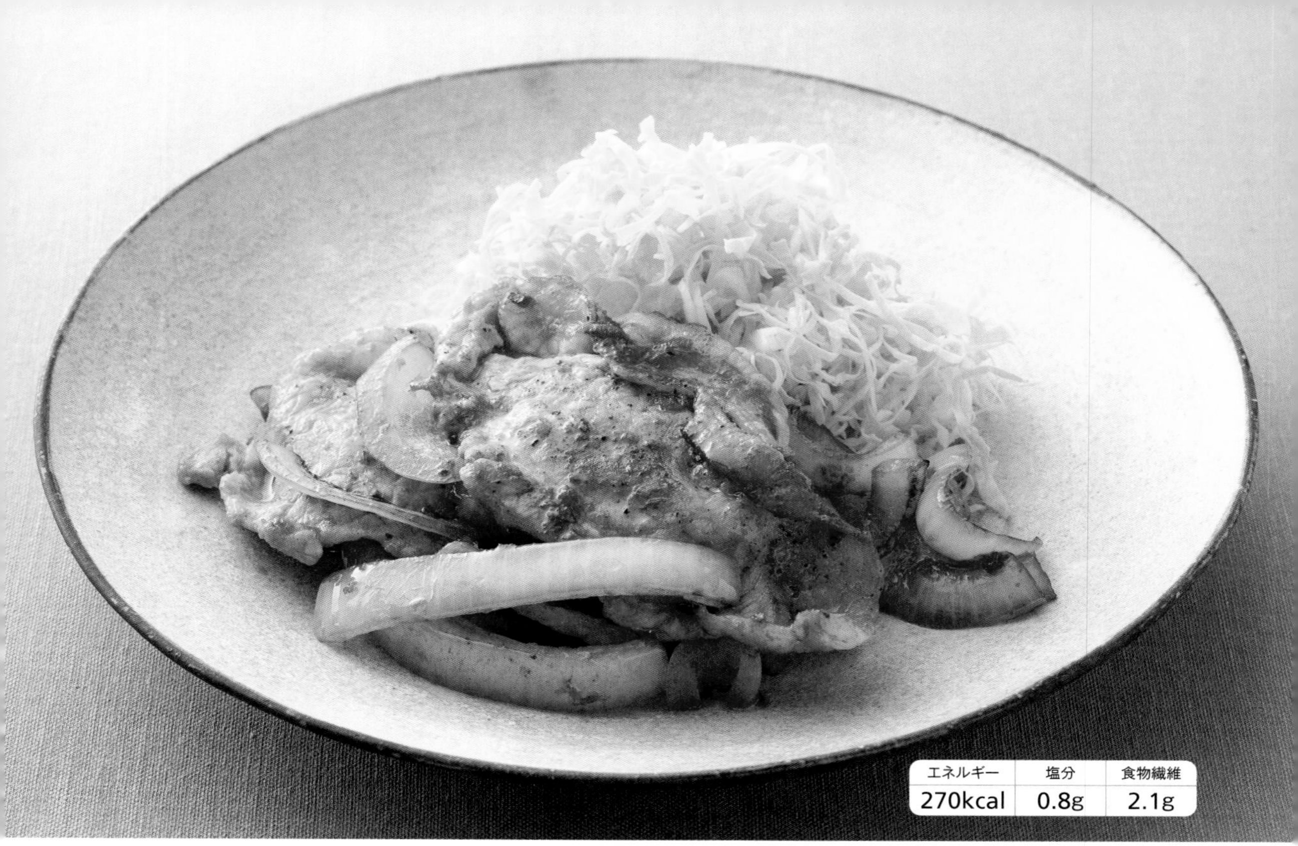

| エネルギー | 塩分 | 食物繊維 |
|---|---|---|
| 270kcal | 0.8g | 2.1g |

玉ねぎの甘みとシャキシャキした食感がアクセントに

# しょうが焼き

作りおき　15分

**[材料（2人分）]**

| | |
|---|---|
| 豚ロース薄切り肉 | 160g |
| A こしょう | 少々 |
| しょうがのしぼり汁 | 小さじ½ |
| 玉ねぎ | ½個 |
| B しょうゆ | 小さじ1 ½ |
| 砂糖 | 小さじ½ |
| おろししょうが | 小さじ1 |
| 酒 | 大さじ1 |
| サラダ油 | 大さじ½ |
| キャベツ | 2枚 |

**[作り方]**

準備

1 **豚肉**にAを混ぜ合わせ、**玉ねぎ**は1cm幅の半月切りにし、ばらす。Bを混ぜ合わせておく。**キャベツ**はせん切りにする。

炒める・焼く

2 フライパンに半量の油を熱し、強火で**玉ねぎ**を炒めてとり出す（写真）。フライパンをさっと洗って再度熱し、残りの油を入れる。温まったら**豚肉**を広げ入れ、強火で焼き色をつけるように焼く。

3 **玉ねぎ**を戻し、Bを加え炒め合わせる。**キャベツ**と器に盛り合わせる。

**[おすすめ献立例]**

＋白菜とほたて缶のあんかけ煮

＋ブロッコリーのごまからし和え

→p.86

→p.97

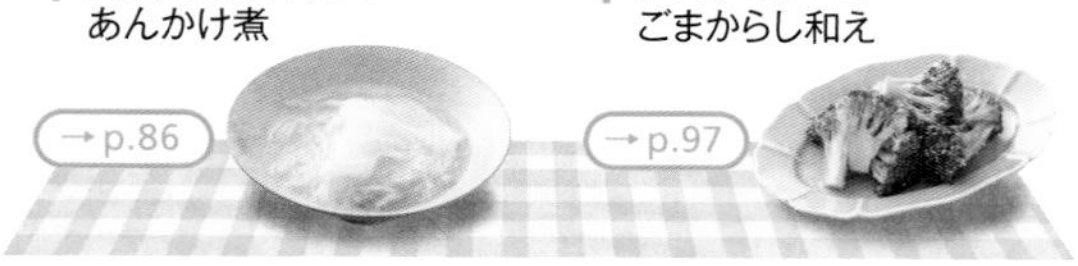

**減塩のコツ!**

先に玉ねぎをよく炒めることで香りと甘みをひき出します。玉ねぎの香りと甘みが加わって、薄味でもおいしく。

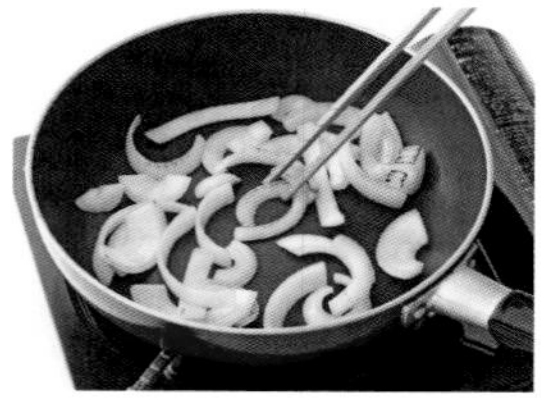

焼いたまぐろの香ばしさで満足感アップ

# まぐろのたたき 山いもかけ

15分

**[材料（2人分）]**

| | |
|---|---|
| まぐろ赤身（刺し身） | 160g |
| オリーブ油 | 小さじ½ |
| 三つ葉 | 20g |
| 山いも | 150g |
| A 酢 | 小さじ2 |
| しょうゆ | 小さじ1 ½ |
| わさび | 少々 |

**[作り方]**

準備

1 フライパンに油を熱し、**まぐろ**を入れ表面を焼く（写真）。氷水にとり出して冷やし、水気をふいて薄切りにする。

仕上げる

2 **三つ葉**はさっとゆでて3cm長さに切り、まぐろと混ぜ合わせて器に盛る。皮をむいた**山いも**をポリ袋に入れて細かくたたき、**まぐろ**にかける。**A**を混ぜ合わせてかけ、わさびを添える。

**[おすすめ献立例]**

＋小松菜の梅おかか和え

→p.84

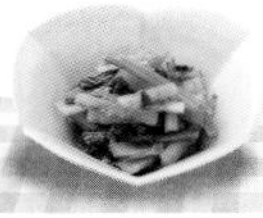

＋ズッキーニとミニトマトのカレー炒め

→p.92

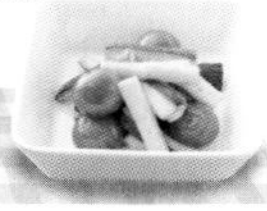

**減塩のコツ!**

まぐろの表面を焼いて、香ばしさをプラスします。減塩メニューでは、香ばしい風味もぜひ活用しましょう。

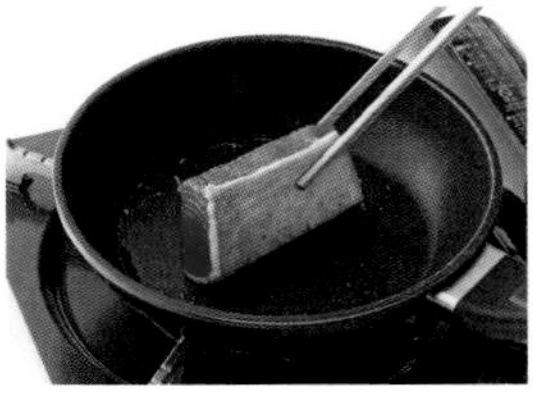

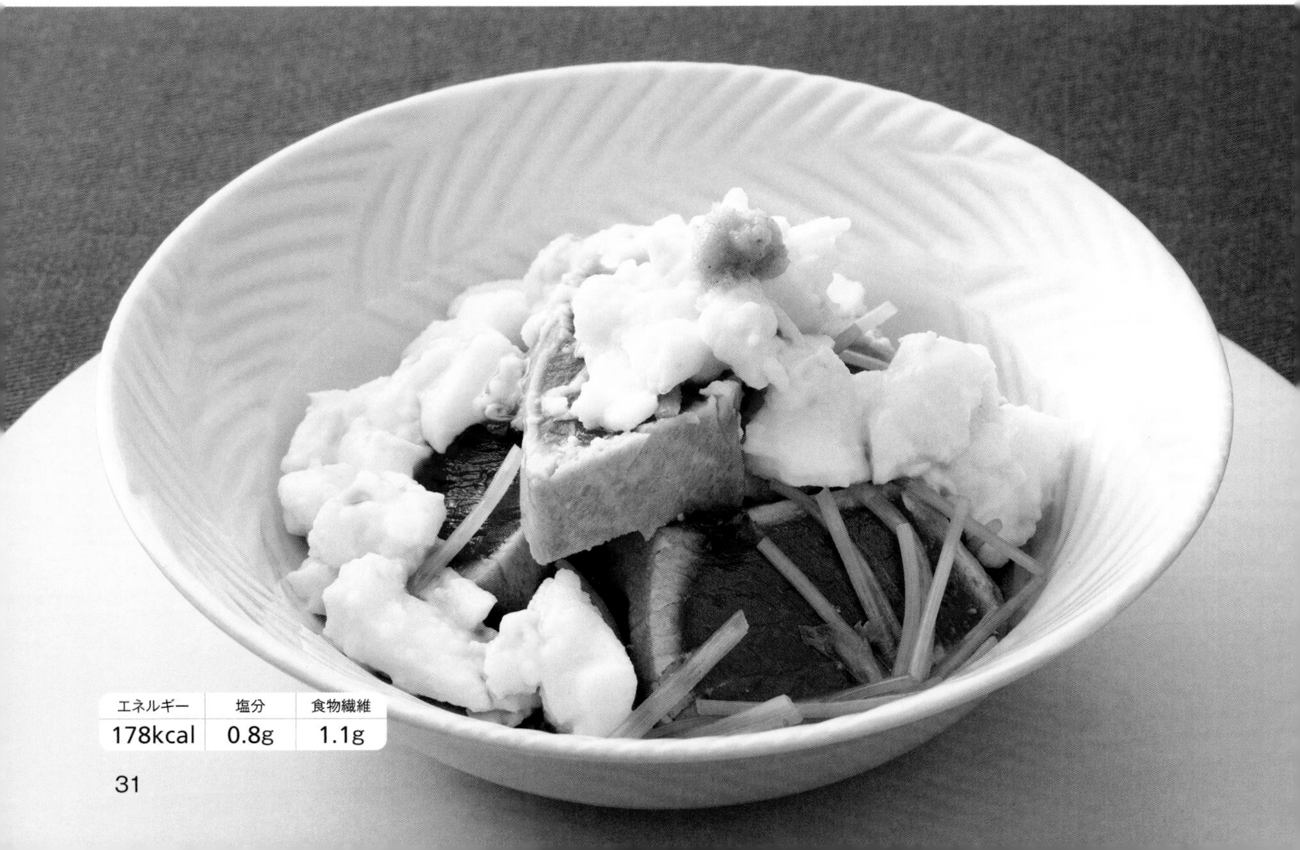

| エネルギー | 塩分 | 食物繊維 |
|---|---|---|
| 178kcal | 0.8g | 1.1g |

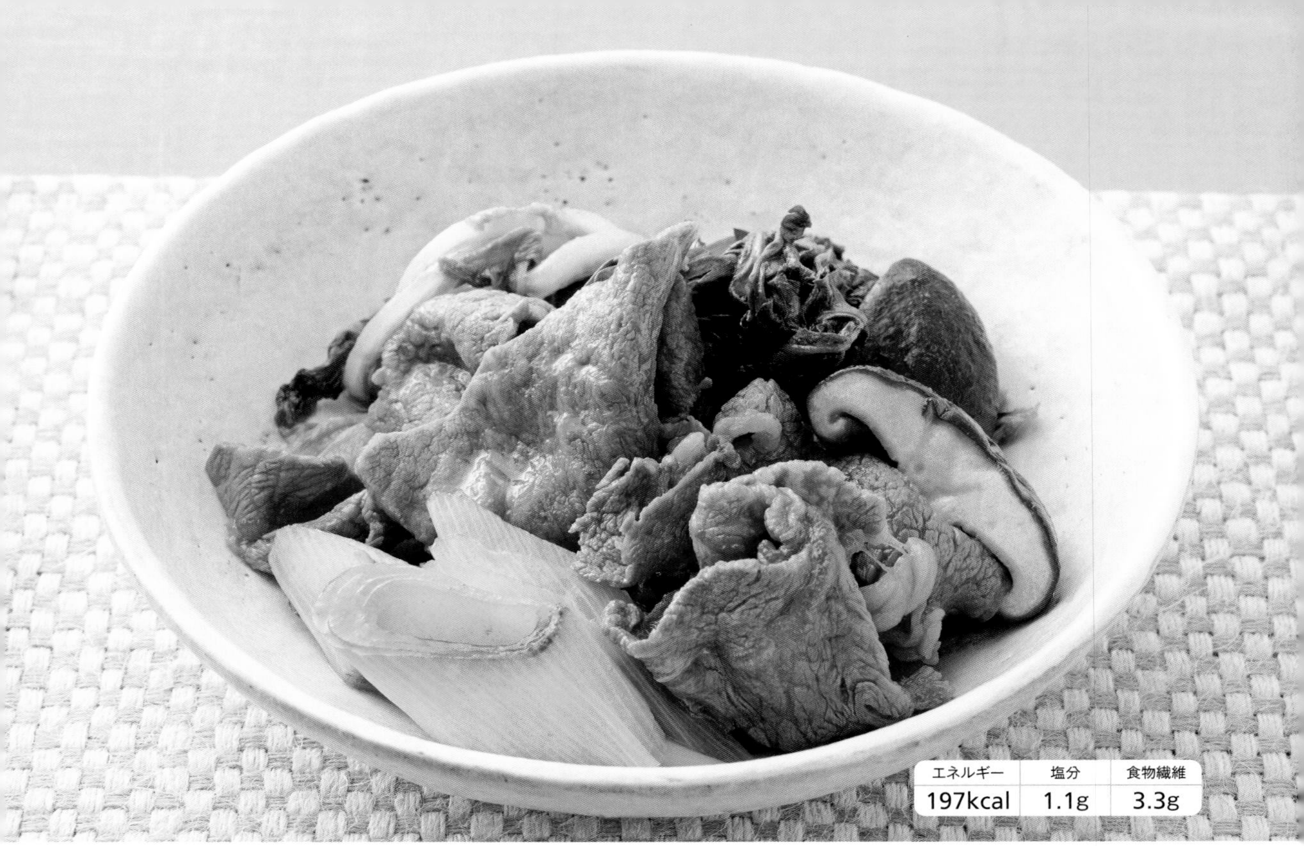

| エネルギー | 塩分 | 食物繊維 |
|---|---|---|
| 197kcal | 1.1g | 3.3g |

春菊のさわやかな香りと焼きねぎの香ばしさがマッチ

# すき焼き風煮

作りおき　15分

**[材料(2人分)]**

| | |
|---|---|
| 牛もも薄切り肉 | 160g |
| 長ねぎ | ½本 |
| 白菜 | 大1枚(100g) |
| しいたけ | 2枚 |
| 春菊 | 60g |
| サラダ油 | 小さじ1 |
| A だし汁 | ¼カップ |
| 砂糖 | 小さじ1 |
| しょうゆ | 小さじ2 |
| 酒 | 小さじ2 |

**[作り方]**

準備

**1** **牛肉**はひと口大に切り、**ねぎ**は斜め切り、**白菜**は短冊切りにする。**しいたけ**は半分に切り、**春菊**は食べやすく切る。

煮る

**2** フライパンに油を熱し、強火で**ねぎ**を香ばしく焼く(写真)。**牛肉**、**白菜**、**しいたけ**を入れ、**A**を加えてふたをし4～5分煮て**春菊**を加え、煮汁をからめる。

**[おすすめ献立例]**

＋えのきのしょうがが酢和え

→p.126

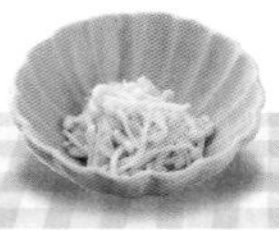

＋ゆでアスパラガスのチーズオイル和え

→p.95

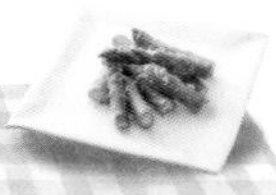

**減塩のコツ!**

ねぎに焼き目をつけて、香ばしさを出して減塩でもおいしく。ひと手間プラスすることで、食べごたえがアップします。

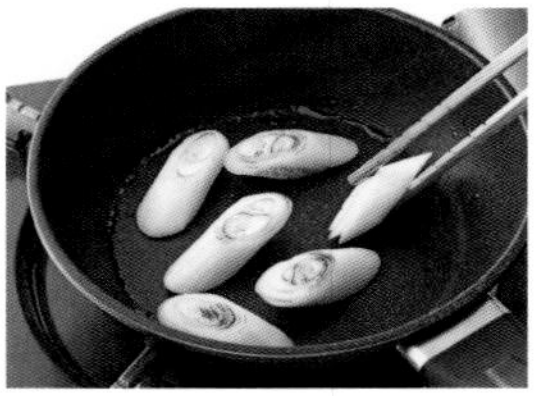

塩は使わず、ナツメグの香りを加えて

# 豆腐入りハンバーグ

20分（豆腐の水きり時間はのぞく）

**［材料（2人分）］**

| | |
|---|---|
| 木綿豆腐 | 150g（½丁） |
| A 合いびき肉 | 100g |
| こしょう·ナツメグ | 各少々 |
| にんにく（薄切り） | 1枚 |
| 玉ねぎ | 40g |
| オリーブ油a | 小さじ½ |
| オリーブ油b | 小さじ1 |
| B トマトケチャップ | 大さじ1 ½ |
| ウスターソース | 小さじ1 |
| 赤ワイン | 小さじ1 |
| 粒マスタード | 小さじ1 |
| 水 | 小さじ2 |
| クレソン | 4本 |

**［作り方］**

準備

1 豆腐はペーパータオルに包んで重しをし、15分ほどおき水気をしっかり切る。にんにく、**玉ねぎ**はみじん切りにして耐熱の器に油aとともに入れて混ぜ、ラップなしで電子レンジ（600w）で30秒加熱して冷ます。ボウルにAを入れて粘りが出るまで混ぜ、**豆腐**を加えてさらに混ぜ合わせる。冷めた**玉ねぎ**、にんにくを加えて混ぜ、半分に分けて形を整える。

焼く

2 フライパンに油bを熱し、1を入れ中火から弱火でふたをして4分焼く。ひっくり返して同様に焼き、器に盛りつける。

仕上げる

3 肉をとり出したフライパンにBを入れ、ひと煮立ちさせる。ハンバーグにかけ、**クレソン**を添える。

**［おすすめ献立例］**

＋ラタトゥイユ

→p.88

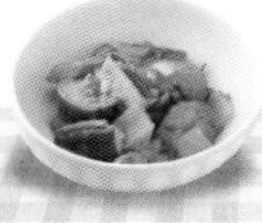

＋キャベツのコールスローサラダ

→p.91

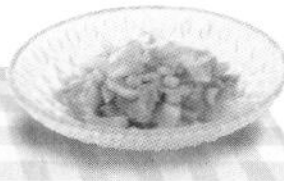

**減塩**のコツ!

ハンバーグのタネにナツメグを加えて、減塩に。スパイスの香りで、肉に塩で下味をつけなくてもおいしく食べられます。

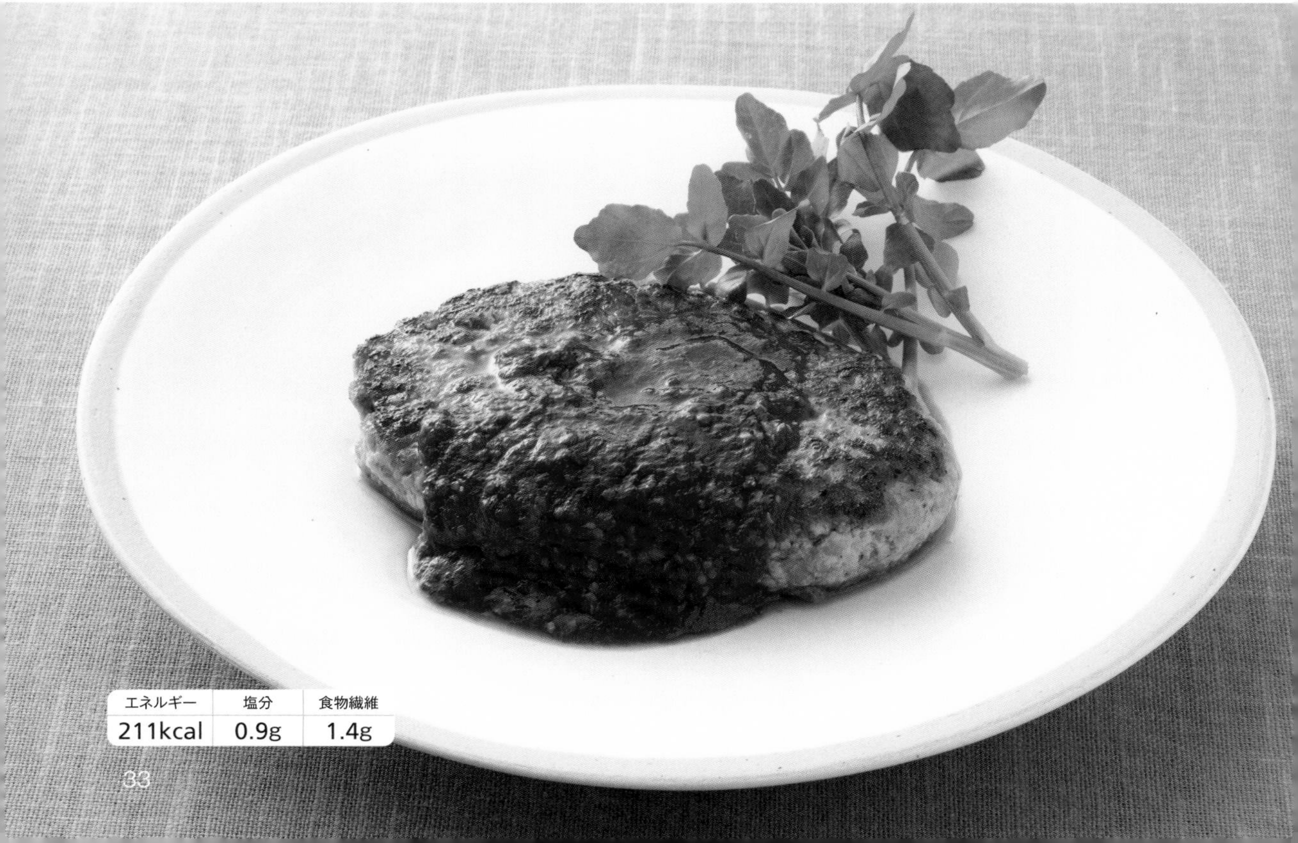

| エネルギー | 塩分 | 食物繊維 |
|---|---|---|
| 211kcal | 0.9g | 1.4g |

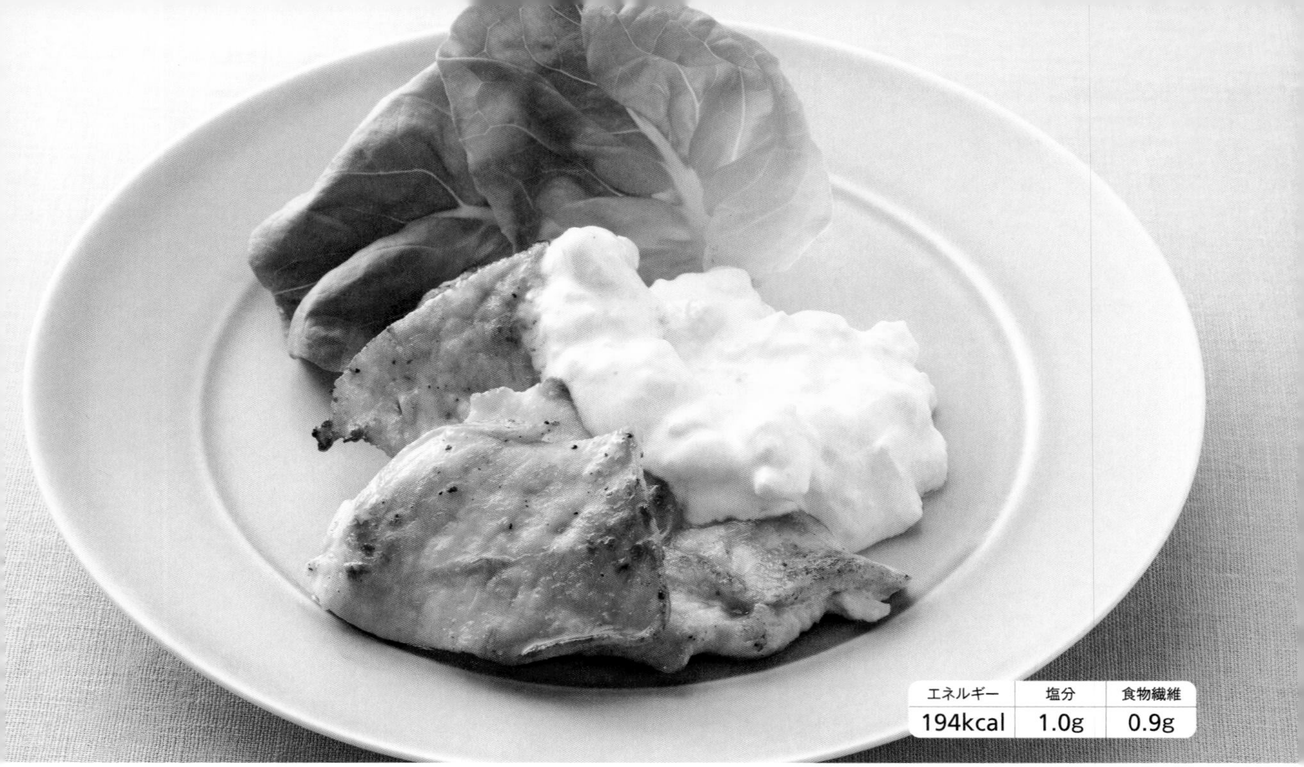

| エネルギー | 塩分 | 食物繊維 |
|---|---|---|
| 194kcal | 1.0g | 0.9g |

ヨーグルト入りのソースで、さわやかさとコクをプラス

# 鶏むね肉のソテー タルタルソースかけ

20分（ヨーグルトの水きり時間はのぞく）

**[材料（2人分）]**

| | |
|---|---|
| 鶏むね肉（皮なし） | 200g |
| こしょう | 少々 |
| 小麦粉 | 適量 |
| プレーンヨーグルト | 大さじ4 |
| 玉ねぎ | 10g |
| ゆで卵 | ½個 |
| A 酢 | 小さじ½ |
| 砂糖 | 小さじ¼ |
| 練りからし・塩 | 各少々（約0.3g） |
| マヨネーズ | 小さじ1 |
| サラダ油 | 小さじ1 |
| B しょうゆ | 小さじ1 ½ |
| 酢・砂糖 | 各小さじ½ |
| サラダ菜 | 4枚 |

**[おすすめ献立例]**

＋さやいんげんとキャベツのしょうが煮

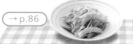

→p.86

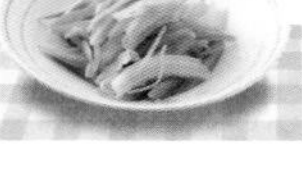

＋ほうれん草とパプリカのナムル

→p.90

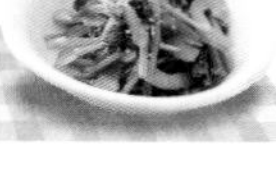

**[作り方]**

準備

**1** **鶏肉**は大きめのそぎ切りにし、**こしょう**をふって**小麦粉**を全体に薄くまぶす。ざるなどにペーパータオルを敷き、**ヨーグルト**を入れて水気をきる（写真）。20分ほどおき半分の量になったら、みじん切りにした**玉ねぎ**、**ゆで卵**、**A**を混ぜてソースを作る。

焼く

**2** フライパンに**油**を熱し、中火から弱火で両面きつね色になるまでこんがり焼く。**B**を混ぜ合わせたものを加え、中火でからめる。

仕上げる

**3** 器に**サラダ菜**と**2**を盛り合わせ、**1**をかける。

**減塩のコツ！**

ヨーグルトを水切りすることで余分な水分が抜け、しっかりした味わいになります。酸味とコクでおいしく減塩。

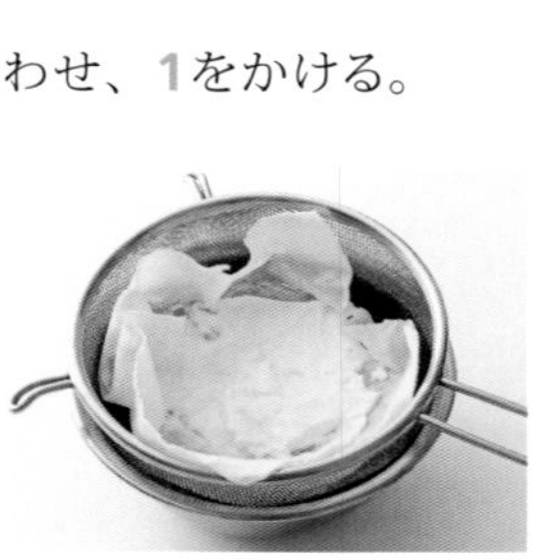

ホワイトソースとほたてのうま味でおいしく

# ほたてとほうれん草のグラタン

20分

**［材料（2人分）］**

| | |
|---|---|
| ほたて | 160g |
| 　こしょうa | 少々 |
| マッシュルーム | 6個 |
| ほうれん草 | 100g |
| バター | 小さじ2 |
| 玉ねぎ | ¼個 |
| 小麦粉 | 大さじ2 |
| 牛乳 | 1 ¼カップ |
| 塩･こしょうb | 各少々（約0.3g） |
| オリーブ油 | 小さじ1 |
| パルメザンチーズ | 大さじ1 |

**［作り方］**

準備

1 **ほたて**は厚みを半分に切ってこしょうaをふり、**マッシュルーム**は薄切りにする。**ほうれん草**はラップに包み、電子レンジ（600w）で1分加熱して3cmに切る。

2 鍋にバターを溶かし、みじん切りにした**玉ねぎ**を加えて中火でしんなりするまで炒める。小麦粉を加えて弱火で焦がさないように炒め、牛乳を加え混ぜ合わせる。沸騰したら弱火にし、とろみがつくまで煮る。塩、こしょうbをふり、味をととのえる（写真）。

焼く

3 フライパンに油を熱して1を炒め、2と混ぜ合わせて耐熱皿に入れる。チーズを全体にかけ、200℃に予熱したオーブンで焦げ目がつくまで8 ～ 10分焼く。

**［おすすめ献立例］**

＋白菜のしょうがドレッシング和え

→p.93

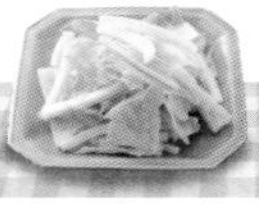

＋大根と油揚げの煮物

→p.93

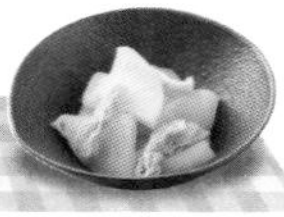

**減塩のコツ!**

炒めた玉ねぎ、バター、牛乳のうま味が一体となったホワイトソースが減塩の決め手。コクがあって、薄味も気になりません。

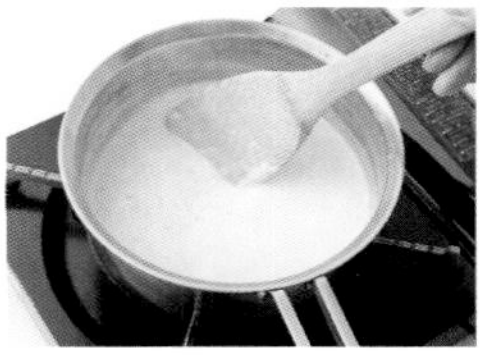

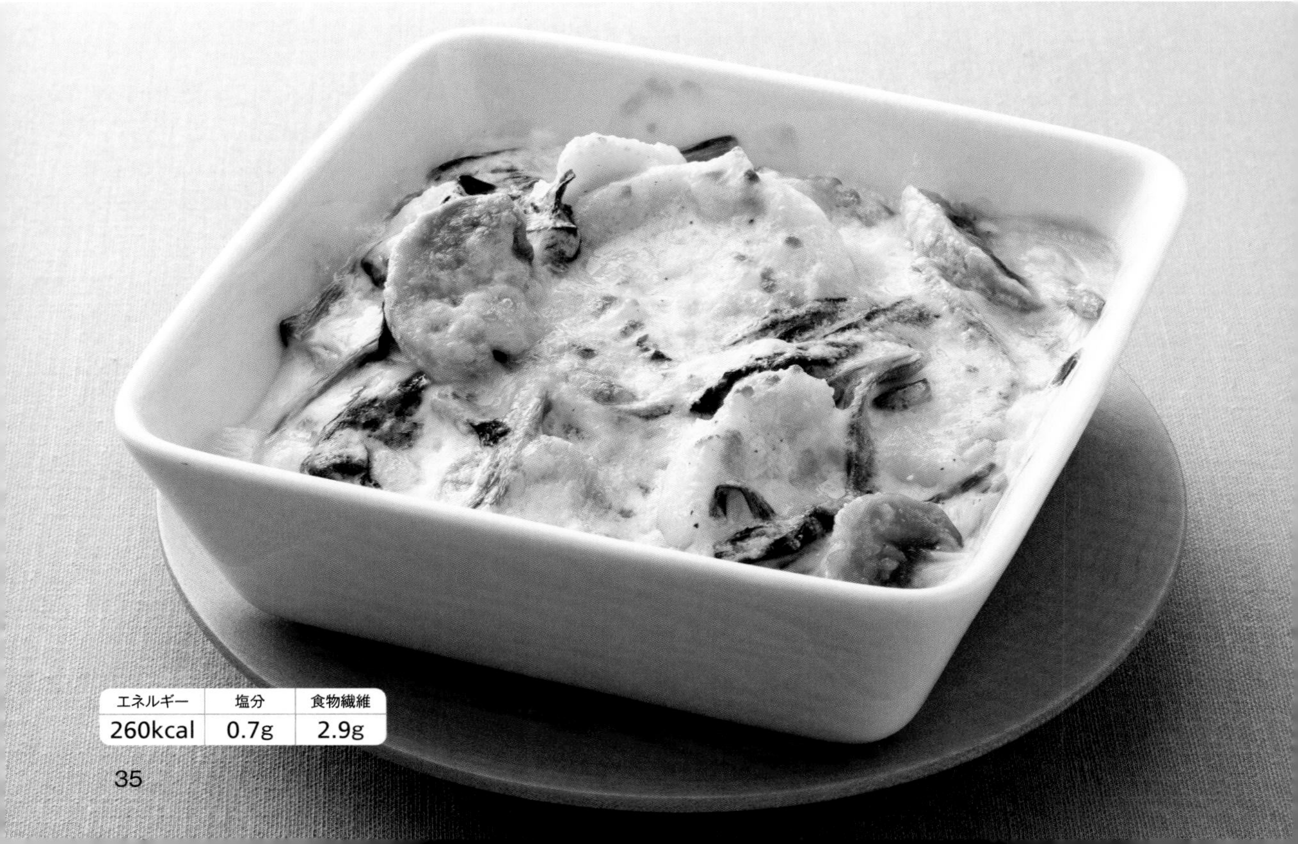

| エネルギー | 塩分 | 食物繊維 |
|---|---|---|
| 260kcal | 0.7g | 2.9g |

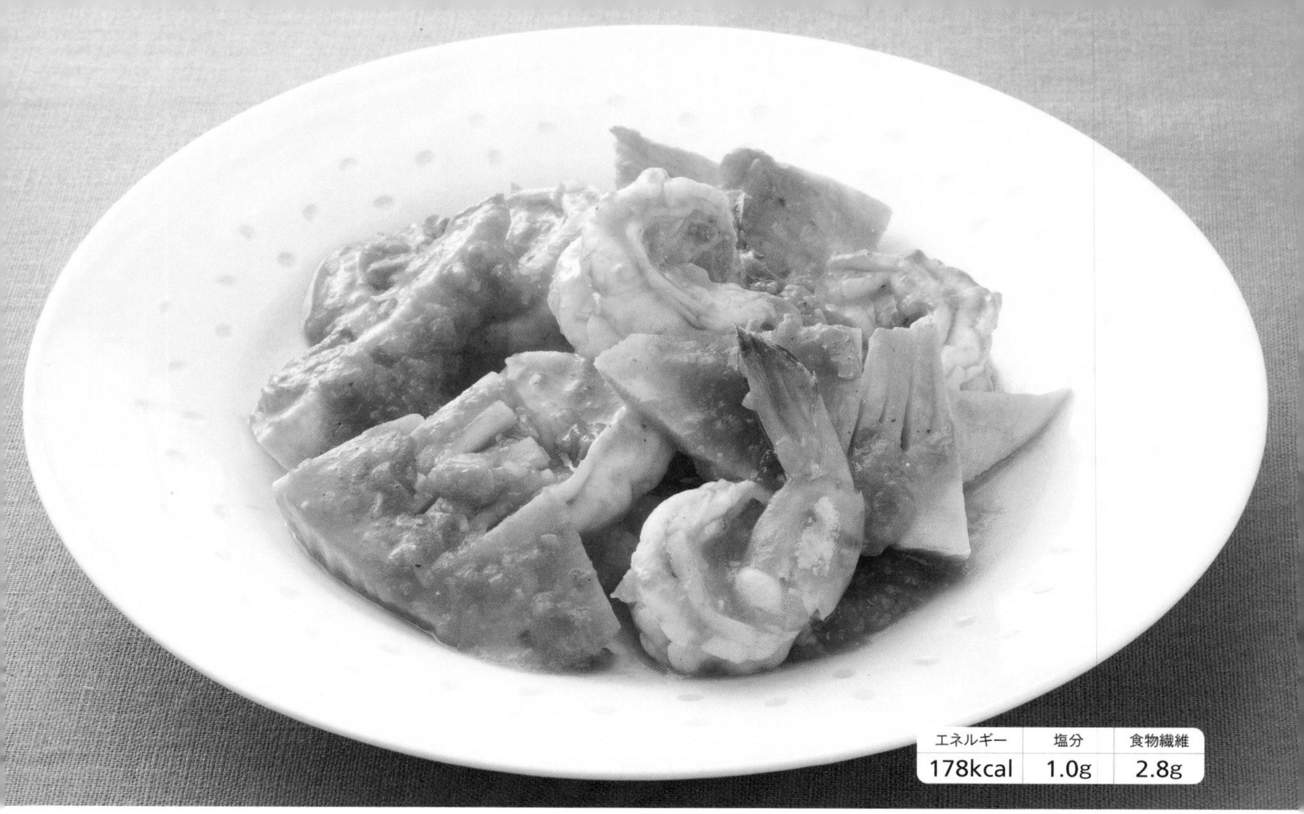

| エネルギー | 塩分 | 食物繊維 |
| --- | --- | --- |
| 178kcal | 1.0g | 2.8g |

海老はプリプリ、たけのこはシャキシャキの食感がおいしさの決め手

# えびとたけのこのチリソース炒め 15分

**[材料（2人分）]**

| | |
| --- | --- |
| えび（殻つき） | 200g |
| A 酒 | 小さじ1 |
| こしょう | 少々 |
| 片栗粉 | 小さじ1 |
| にんにく・しょうが | 各¼かけ |
| 長ねぎ | ¼本 |
| トマト | 1個 |
| たけのこ（ゆでたもの） | 100g |
| ごま油 | 小さじ2 |
| 豆板醤 | 小さじ½ |
| B トマトケチャップ | 大さじ1 |
| 水 | 大さじ3 |
| 酒 | 大さじ1 |
| 酢 | 小さじ1 |
| 砂糖・しょうゆ | 各小さじ½ |

**[おすすめ献立例]**

＋チンゲン菜のにんにく炒め

→p.89

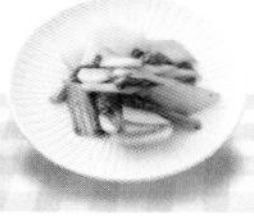

＋わかめの煮びたし

→p.127

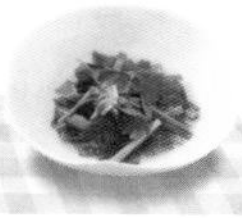

**[作り方]**

準備

1 **えび**は殻をむき背開きにして背わたをとって洗い、水気をしっかりきり、**A**を混ぜ合わせる。

2 にんにく、しょうが、ねぎはみじん切り、**トマト**はザク切り、**たけのこ**は薄切りにする。

炒める

3 フライパンに油を熱して**えび**、**たけのこ**を入れ中火で炒め、しょうが、ねぎ、にんにく、豆板醤を加えてさらに炒める。香りが出たら**トマト**を加えてさらに炒め、**B**を加え炒め合わせる。

**減塩**のコツ!

トマトの酸味と豆板醤の辛味で減塩します。豆板醤は炒めることで、香りと辛味がよりひきたちます。

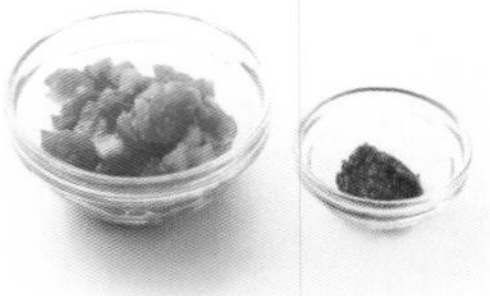

熱々の焼きたてをラー油と酢をきかせたたれで

# 焼き餃子 20分

**[材料（2人分）]**

| | |
|---|---|
| A 豚赤身ひき肉 | 100g |
| こしょう | 少々 |
| しょうがのしぼり汁 | 小さじ½ |
| しょうゆ | 小さじ1 |
| ごま油a | 小さじ½ |
| 白菜 | 100g |
| ニラ | 20g |
| しいたけ | 小1枚 |
| 長ねぎ | 4cm |
| 餃子の皮 | 12枚 |
| サラダ油·ごま油b | 各小さじ½ |
| B 酢 | 小さじ2 |
| しょうゆ | 小さじ1 |
| ラー油 | 少々 |

**[おすすめ献立例]**

＋小松菜と厚揚げの煮びたし （→p.91）

＋わかめともやしのスープ （→p.105）

**[作り方]**

準備

1 **白菜**はゆでてみじん切りにし、水気をしぼる。**ニラ**は細かく刻み、**しいたけ**、**ねぎ**はみじん切りにする。

包む

2 ボウルにAを入れて混ぜ合わせる。1を加え混ぜ合わせ12等分に分け、皮の端に水をつけ、ひだをとりながら包む。

焼く

3 フライパンにサラダ油を薄くひき、2を並べて火にかける。フライパンが熱くなったら水（分量外）を餃子の⅕ほどの高さまで入れてふたをし、沸騰後中火にし蒸し焼きにする。水気がなくなったらごま油bをふりかけ、底面がきつね色になるまで焼き色をつける。Bの調味料を混ぜ合わせた（写真）たれを添える。

**減塩のコツ！**

酢としょうゆを混ぜ合わせ、ラー油を加えます。酢の酸味とラー油の辛味をダブルで使って、薄味でもおいしく。

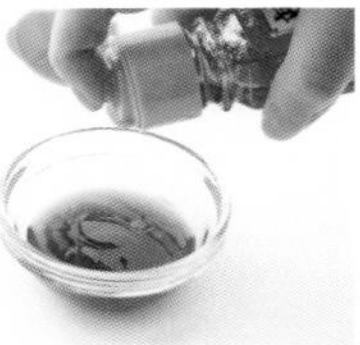

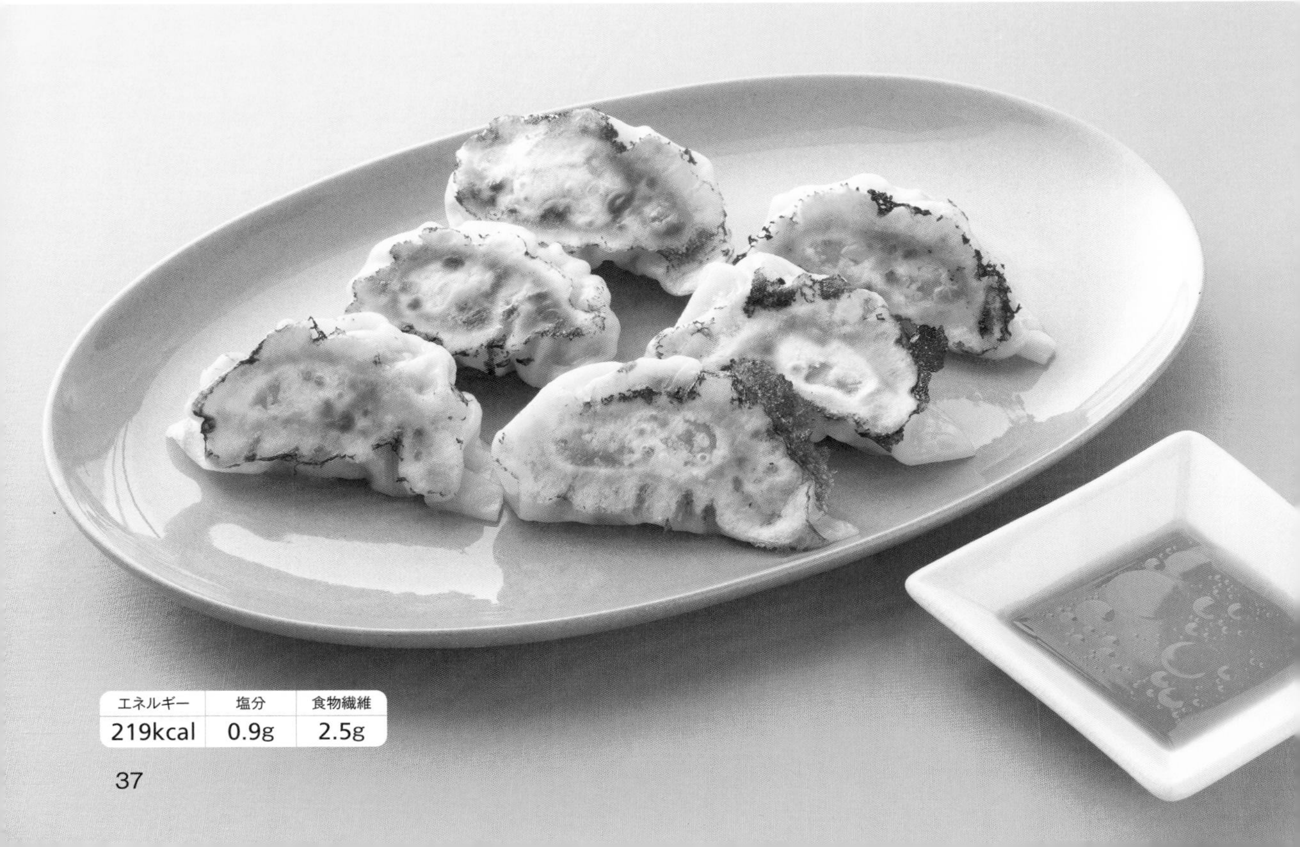

| エネルギー | 塩分 | 食物繊維 |
|---|---|---|
| 219kcal | 0.9g | 2.5g |

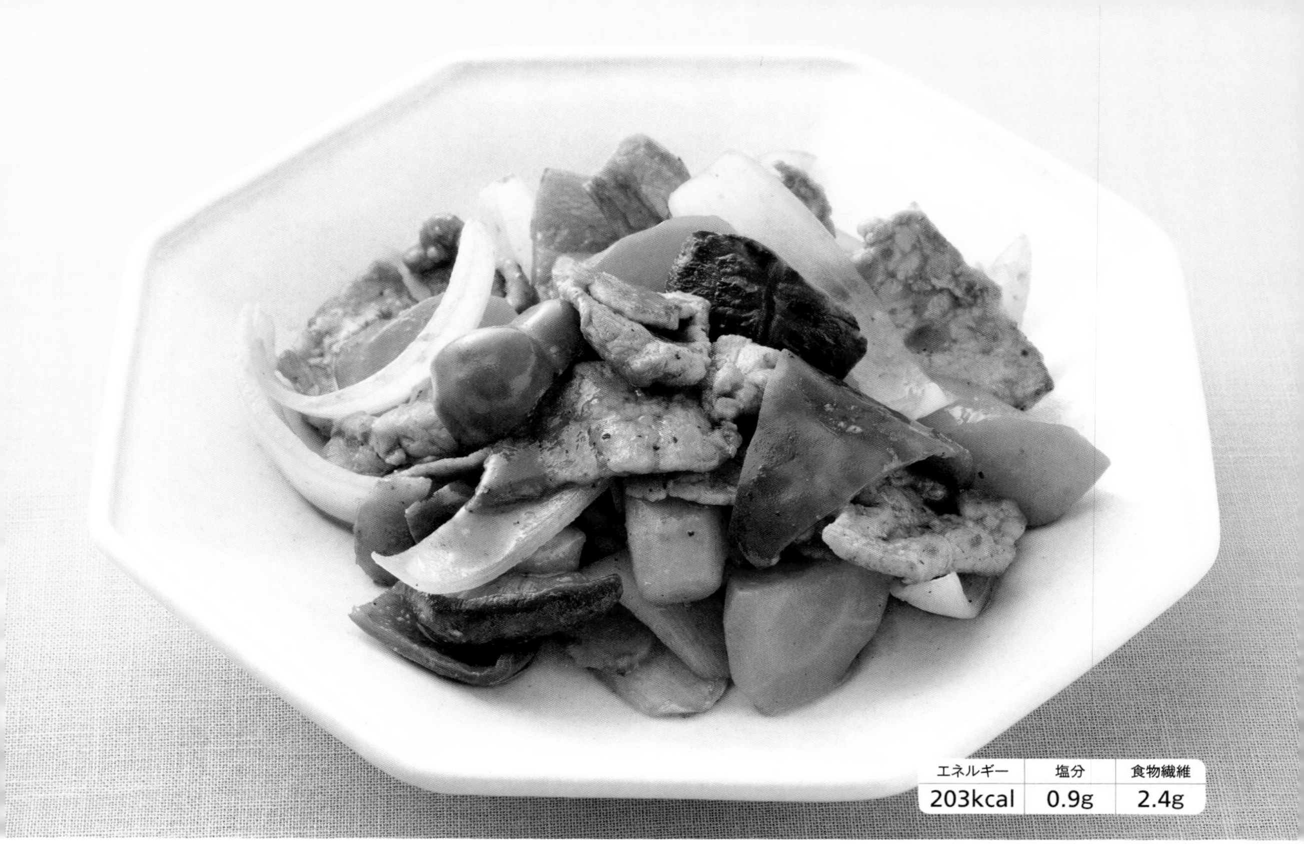

| エネルギー | 塩分 | 食物繊維 |
|---|---|---|
| 203kcal | 0.9g | 2.4g |

大きめに切った野菜で満足感のあるひと皿

# 炒め酢豚 15分

**[材料（2人分）]**

| | |
|---|---|
| 豚もも薄切り肉 | 160g |
| A こしょう | 少々 |
| 酒·片栗粉a | 各小さじ1 |
| 玉ねぎ | ¼個 |
| ピーマン | 2個 |
| 干ししいたけ | 2枚 |
| にんじん | 60g |
| しょうが·にんにく（薄切り） | 各2枚 |
| サラダ油 | 小さじ2 |
| B 酢 | 大さじ½ |
| バルサミコ酢 | 小さじ1 |
| しょうゆ·砂糖 | 各大さじ½ |
| 水 | ¼カップ |
| 中華スープの素（顆粒） | 小さじ¼ |
| 片栗粉b | 小さじ⅓ |

**[おすすめ献立例]**

＋焼きなすのからし酢かけ →p.94

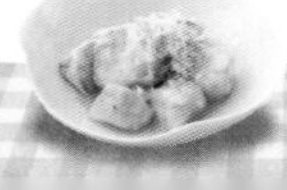

＋とろろ昆布汁 →p.101

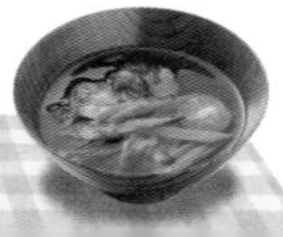

**[作り方]**

準備

1 ひと口大に切った**豚肉**に**A**を混ぜ合わせ、**玉ねぎ**はくし切り、**ピーマン**は乱切りにし、**しいたけ**は戻して半分に切る。**にんじん**は乱切りにして耐熱の器に水大さじ2（分量外）とともに入れ、ラップをして電子レンジ（600W）で2分加熱し、しょうが、にんにくは半分に切る。

炒める

2 フライパンに油を熱し**豚肉**、しょうが、にんにくを入れて強火で炒め、**玉ねぎ**、**にんじん**、**しいたけ**を加えてさらに炒め合わせる。**ピーマン**を加えて炒め、**B**を加えてとろみがでるまで炒め合わせる。

**減塩のコツ!**

干ししいたけを使うことで、うま味が加わります。戻し汁もだしとして使えば、ムダなく活用できます。

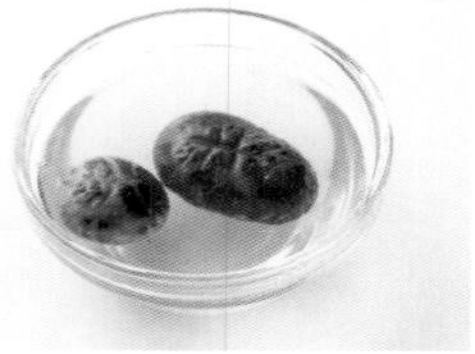

ピリッとした辛味とトマトの酸味がアクセントに

# なす入り麻婆豆腐

15分

**[材料（2人分）]**

| | |
|---|---|
| 豚赤身ひき肉 | 50g |
| 木綿豆腐 | 200g |
| しょうが·にんにく | 各½かけ |
| 長ねぎ | ¼本 |
| トマト·なす | 各1個 |
| ごま油 | 小さじ2 |
| 豆板醤 | 小さじ¼ |
| A しょうゆ | 小さじ2 |
| 酒 | 大さじ1 |
| 水a | ½カップ |
| B 片栗粉 | 大さじ½ |
| 水b | 大さじ1 |
| 粉山椒 | 少々 |

**[作り方]**

準備 **1** しょうが、にんにく、ねぎはみじん切り、**トマト**はくし切り、**なす**は乱切りにする。豆腐は角切りにする。

炒める **2** フライパンに油を熱して強火で**ひき肉**を炒め、ポロポロになったら**なす**、にんにく、しょうが、豆板醤を加え炒める。

煮る **3** 角切りにした**豆腐**、A、ねぎ、**トマト**を入れ煮立て、弱火で2～3分煮る。Bを混ぜ合わせて入れ、とろみをつける。器に盛り粉山椒をふる。

**[おすすめ献立例]**

＋ポテトサラダ →p.95

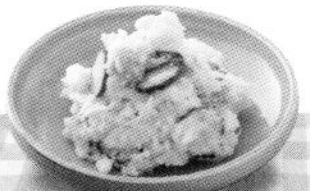

＋なめこのおろし和え →p.130

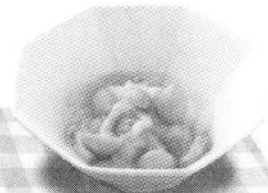

**減塩**のコツ！

豆板醤の辛味が減塩を助けます。よく炒めることがポイント。油となじませることで香りが出て、辛味が際立ちます。

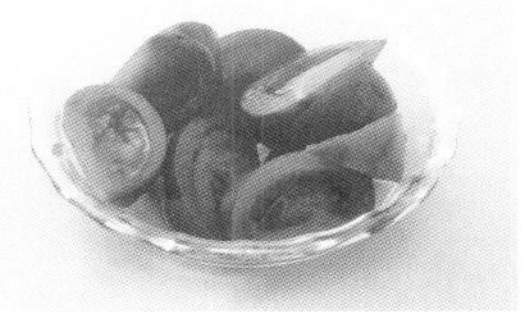

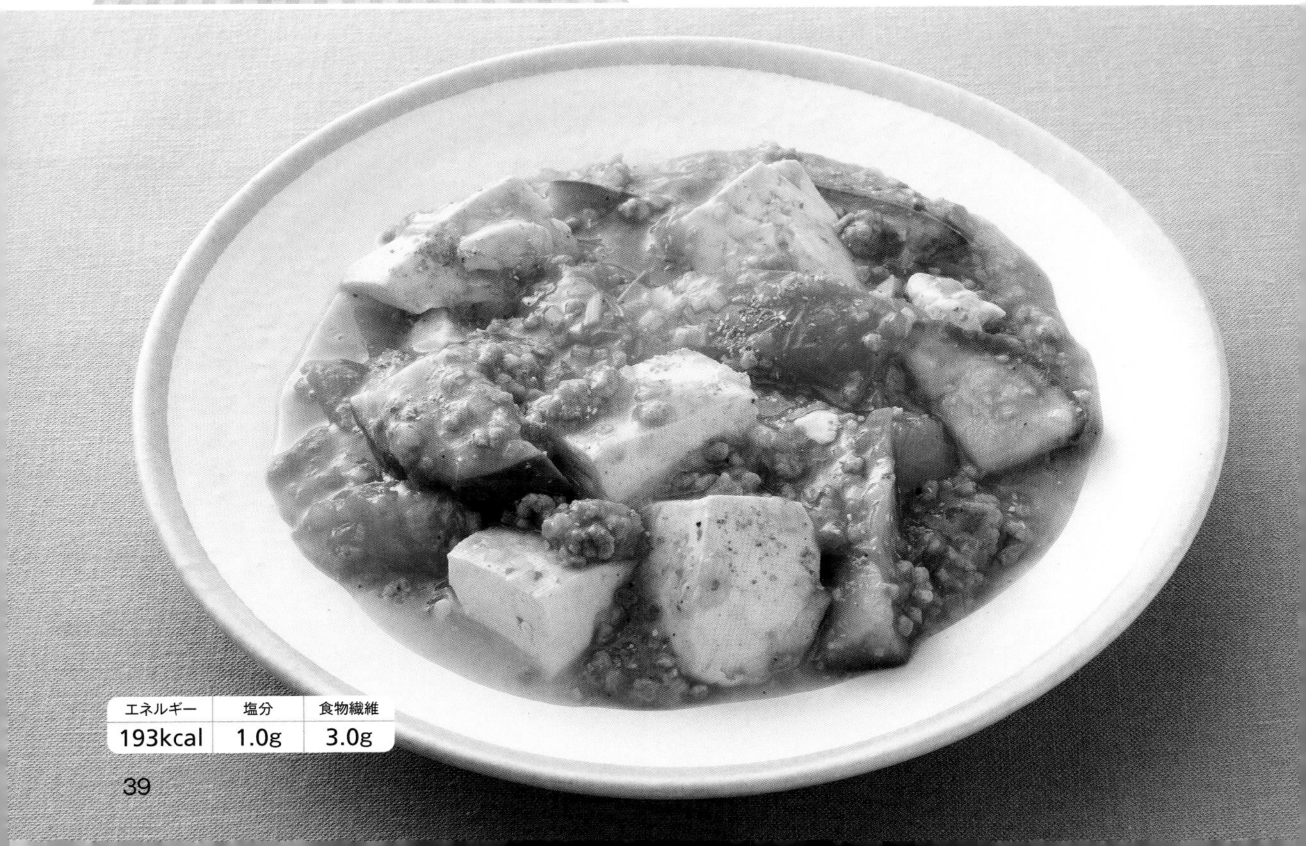

| エネルギー | 塩分 | 食物繊維 |
|---|---|---|
| 193kcal | 1.0g | 3.0g |

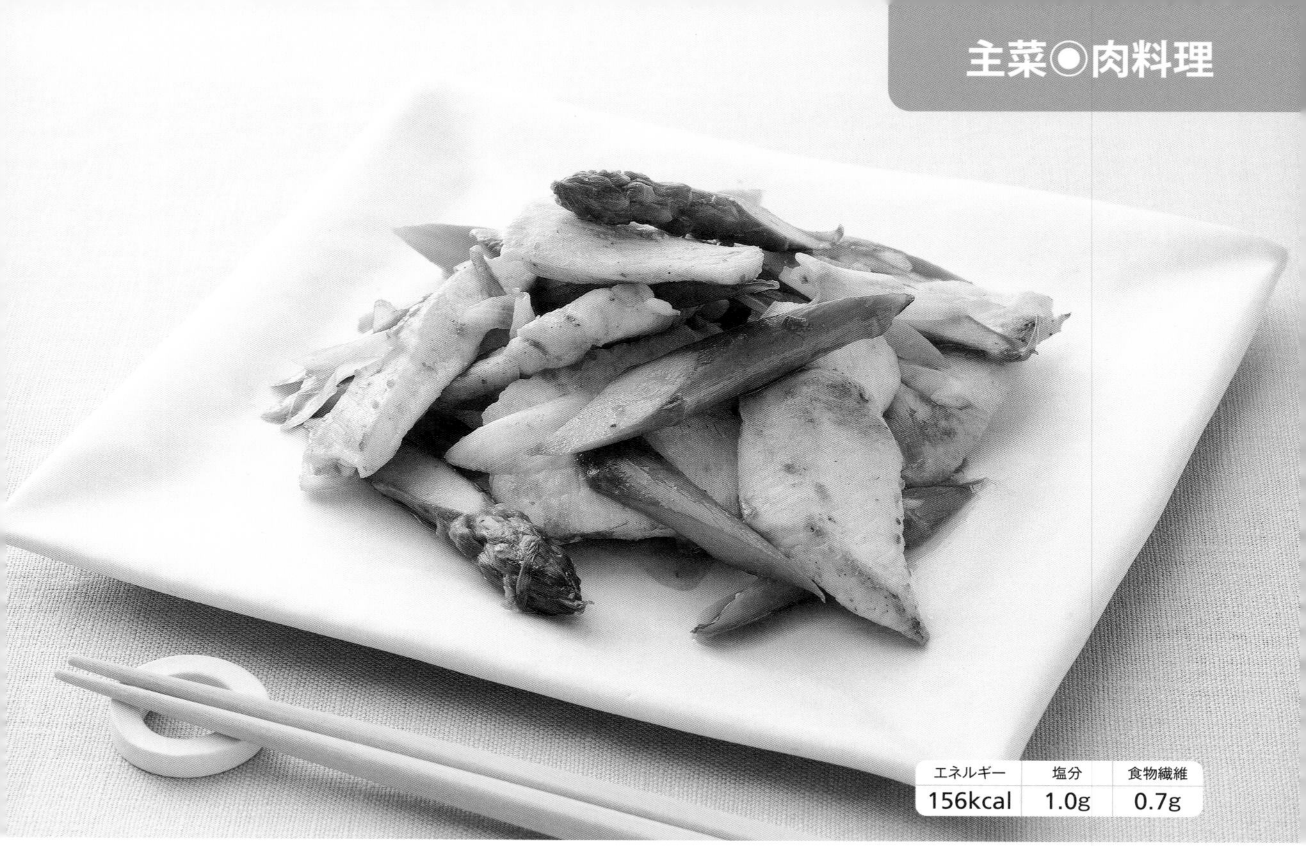

| エネルギー | 塩分 | 食物繊維 |
|---|---|---|
| 156kcal | 1.0g | 0.7g |

ゆずこしょうの風味で塩少なめでも味をひき立てる

# 鶏肉とアスパラガスのゆずこしょう炒め

かんたん　10分

**[材料（2人分）]**

| | |
|---|---|
| 鶏むね肉（皮なし） | 200g |
| 酒a | 小さじ1 |
| こしょう | 少々 |
| アスパラガス | 1束（100g） |
| サラダ油 | 小さじ2 |
| 酒b | 小さじ2 |
| ゆずこしょう | 小さじ¼ |
| 塩 | 小さじ¼ |

**[作り方]**

準備

**1** **鶏肉**はそぎ切りにして酒a、こしょうを混ぜ合わせる。**アスパラガス**は硬い部分を切り落として乱切りにする。

炒める

**2** フライパンに油を熱し、**鶏肉**を入れ中火で焼き色をつける。**アスパラガス**を加え炒め合わせ、酒bを加え混ぜ弱火にしてふたをし、1分ほど蒸し焼きにする。ふたを開け強火にし、ゆずこしょう、塩を加えて炒め合わせる。

**[おすすめ献立例]**

＋春菊、にんじんのくるみ風味白和え

→p.82

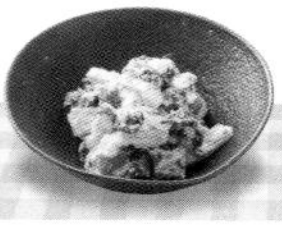

＋水菜のカリカリじゃこかけ

→p.88

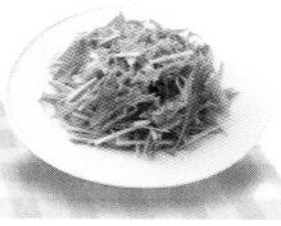

**減塩のコツ!**

ゆずこしょうは減塩料理でぜひ活用したい調味料です。ゆずの風味とピリッとした辛味がよいアクセントになります。

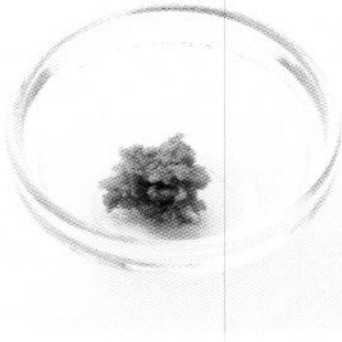

ねぎ、青のり、ごまの風味豊かな衣がおいしい

# 肉天ぷら

15分

**[材料（2人分）]**

| | |
|---|---|
| 鶏むね肉（皮なし） | 160g |
| 　しょうゆ | 小さじ1 |
| 　酒 | 小さじ½ |
| 長ねぎ | 4cm |
| 卵 | ¼個 |
| 小麦粉 | 大さじ4 |
| 青のり | 小さじ½ |
| 白炒りごま | 小さじ1 |
| 揚げ油 | 適量 |

**[作り方]**

準備

1 **鶏肉**はひと口大のそぎ切りにし、しょうゆ、酒を混ぜ合わせる。**ねぎ**は小口切りにしておく。

揚げる

2 卵に水（分量外）を加え¼カップの分量になるようにし、小麦粉を混ぜ合わせて青のり、ごま、**ねぎ**を混ぜ合わせる。**鶏肉**を加えてからめ、170℃に熱した揚げ油に入れ、中火でからりと揚げる。

**[おすすめ献立例]**

＋かぶのあんかけ煮

→p.96

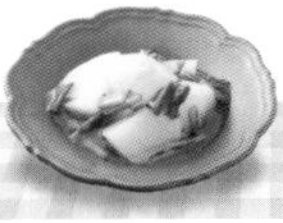

＋きゅうりとしその葉の酢和え

→p.129

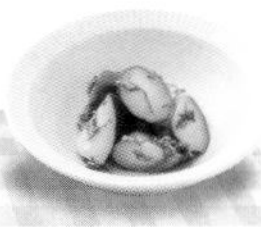

**減塩のコツ!**

天ぷらの衣に青のり、ごま、長ねぎを混ぜることで風味が加わり、肉の下味を少量に抑えることができます。

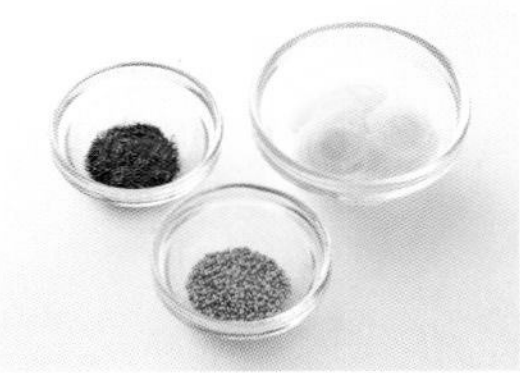

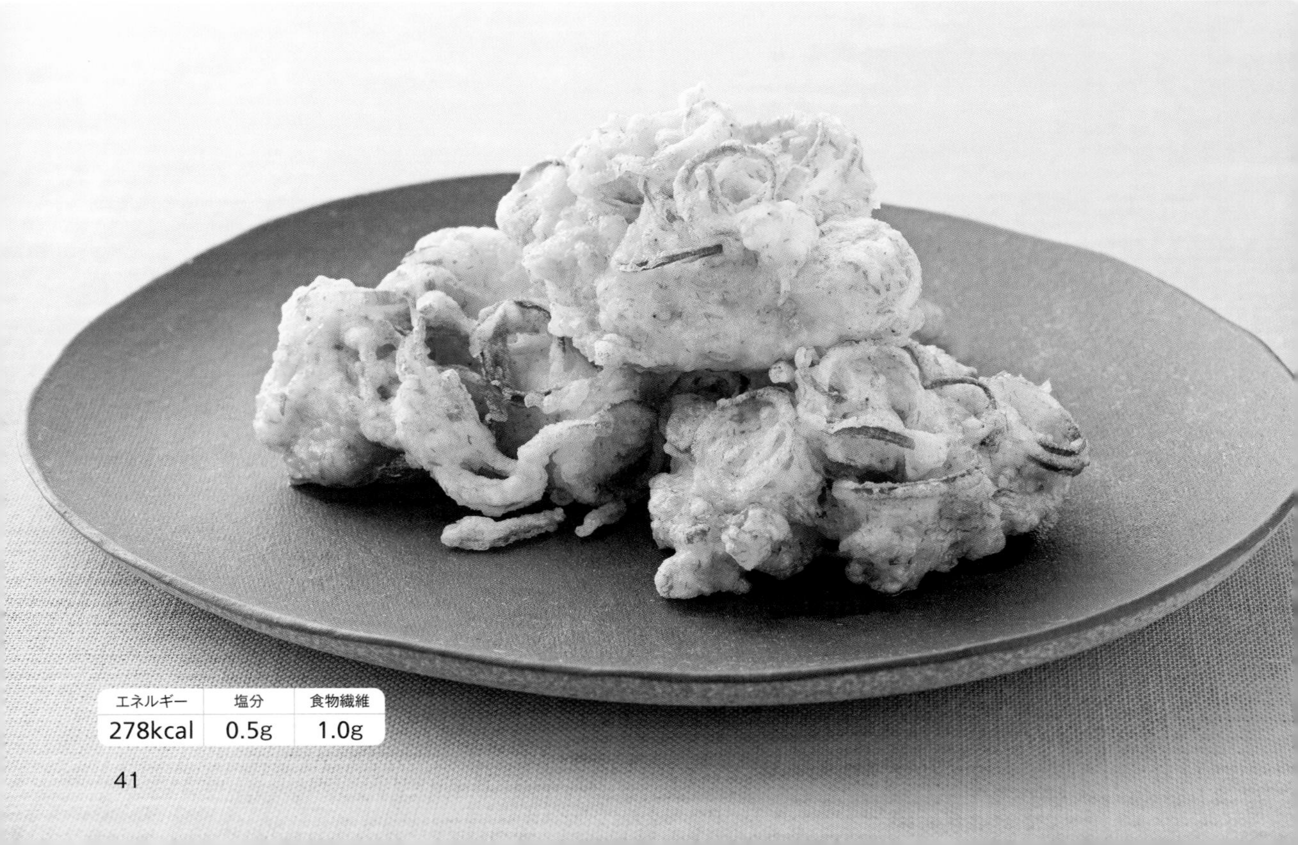

| エネルギー | 塩分 | 食物繊維 |
|---|---|---|
| 278kcal | 0.5g | 1.0g |

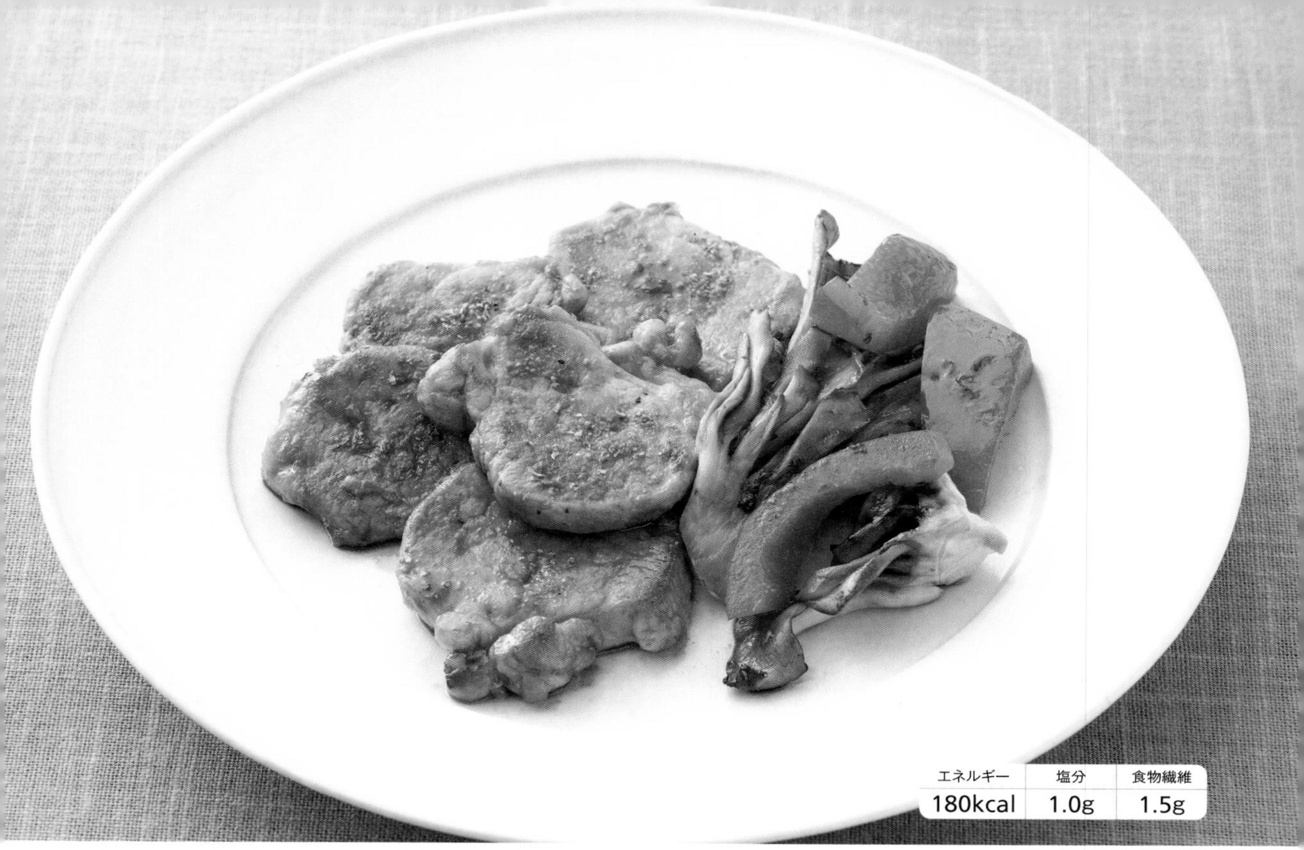

| エネルギー | 塩分 | 食物繊維 |
|---|---|---|
| 180kcal | 1.0g | 1.5g |

山椒の香りで、塩分控えめでもおいしさキープ

# 豚肉の山椒照り焼き

かんたん　作りおき　10分

**[材料（2人分）]**

| | |
|---|---|
| 豚ひれ肉 | 200g |
| 小麦粉 | 適量 |
| ごま油 | 小さじ1 |
| A しょうゆ | 小さじ2 |
| みりん | 小さじ1 ½ |
| 酒 | 小さじ2 |
| まいたけ | 60g |
| 赤パプリカ | ¼個 |
| 粉山椒 | 少々 |

**[作り方]**

準備

1 **豚肉**は厚めの薄切りにし小麦粉を全体に薄くまぶす。

焼く

2 フライパンに油を熱し、強火で**豚肉**をきつね色になるまでこんがり焼いて火を通し、**A**を混ぜ合わせて加えからめる。小房に分けた**まいたけ**、乱切りにした**赤パプリカ**は肉を焼いているときに空いているところでいっしょに焼き、とり出す。

仕上げる

3 **豚肉**、**まいたけ**、**赤パプリカ**を盛り合わせ、豚肉に粉山椒少々をふりかける。

**[おすすめ献立例]**

＋里いものゆず風味煮 →p.94

＋もやし、きゅうりの中華酢和え →p.96

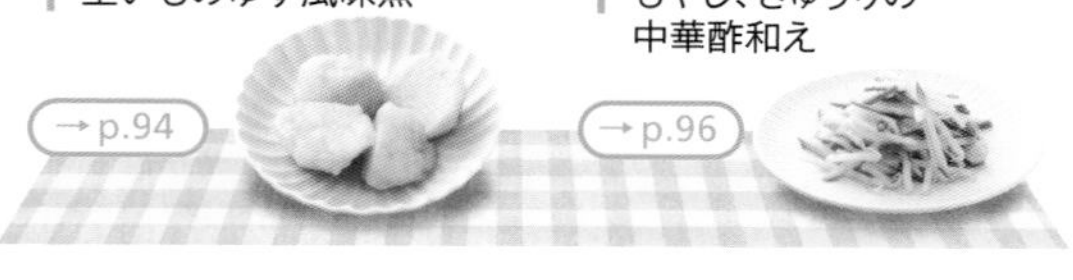

**減塩のコツ！**

粉山椒の香りとピリッとした風味がきいて、薄味も気になりません。

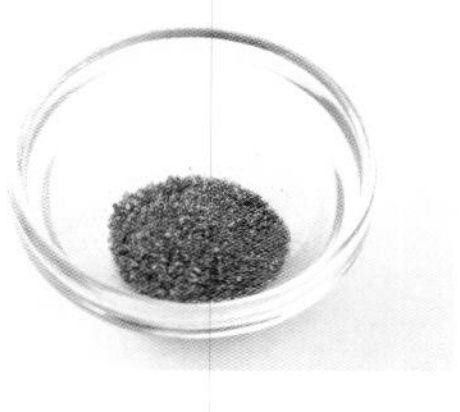

レモンがきいたあんをかけて、さわやかな味に

# 鶏から揚げ レモンあんかけ

20分

**[材料(2人分)]**

| | |
|---|---|
| 鶏もも肉(皮なし) | 200g |
| A しょうゆ・酒 | 各小さじ1 |
| しょうがのしぼり汁 | 小さじ½ |
| こしょう | 少々 |
| 片栗粉a・揚げ油 | 各適量 |
| B 砂糖 | 大さじ1 |
| 水 | ½カップ |
| 塩 | 2つまみ(約0.6g) |
| レモン汁 | 大さじ1 |
| 片栗粉b | 小さじ1 |
| 水 | 小さじ2 |
| レモン(輪切り) | 1枚 |

**[作り方]**

準備

1 **鶏肉**はひと口大に切り、Aを混ぜ合わせ15分おく。

揚げる

2 汁気をきって片栗粉をまぶして150℃の揚げ油に入れ、少しずつ温度を上げながらからりと揚げる。

仕上げる

3 鍋にBを煮立て、塩、レモン汁を加えて分量の水で溶いた片栗粉でとろみをつけ、皮をとってイチョウ切りにした**レモン**を加える。器にから揚げを盛り、レモンあんをかける。

**[おすすめ献立例]**

＋ブロッコリーと玉ねぎのサラダ

→p.83

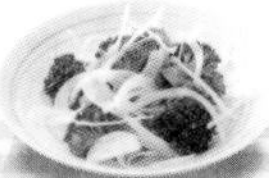

＋水菜、ごぼう、にんじんの沢煮椀

→p.102

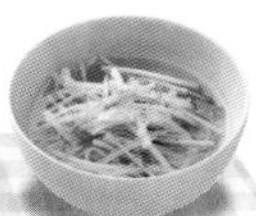

**減塩のコツ!**

レモンの酸味を加えることで、あんを薄味にすることができます。しぼり汁と果肉を両方使うことで風味アップに。

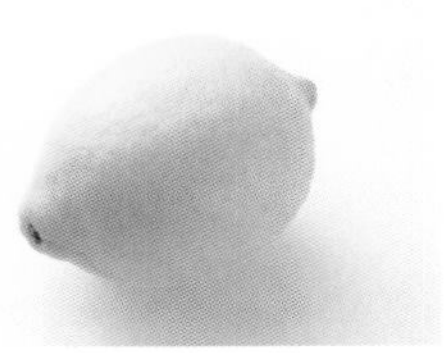

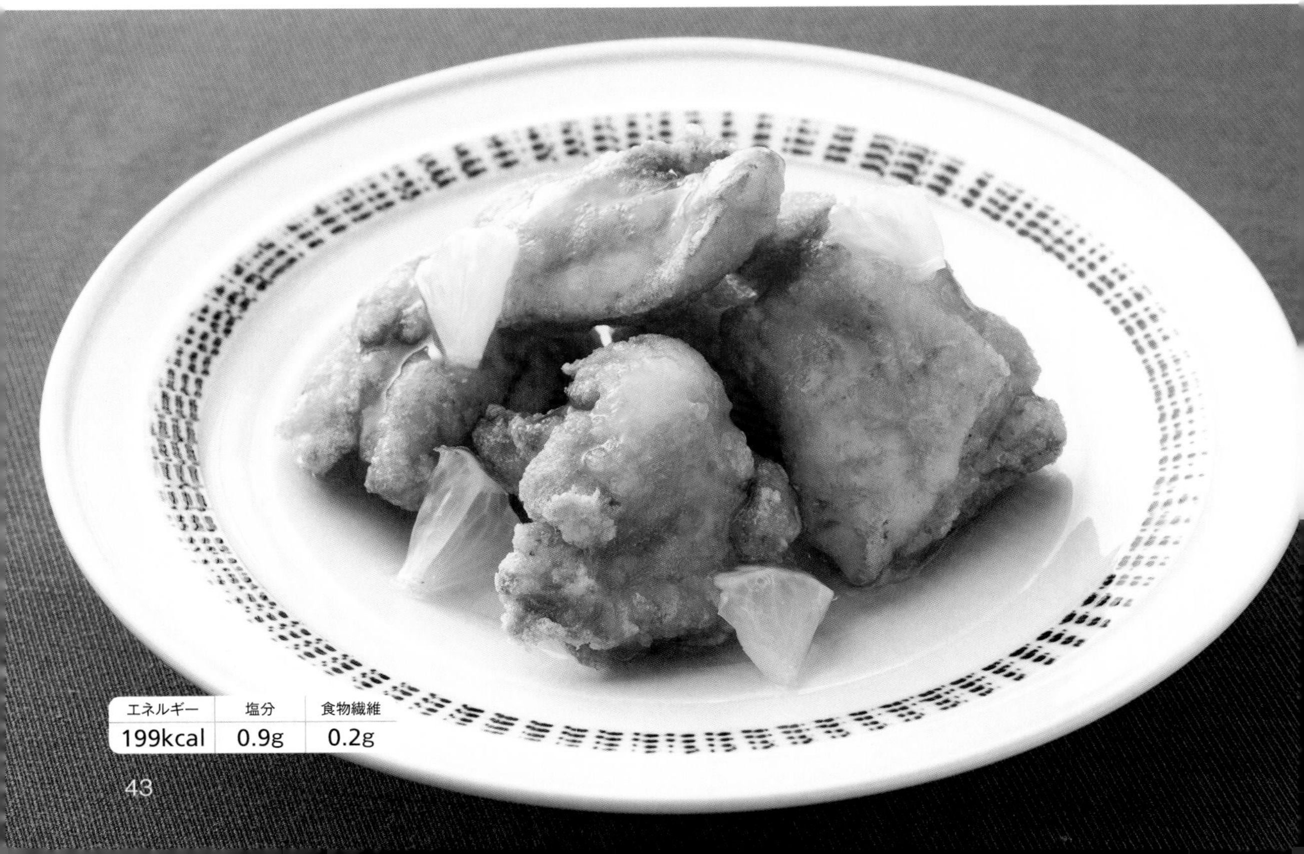

| エネルギー | 塩分 | 食物繊維 |
|---|---|---|
| 199kcal | 0.9g | 0.2g |

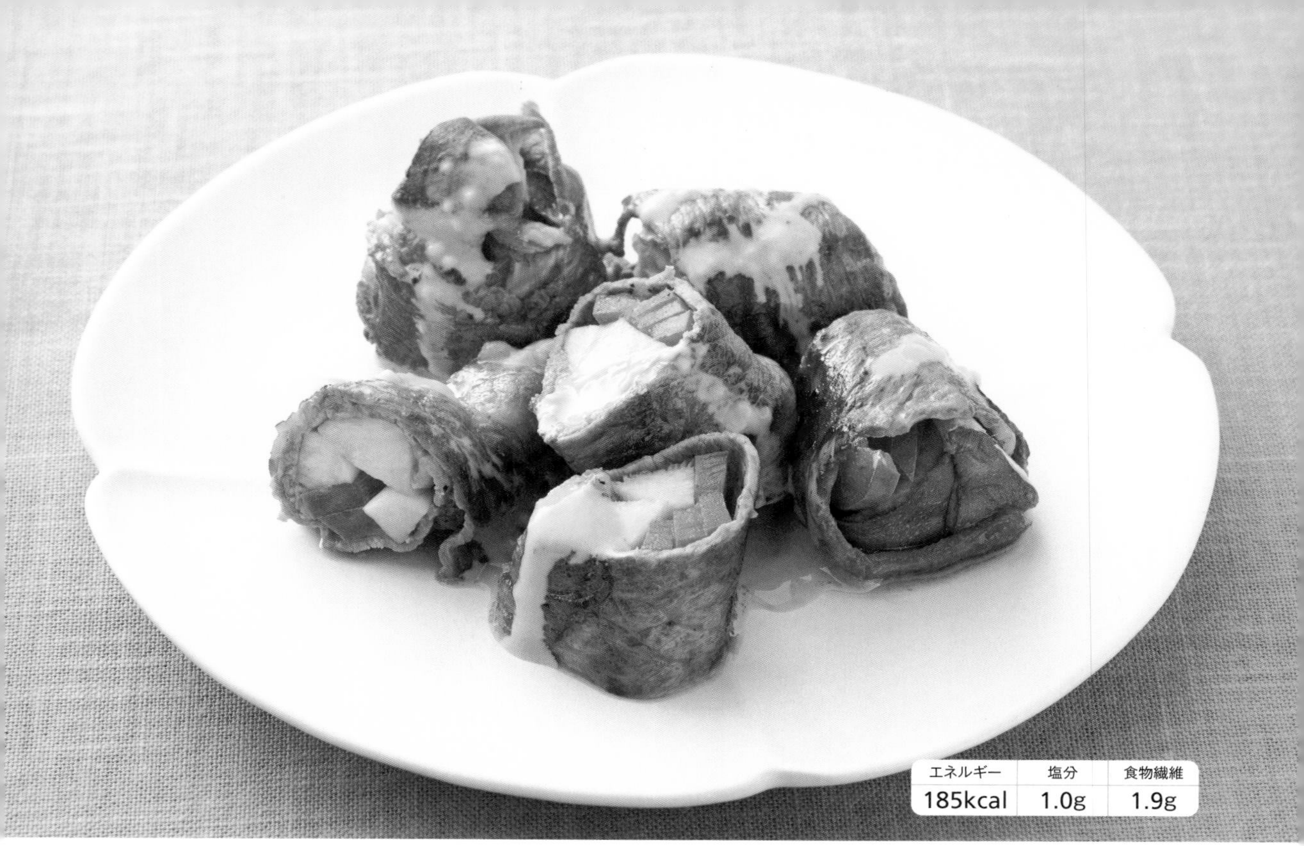

| エネルギー | 塩分 | 食物繊維 |
|---|---|---|
| 185kcal | 1.0g | 1.9g |

エリンギとパプリカでボリュームアップ

# 牛肉のエリンギ巻き焼き

作りおき 15分

**[材料（2人分）]**

| | |
|---|---|
| 牛もも薄切り肉 | 160g |
| 塩 | 小さじ1/8 |
| こしょう | 少々 |
| エリンギ | 2本 |
| 赤パプリカ | 1/8個 |
| オリーブ油 | 小さじ1/2 |
| A しょうゆ | 小さじ1 |
| マヨネーズ | 小さじ1 1/2 |

**[作り方]**

準備 **1** エリンギ、赤パプリカは太めのせん切りにして、塩、こしょうをした牛肉で巻く。

焼く **2** フライパンを熱して油をひき、巻き終わりを下にして入れ、中火で時々転がしながらふたをして焼く。切り分けて器に盛りつけ、Aを混ぜ合わせたたれをかける。

**[おすすめ献立例]**

＋水菜のカリカリじゃこかけ

→p.88

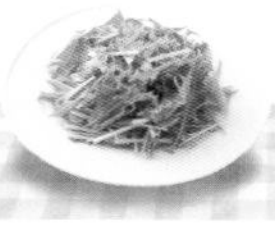

＋ブロッコリーと玉ねぎのカレーミルクスープ

→p.104

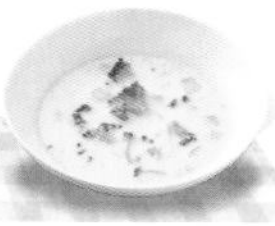

**減塩のコツ！**

マヨネーズは意外に塩分の少ない調味料。マヨネーズのコクをプラスして、使うしょうゆを少量に抑えます。

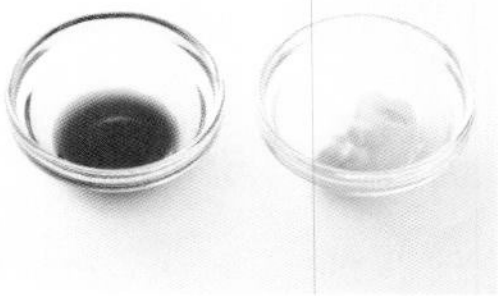

しっとりやわらかな鶏肉にやさしいだしの味をからめて

# 鶏肉の治部煮風

20分

**[材料（2人分）]**

| | |
|---|---|
| 鶏むね肉（皮なし） | 160g |
| 片栗粉 | 適量 |
| にんじん | 60g |
| 小松菜 | 100g |
| だし汁 | 1カップ |
| A しょうゆ | 小さじ2 |
| みりん | 小さじ2 |
| わさび | 少々 |

**[作り方]**

準備

**1** **鶏肉**は大きめのそぎ切りにし、片栗粉を薄くまぶす。**にんじん**は大きめの拍子木切り、**小松菜**は硬めにゆでて4cmに切る。

煮る

**2** 鍋にだし汁、**にんじん**を入れてふたをし、沸騰後弱火にして7～8分煮る。**A**を入れて煮立ったら、**鶏肉**を広げながら入れ、**小松菜**も加えてふたをし、5～6分ほど煮る。器に盛り、わさびを添える。

**[おすすめ献立例]**

＋れんこんとピーマンのきんぴら

→p.84

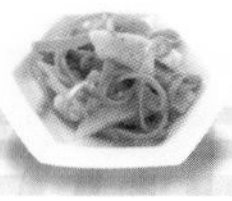

＋焼きねぎとこんにゃくの酢みそ和え

→p.92

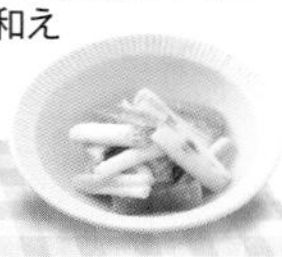

**減塩のコツ!**

だしをきかせた煮物にわさびを添えることで、よいアクセントに。わさびの香りと辛味が薄味をカバーしてくれます。

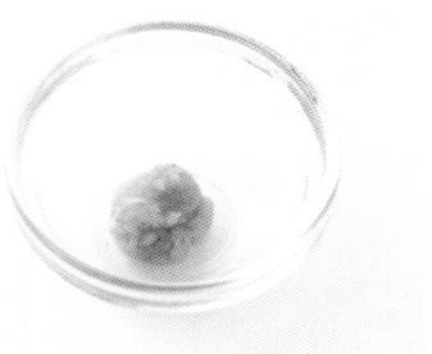

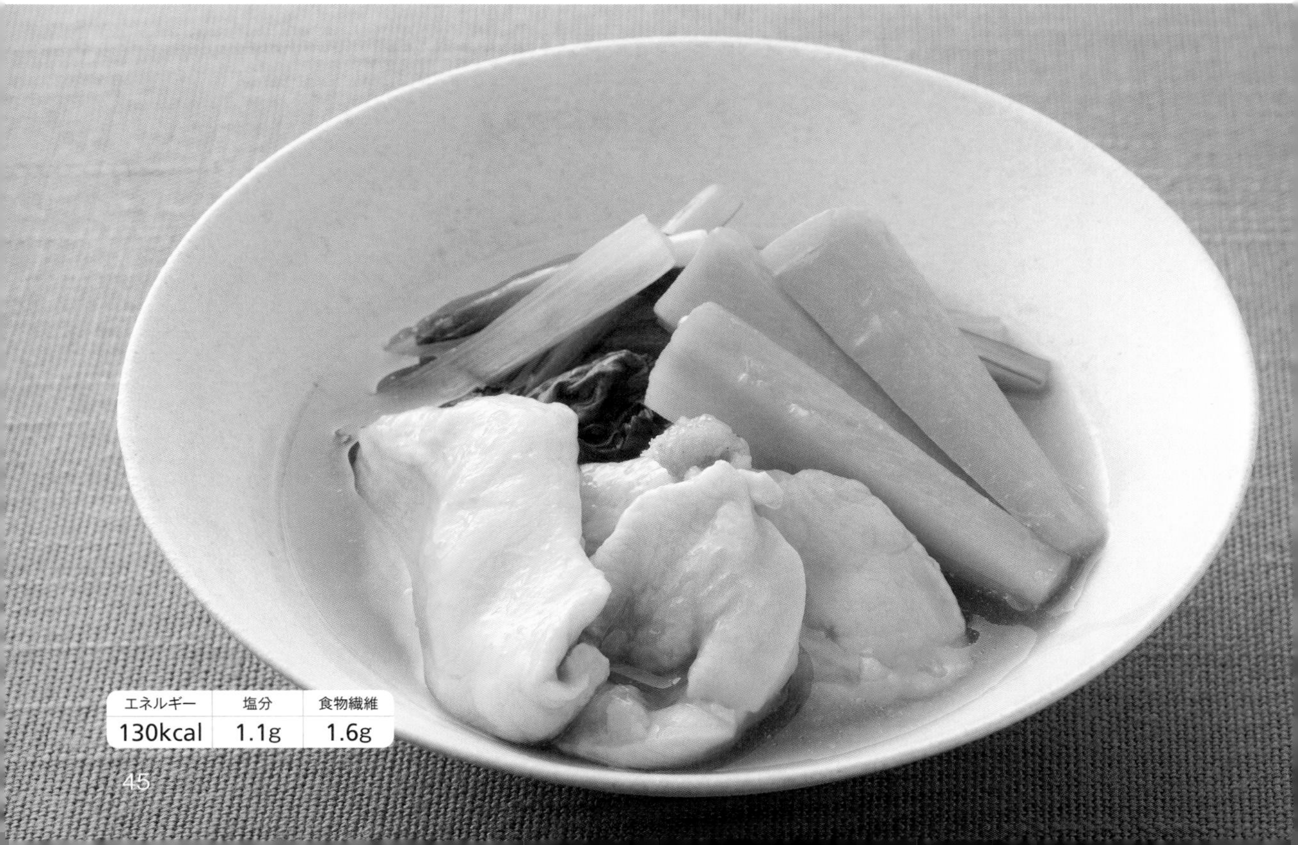

| エネルギー | 塩分 | 食物繊維 |
|---|---|---|
| 130kcal | 1.1g | 1.6g |

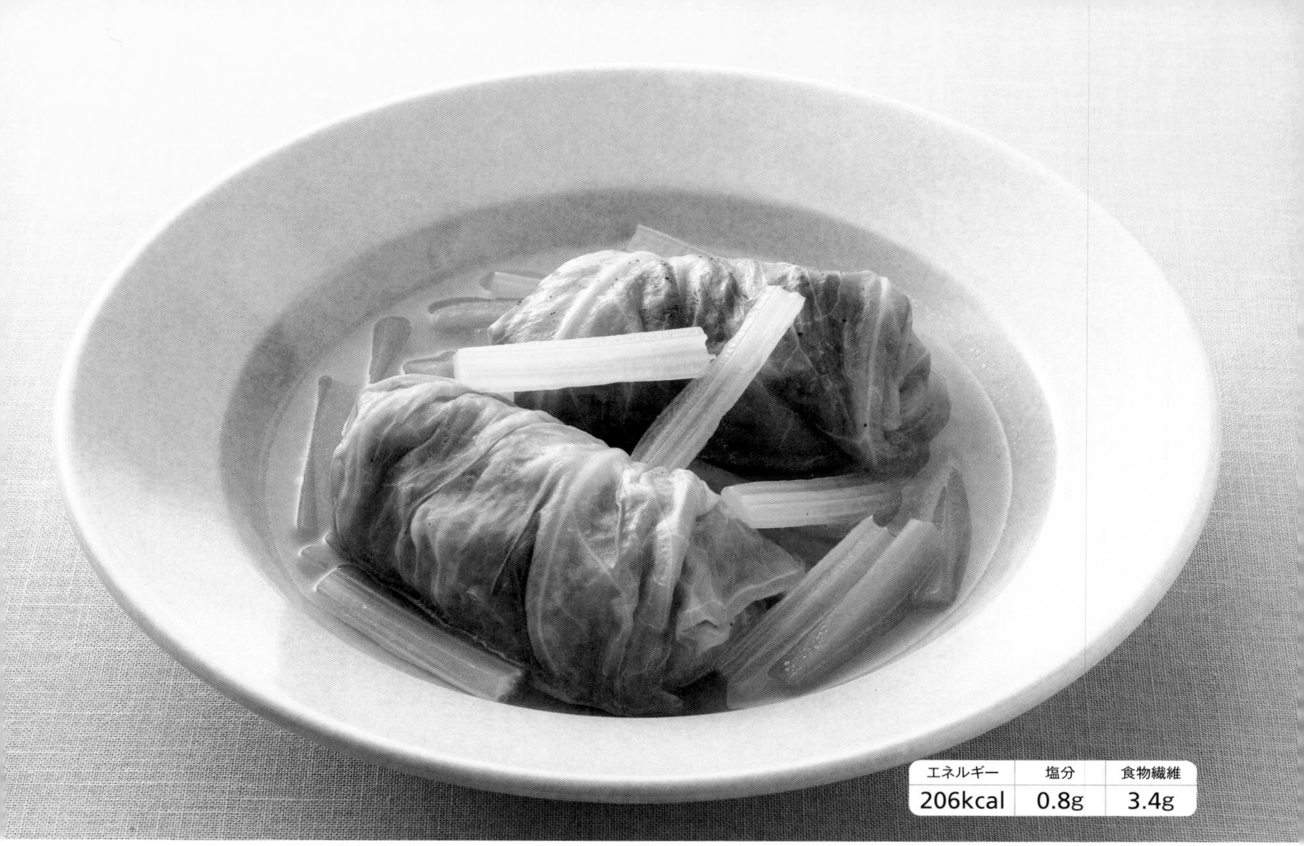

| エネルギー | 塩分 | 食物繊維 |
|---|---|---|
| 206kcal | 0.8g | 3.4g |

野菜のうま味が溶けだしたスープで煮込み、味わい深く

# ロールキャベツ

作りおき　40分

**[材料（2人分）]**

| | |
|---|---|
| 合いびき肉（赤身） | 160g |
| キャベツ | 4枚 |
| 玉ねぎ | 30g |
| こしょうa・ナツメグ | 各少々 |
| セロリ | ½本 |
| にんじん | 60g |
| A 水 | 1カップ |
| コンソメ | ¼個 |
| ローリエ | ½枚 |
| B こしょうb | 少々 |
| 塩 | 小さじ⅙ |
| バター | 小さじ1 |

**[おすすめ献立例]**

＋しし唐とじゃこ、しいたけの炒め煮

→p.85

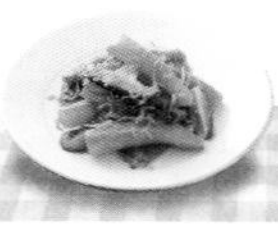

＋れんこんのレモン酢和え

→p.89

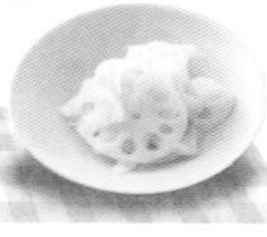

**[作り方]**

準備

1 **キャベツ**はゆでて芯をそいでおく。**玉ねぎ**はみじん切りにして、**ひき肉**、こしょうa、ナツメグと混ぜ合わせ、4つに分けて**キャベツ**で包みようじでとめる。

煮る

2 **セロリ**は筋をとり、**にんじん**とともに長めの拍子木切りにして、鍋に1といっしょに入れ、Aを入れてふたをし、沸騰したら弱火にして15～20分ほど煮る。Bを加えてひと煮立ちさせる。

**減塩のコツ！**

コンソメは塩分が多く含まれるため、¼個（写真左）だけ使います。丸ごと1個（写真右）ではなく、少量にすることで減塩できます。

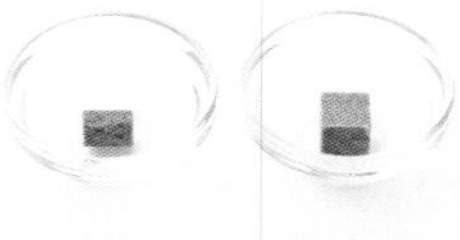

ハーブのきいたソースがやみつきになる味

# チキンソテー ハーブソース

15分

**[材料（2人分）]**

| | |
|---|---|
| 鶏むね肉（皮なし） | 200g |
| 　塩・こしょうa | 各少々（約0.3g） |
| ズッキーニ | ½本 |
| オリーブ油 | 小さじ1 ½ |
| A パセリ（みじん切り） | 大さじ1 |
| 　玉ねぎ（みじん切り） | 小さじ1 |
| 　ハチミツ | 小さじ1 |
| 　酢 | 大さじ1 |
| 　塩 | 小さじ⅕ |
| 　こしょうb | 少々 |
| 　タイム・ローズマリー（みじん切り） | 各少々 |

**[作り方]**

準備
**1** 鶏肉は4枚に薄切りにして塩、こしょうaをふる。ズッキーニは輪切りにする。

焼く
**2** フライパンに油を熱し、**1**を入れて強火から中火で火が通るまで焼く。器に盛り合わせ、**A**を混ぜ合わせたソースをかける。

**[おすすめ献立例]**

＋レタスの
シーザーサラダ

→p.83

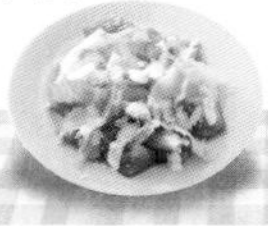

＋ごぼうとしいたけの
ポタージュ

→p.104

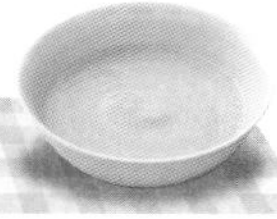

**減塩のコツ!**

塩をほとんど使わないソースはパセリがポイント。パセリのさわやかな風味がソテーした肉の味を引き立てます。

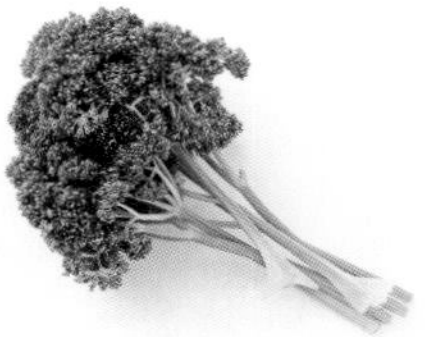

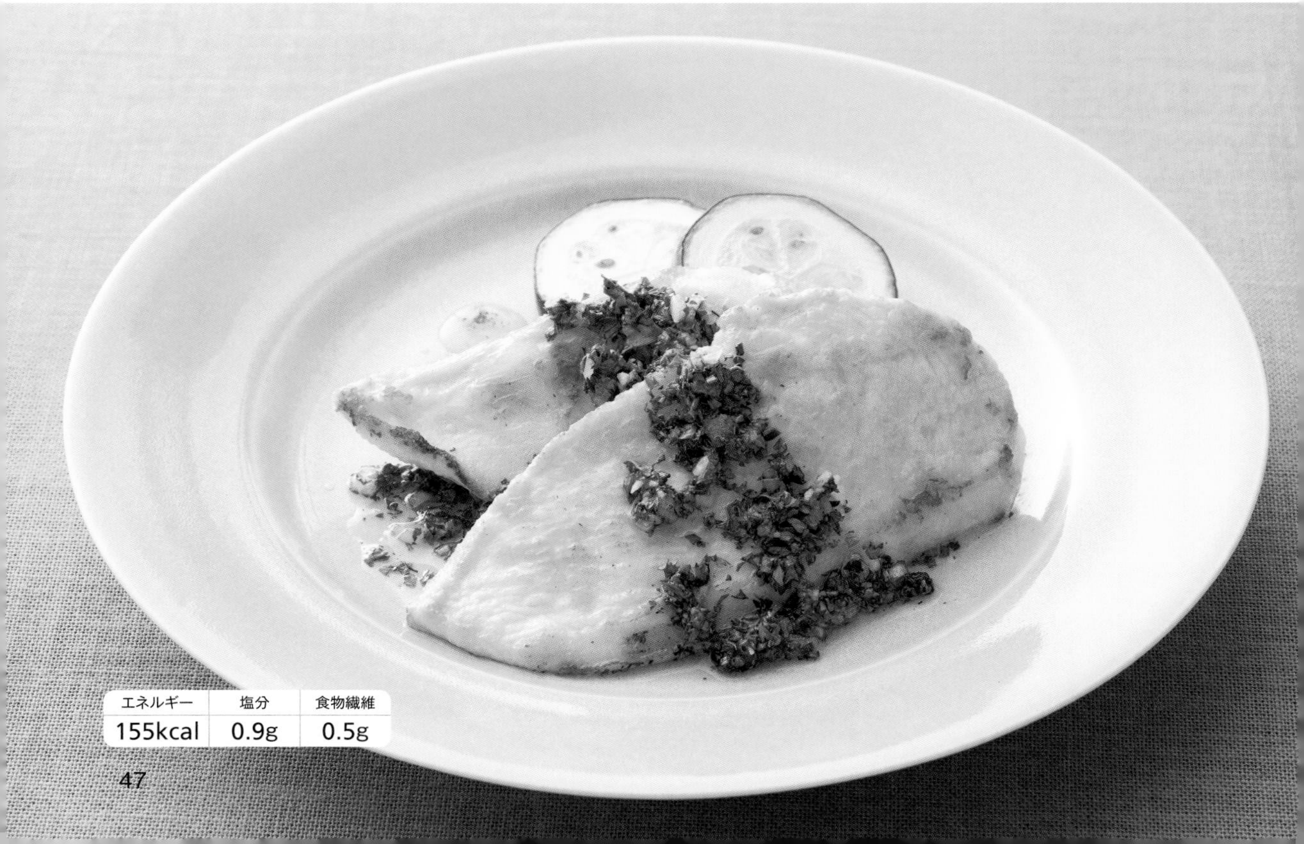

| エネルギー | 塩分 | 食物繊維 |
|---|---|---|
| 155kcal | 0.9g | 0.5g |

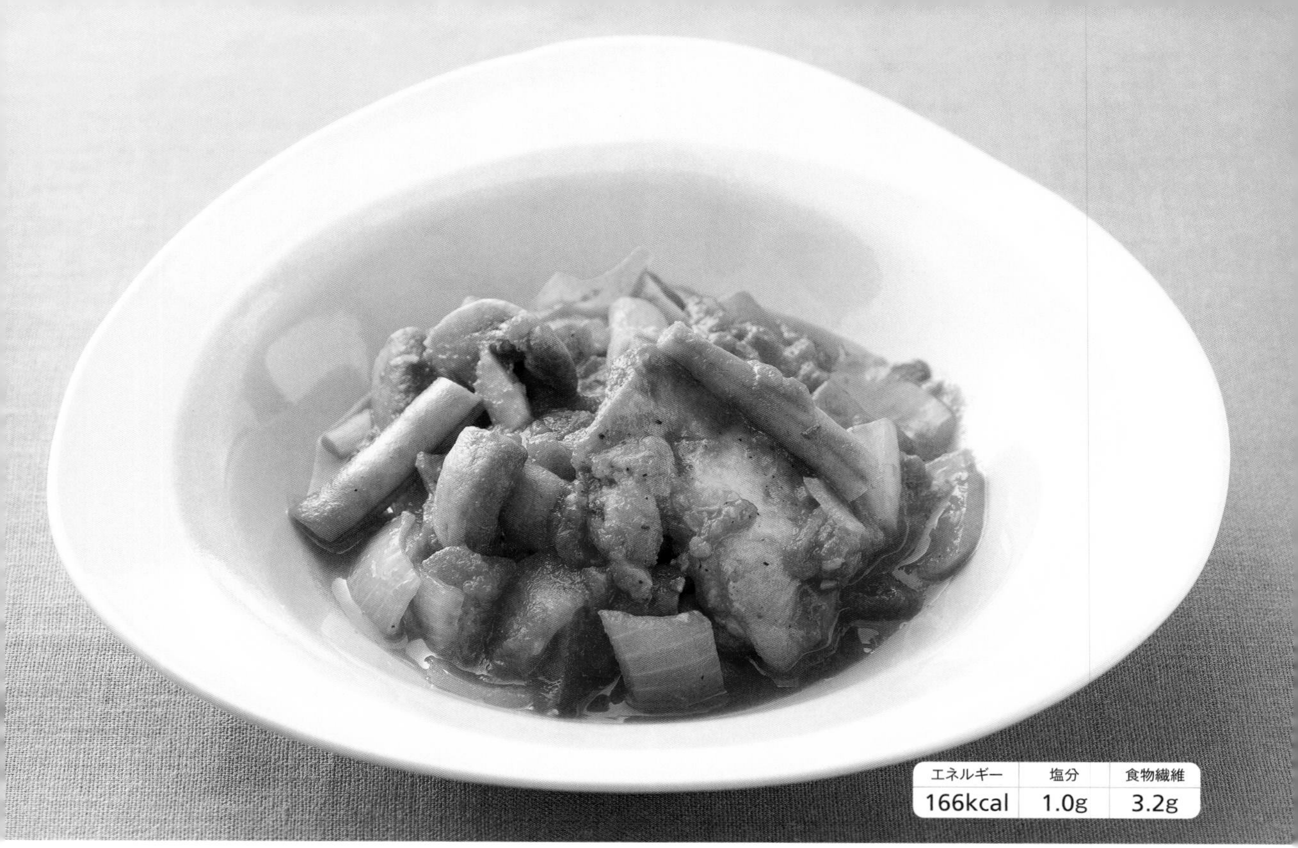

| エネルギー | 塩分 | 食物繊維 |
|---|---|---|
| 166kcal | 1.0g | 3.2g |

彩り豊かでボリューミーな一品

# 鶏肉のトマト煮

作りおき　20分

**[材料（2人分）]**

| | |
|---|---|
| 鶏もも肉（皮なし） | 160g |
| こしょう | 少々 |
| 小麦粉 | 適量 |
| にんにく | ¼かけ |
| マッシュルーム | 4個 |
| 玉ねぎ | ¼個 |
| さやいんげん | 40g |
| オリーブ油 | 小さじ1½ |
| A トマト缶（カットタイプ） | 200g |
| コンソメ | ¼個 |
| こしょう | 少々 |
| ローリエ | ½枚 |
| 水 | ½カップ |
| 塩 | 小さじ⅕ |

**[おすすめ献立例]**

＋ゆでオクラとみょうがのごましょうゆかけ

→p.97

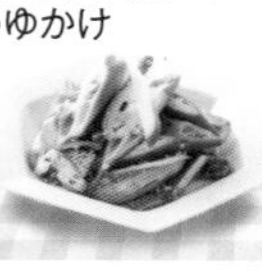

＋ゆで里いものマヨのり和え

→p.129

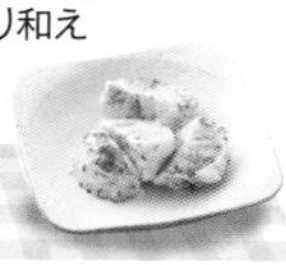

**[作り方]**

準備

**1** **鶏肉**はひと口大に切ってこしょうをふり、小麦粉を全体に薄くまぶす。にんにくはみじん切り、**マッシュルーム**は4等分し、**玉ねぎ**は小さめの角切り、**さやいんげん**はへたを切り2cm長さに切る。

炒める

**2** フライパンに油を熱し、**鶏肉**を入れ、強火できつね色になるまで焼き色をつける（写真）。にんにく、**マッシュルーム**、**玉ねぎ**を加えて炒め合わせる。

煮る

**3** **A**を入れて混ぜ、ふたをして沸騰後弱火にし10分ほど煮る。**さやいんげん**、塩を入れてさらに7～8分煮る。

**減塩のコツ！**

煮込む前に鶏肉に焼き目をつけることで、香ばしさをプラスします。香ばしさも減塩のよいアクセントに。

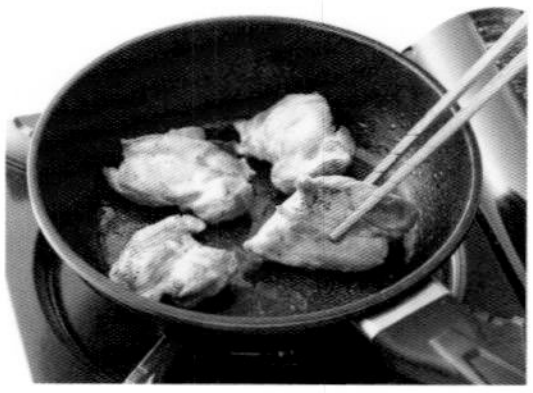

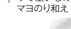

玉ねぎの甘みとコクのあるソースがマッチ

# 豚肉と玉ねぎのバーベキューソース炒め

作りおき　15分

**[材料（2人分）]**

| | |
|---|---|
| 豚もも薄切り肉 | 160g |
| 　こしょう | 少々 |
| 玉ねぎ | ½個 |
| にんにく | ½かけ |
| オリーブ油 | 小さじ1 ½ |
| A トマトケチャップ | 小さじ2 |
| 　しょうゆ | 小さじ½ |
| 　ウスターソース | 小さじ1 |
| 　粒マスタード | 小さじ1 |
| 　ハチミツ | 小さじ½ |

**[作り方]**

準備
**1** 豚肉は3 ～ 4cmに切ってこしょうをふり、玉ねぎはくし切りにする。にんにくは薄切りにする。

炒める
**2** フライパンに油を熱し、豚肉を広げ入れて中火で焼き、にんにく、玉ねぎを加えて炒める。Aを加え炒め合わせる。

**[おすすめ献立例]**

＋ほうれん草とパプリカのナムル

→p.90

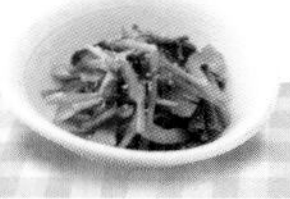

＋かぼちゃのハチミツレモン煮

→p.128

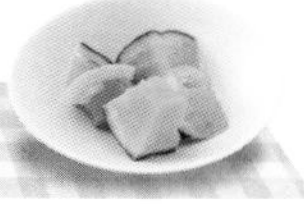

**減塩のコツ！**

トマトケチャップと粒マスタードをソースに入れることで酸味をプラス。酸味が薄味をカバーしてくれます。

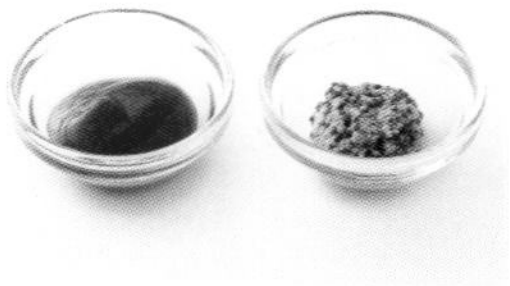

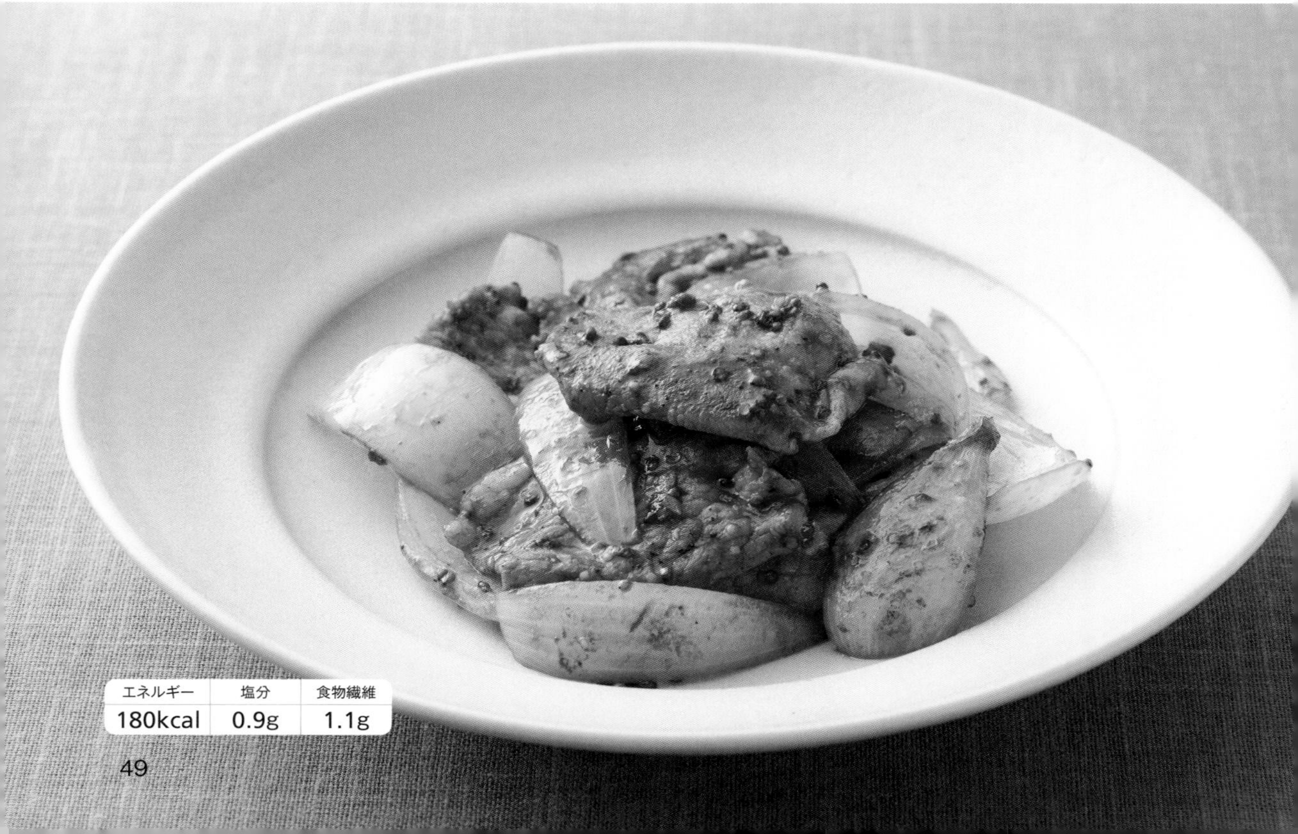

| エネルギー | 塩分 | 食物繊維 |
|---|---|---|
| 180kcal | 0.9g | 1.1g |

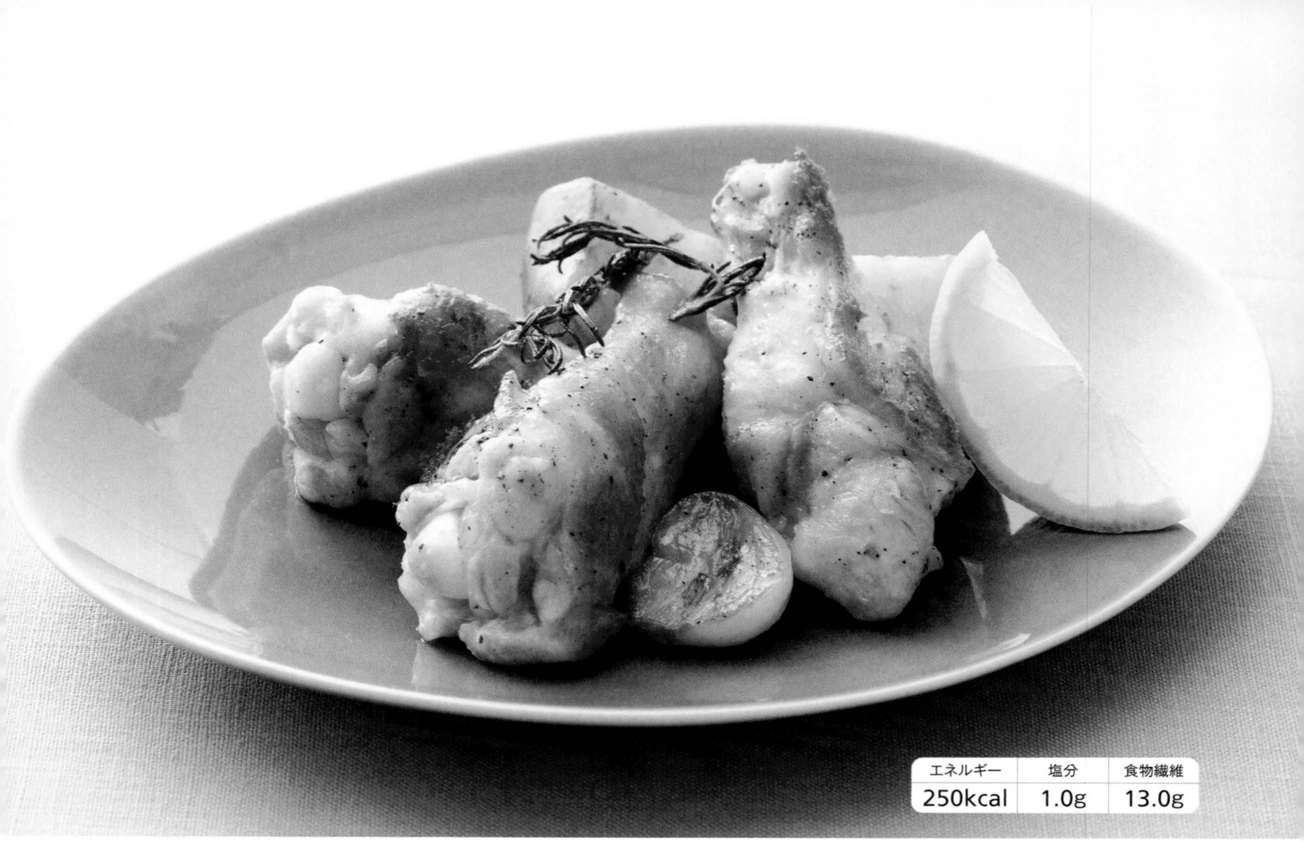

| エネルギー | 塩分 | 食物繊維 |
|---|---|---|
| 250kcal | 1.0g | 13.0g |

ハーブとにんにくの香りが食欲をそそる

# 手羽元のフライパンロースト

作りおき　25分

**[材料（2人分）]**

| | |
|---|---|
| 鶏手羽元 | 6本 |
| 塩 | 小さじ¼ |
| こしょう | 少々 |
| じゃがいも | 2個 |
| にんにく | 1かけ |
| オリーブ油 | 小さじ1 |
| A ローズマリー | 少々 |
| ローリエ | 1枚 |
| レモン（くし切り） | ⅛個分 |

**[作り方]**

準備

**1** じゃがいもはよく洗い、皮がついたまま4つに切る。**手羽元**は塩、こしょうをすり込み、にんにくは半分に切る。

焼く

**2** フライパンに油を熱して**1**と**A**を入れふたをして、弱火で10分、ひっくり返してさらに10分蒸し焼きにする。器に盛りつけ、**レモン**を添える。

**[おすすめ献立例]**

＋きゅうりと焼きのりのわさび酢和え

→p.87

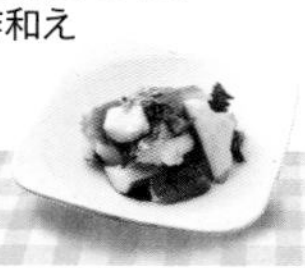

＋ラタトゥイユ

→p.88

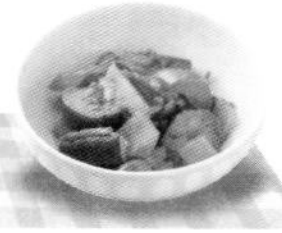

**減塩のコツ!**

ローズマリーとローリエの風味をつけることで、肉の臭みを抑えるとともに、薄味もカバーしてくれます。

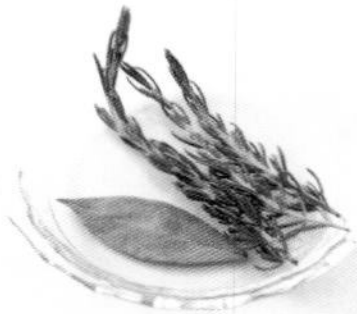

シャキシャキのレタスに牛肉をからめて野菜もいっしょに

# 牛肉ときのこのオイスターソース炒め

15分

**[材料（2人分）]**

| | |
|---|---|
| 牛もも薄切り肉 | 160g |
| A 塩・こしょう | 各少々（約0.3g） |
| 片栗粉・酒 | 各小さじ1 |
| にんにく | ½かけ |
| 長ねぎ | ¼本 |
| 赤唐辛子 | ½本 |
| まいたけ | 1パック |
| ごま油 | 小さじ1 ½ |
| B オイスターソース | 小さじ½ |
| しょうゆ | 小さじ1 ½ |
| こしょう | 少々 |
| レタス | 2枚 |

**[おすすめ献立例]**

＋もやし、きゅうりの中華酢和え （→p.96）

＋スワンラータン （→p.105）

**[作り方]**

準備

1 **牛肉**はひと口大に切りAを混ぜ合わせる。にんにくは薄切り、長ねぎは縦半分に切ってから斜め切りにし、赤唐辛子は輪切り、**まいたけ**は小房に分ける。

炒める

2 フライパンに油を熱して**牛肉**を入れ炒め、にんにく、長ねぎ、赤唐辛子、**まいたけ**を加え炒め、Bを加えて炒め合わせる。

仕上げる

3 せん切りにした**レタス**を器に盛り、その上に2を盛り合わせる。

**減塩のコツ!**

オイスターソースのうま味と赤唐辛子の辛味を加えて、薄味でもコクのある味つけになります。

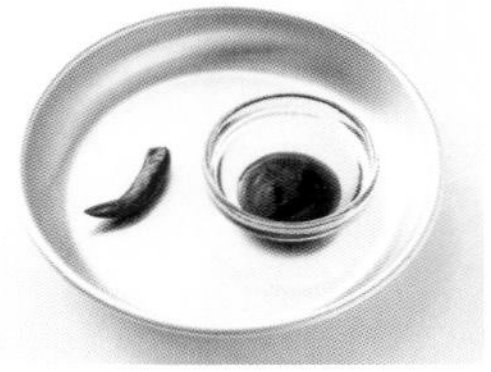

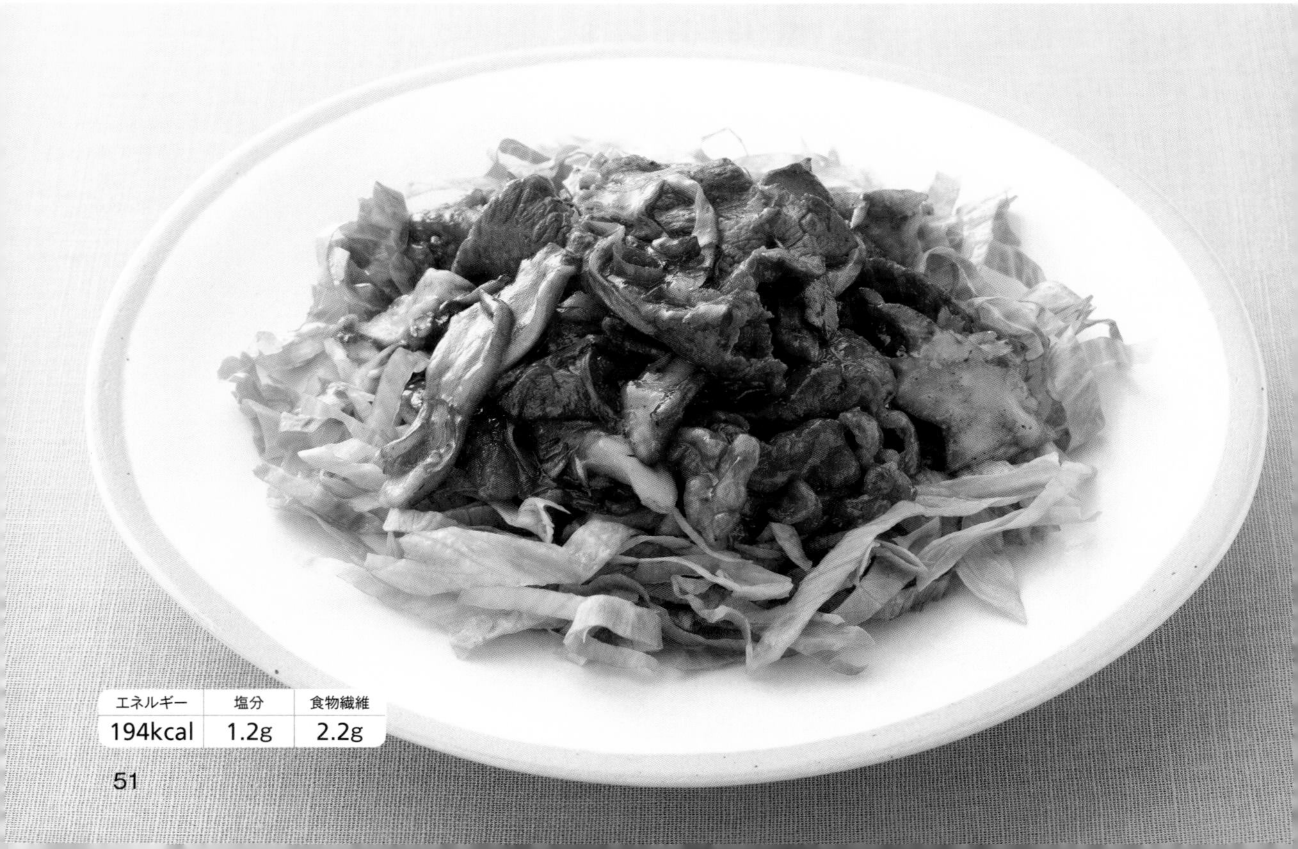

| エネルギー | 塩分 | 食物繊維 |
|---|---|---|
| 194kcal | 1.2g | 2.2g |

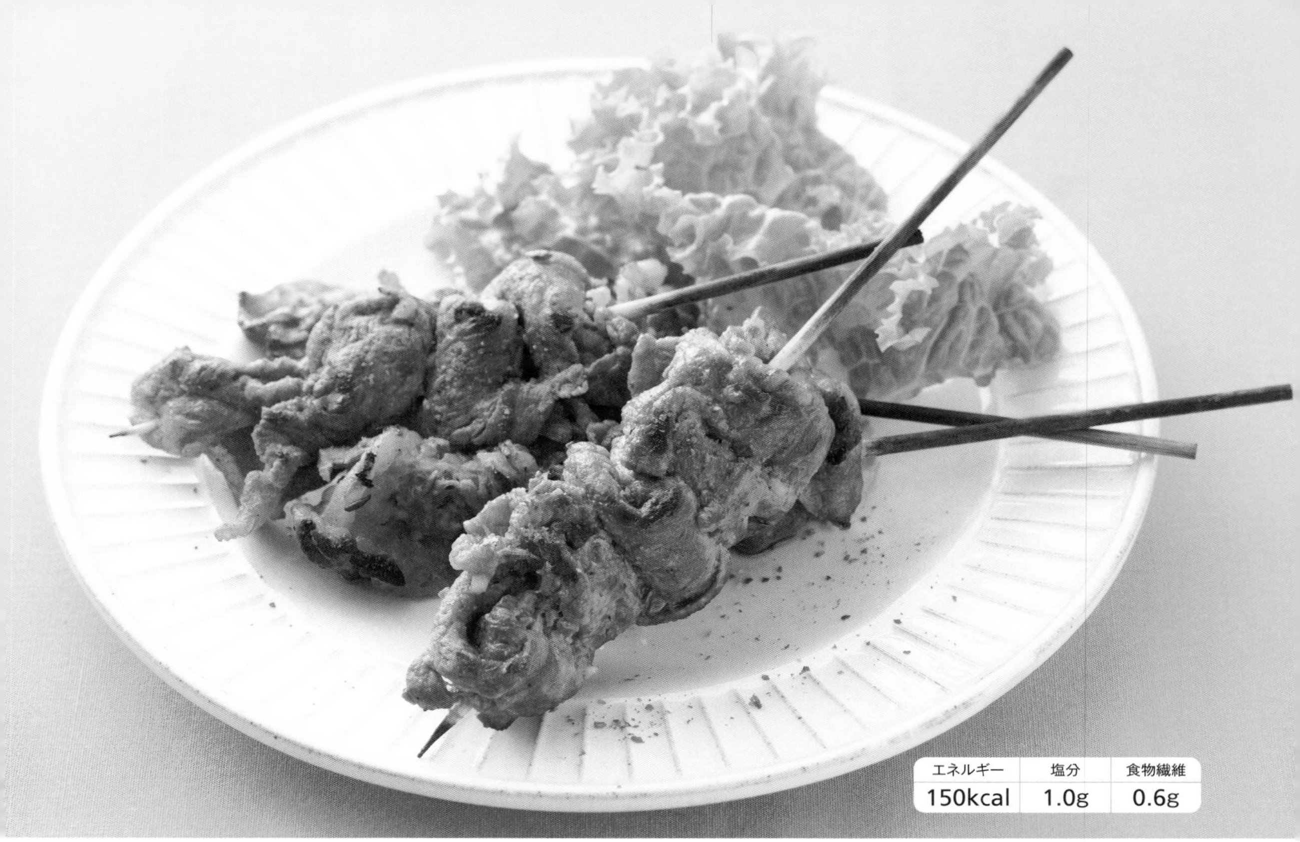

| エネルギー | 塩分 | 食物繊維 |
|---|---|---|
| 150kcal | 1.0g | 0.6g |

ヨーグルト効果で肉がジューシーでやわらかに

# 牛肉のサテ風

15分 （漬ける時間はのぞく）

**[材料（2人分）]**

| | | |
|---|---|---|
| 牛もも薄切り肉 | | 160g |
| A | 塩 | 小さじ⅙ |
| | しょうゆ | 小さじ1 |
| | こしょう | 少々 |
| | プレーンヨーグルト | 大さじ2 |
| | にんにく（みじん切り） | 少々 |
| | カレー粉 | 小さじ½ |
| | クミンシード | 少々 |
| プリーツレタス | | 適量 |

**[作り方]**

準備

**1** 牛肉はひと口大に切り、Aを混ぜ合わせて15分ほどおく。水にひたした竹串に刺す。

焼く

**2** 焦げないように竹串の出ている部分にアルミホイルを巻き、魚焼きグリルまたはフライパンで中火で火が通るまで焼く。器に盛りつけ、**レタス**を添える。好みで七味唐辛子（分量外）をふる。

**[おすすめ献立例]**

＋ポテトサラダ

→p.95

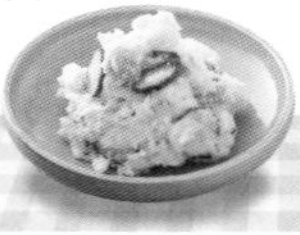

＋とろろ昆布汁

→p.101

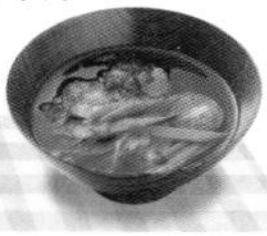

**減塩のコツ！**

にんにくのうま味、カレー粉の辛味、ヨーグルトの酸味などを組み合わせて使うことで、塩はごく少量に抑えます。

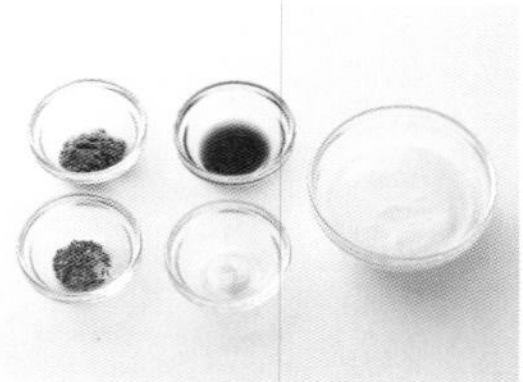

豆苗とたけのこのうま味と食感を味わう

# 豚肉と豆苗、たけのこのにんにく炒め

15分

**[材料（2人分）]**

| | |
|---|---|
| 豚もも薄切り肉 | 160g |
| こしょう | 少々 |
| 豆苗 | 1パック |
| たけのこ（ゆでたもの） | 100g |
| にんにく | 1かけ |
| 赤唐辛子 | ½本 |
| ごま油 | 小さじ2 |
| ナンプラー | 小さじ1 ½ |

**[作り方]**

準備

1 **豚肉**はひと口大に切ってこしょうをふる。**豆苗**は根元を切り落として半分の長さに切り、**たけのこ**、にんにくは薄切り、赤唐辛子は斜め切りにする。

炒める

2 フライパンに油を熱し、**豚肉**を入れて強火で炒め、にんにく、赤唐辛子、**たけのこ**を加えて炒める。**豆苗**を加えてさっと炒め合わせ、ナンプラーを加えて味をととのえる。

**[おすすめ献立例]**

＋かぼちゃの和風サラダ

→p.85

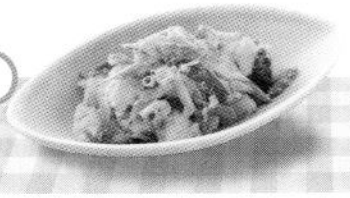

＋ほうれん草となめこのみそ汁

→p.100

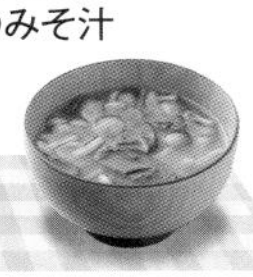

**減塩のコツ!**

独特のうま味がある豆苗を使います。風味の強い野菜を使うことで、薄味でもおいしく食べられます。

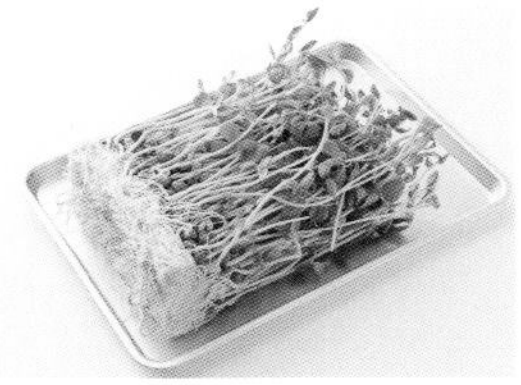

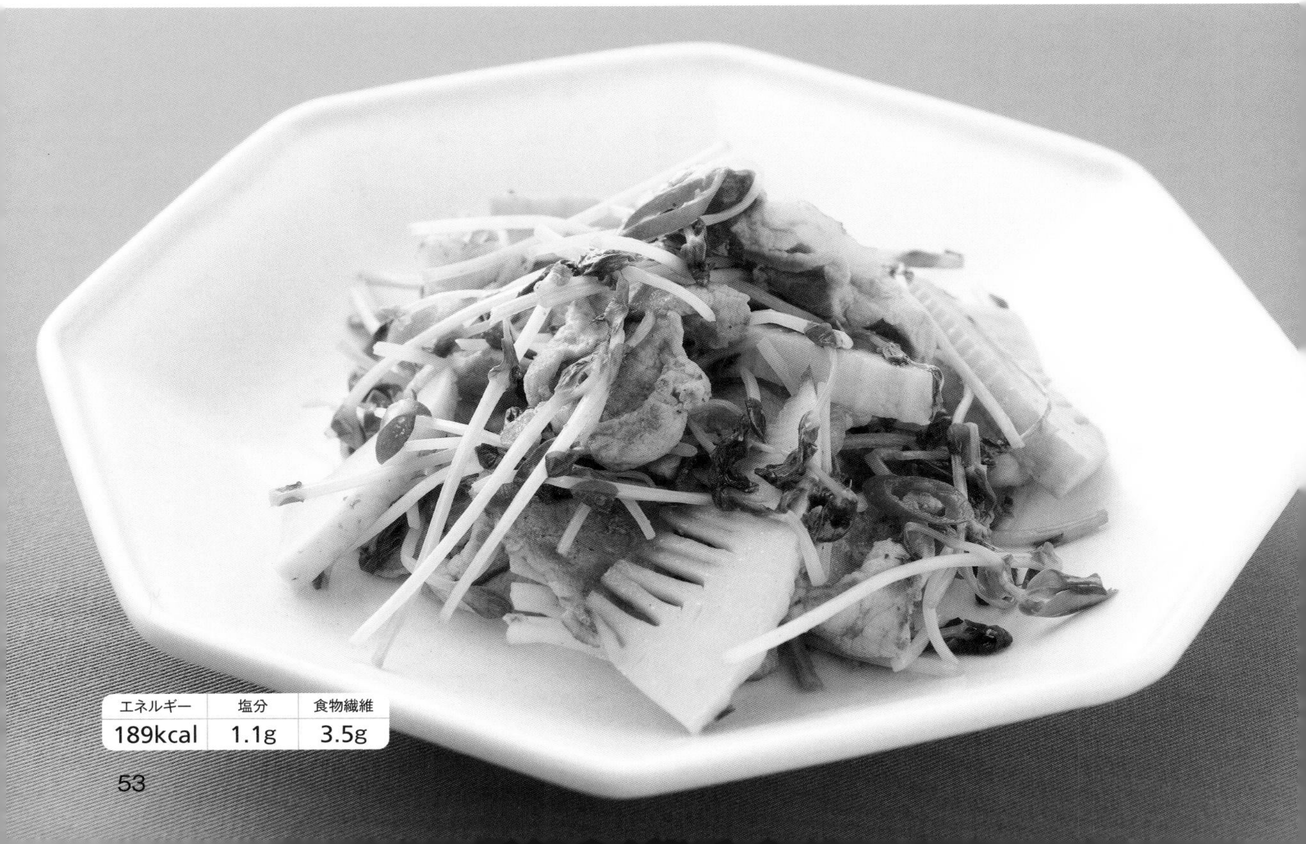

| エネルギー | 塩分 | 食物繊維 |
|---|---|---|
| 189kcal | 1.1g | 3.5g |

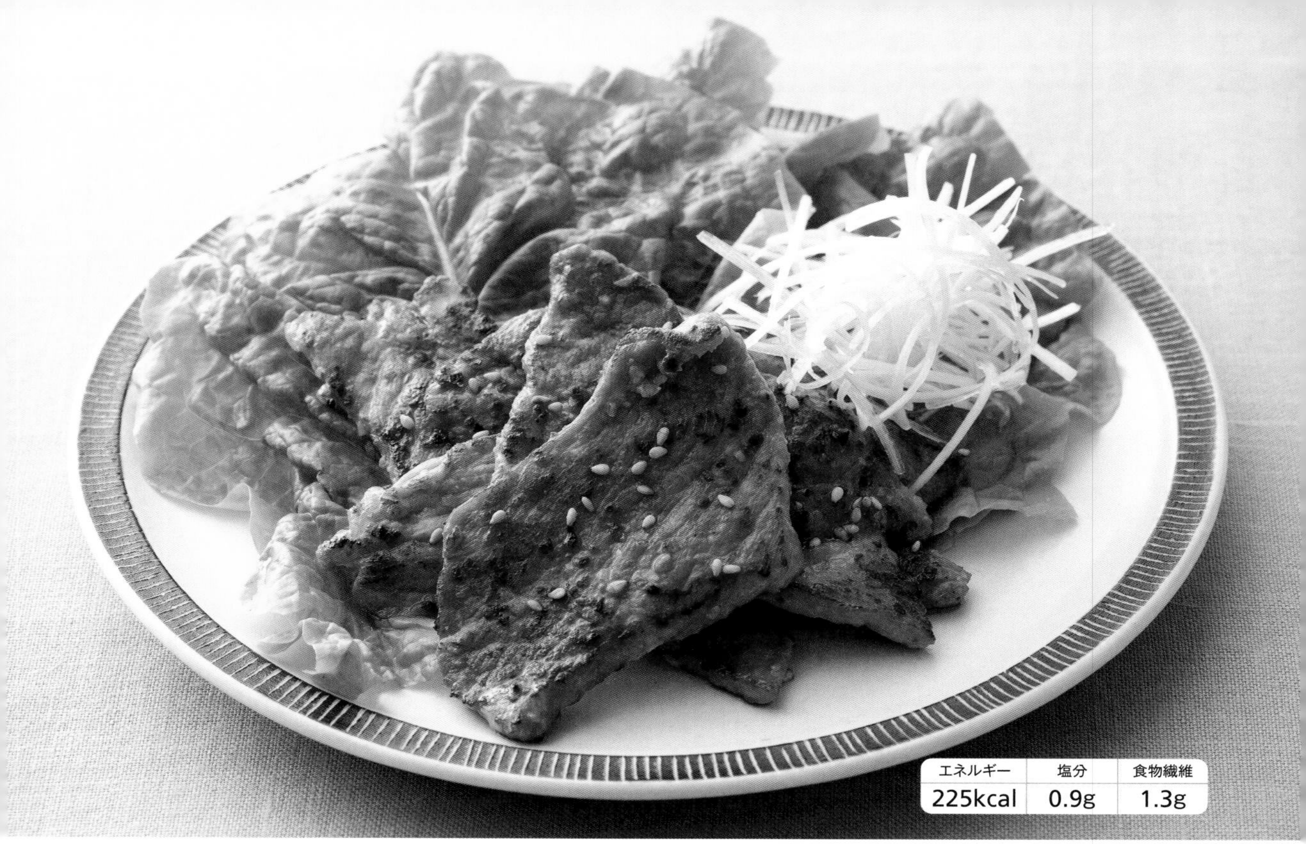

| エネルギー | 塩分 | 食物繊維 |
|---|---|---|
| 225kcal | 0.9g | 1.3g |

サンチュに巻いて食べれば抜群のおいしさ

# 豚肉の韓国風焼き

かんたん　10分

**[材料（2人分）]**

| | |
|---|---|
| 豚肩ロース厚切り肉 | 160g |
| A しょうゆ･みそ | 各小さじ1 |
| 砂糖 | 小さじ1 |
| 一味唐辛子 | 少々 |
| にんにく(みじん切り) | 少々 |
| 長ねぎ(みじん切り) | 小さじ1 |
| ごま油 | 小さじ½ |
| すりごま | 小さじ1 |
| サンチュの葉 | 8枚 |
| 長ねぎ | 3cm |
| 白炒りごま | 少々 |

**[作り方]**

準備

**1** **豚肉**はひと口大に切り、**A**を混ぜ合わせて5分ほどおく。**ねぎ**は芯をとってせん切りにし、水にさらして水気をきる。

焼く

**2** フライパンを熱して**豚肉**を入れ、強火で焼く。器に**サンチュの葉**、肉、**ねぎ**を盛り合わせ、ごまをふる。

**[おすすめ献立例]**

＋白菜とほたて缶のあんかけ煮

→p.86

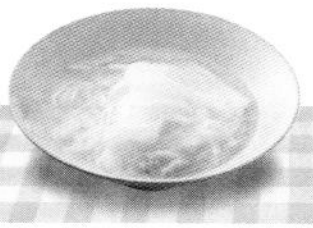

＋切り干し大根とひじきの南蛮漬け

→p.131

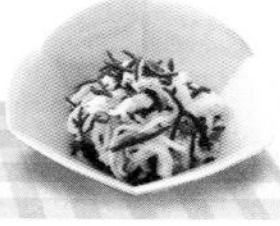

**減塩のコツ!**

白髪ねぎを巻いていっしょに食べることでよいアクセントになります。減塩料理に香味野菜は欠かせません。

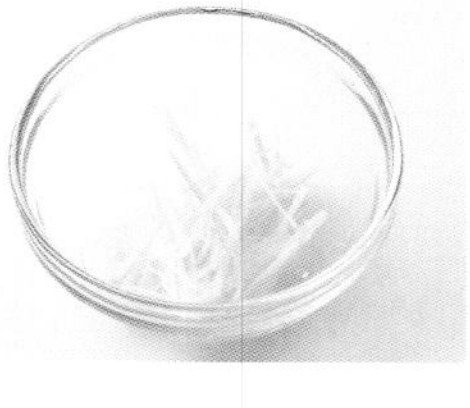

豆板醤入りの辛みそで薄味でもしっかりした味つけに

# 豚肉とキャベツ、にんにくの茎の辛みそ炒め

15分

**［材料（2人分）］**

| | |
|---|---|
| 豚もも薄切り肉 | 160g |
| こしょう | 少々 |
| キャベツ | 2枚 |
| にんにくの茎 | 50g |
| 長ねぎ | ¼本 |
| しょうが（薄切り） | 2枚 |
| にんにく（薄切り） | 1枚 |
| ごま油 | 小さじ2 |
| A 豆板醤 | 小さじ¼ |
| みそ | 小さじ1 ½ |
| 砂糖・酒 | 各小さじ1 |
| しょうゆ | 小さじ½ |

**［おすすめ献立例］**

＋焼き長いも （→p.128）

＋三つ葉と焼きのりのすまし汁 （→p.101）

**［作り方］**

準備

**1** **豚肉**はひと口大に切ってこしょうをふる。**キャベツ**は大きめのざく切り、**にんにくの茎**は3cm長さに切り、ねぎは斜め切り、しょうが、にんにくはみじん切りにする。

炒める

**2** フライパンに油の半量を熱し、**にんにくの茎**、**キャベツ**、ねぎを入れて強火で炒めてとり出す。

**3** 残りの油を熱して**豚肉**、にんにく、しょうがを炒め、**A**を加えて炒め合わせ（写真）、**2**を戻し炒め合わせる。

**減塩のコツ!**

肉にだけ味をつけることで、調味料を少量に抑えます。最後に炒め合わせることで野菜にも味がなじみます。

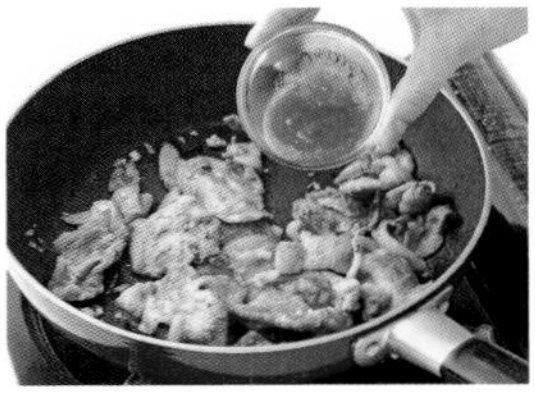

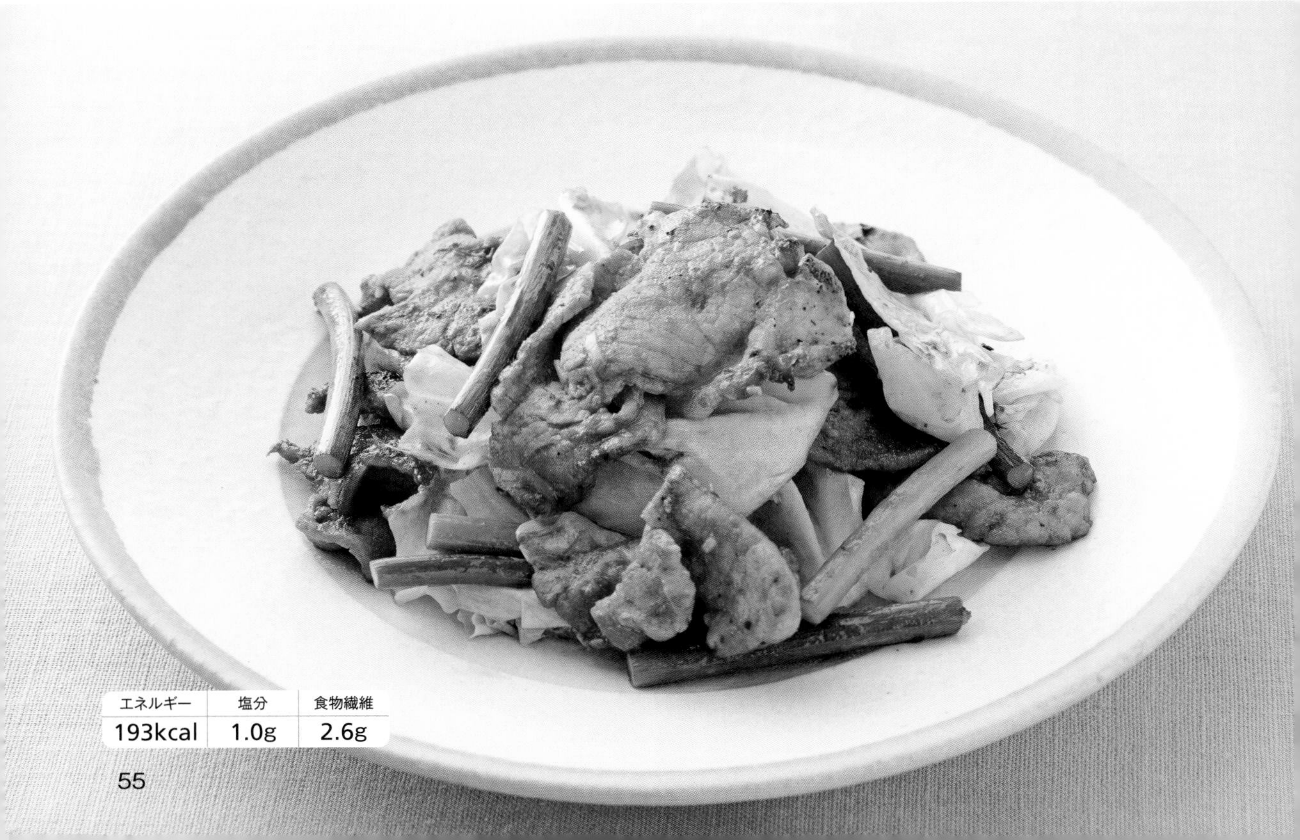

| エネルギー | 塩分 | 食物繊維 |
|---|---|---|
| 193kcal | 1.0g | 2.6g |

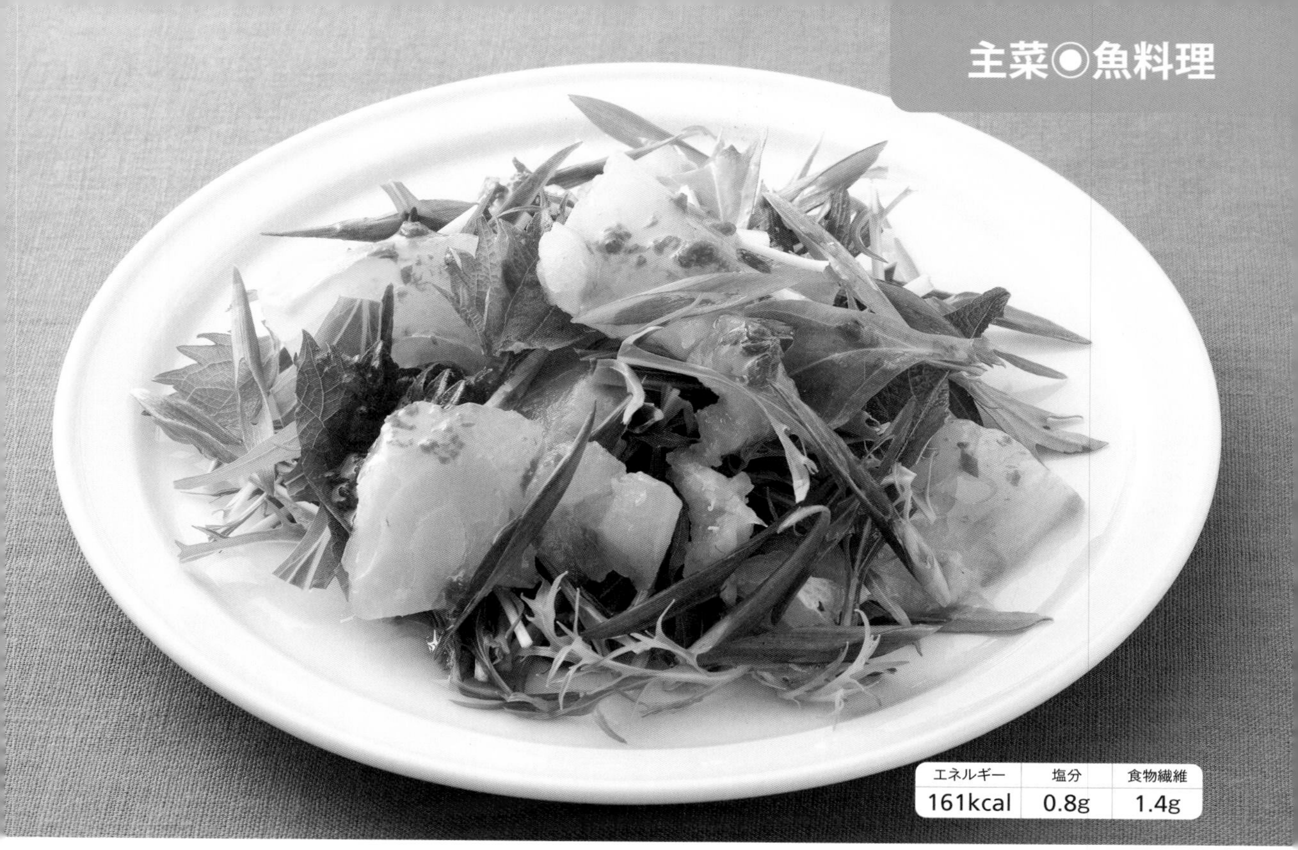

| エネルギー | 塩分 | 食物繊維 |
|---|---|---|
| 161kcal | 0.8g | 1.4g |

いつものお刺し身が豪華に変身

# 和風お刺し身サラダ

かんたん 10分

**[材料（2人分）]**

| | |
|---|---|
| たい（刺し身） | 160g |
| 水菜 | 80g |
| 万能ねぎ | 4本 |
| しその葉 | 4枚 |
| A 梅干し | ½個 |
| みりん | 小さじ1 |
| 酢 | 小さじ2 |
| オリーブ油 | 小さじ2 |
| しょうゆ | 小さじ½ |

**[作り方]**

準備

**1** **たい**は薄切りにし、**水菜**は3cm長さに切る。**ねぎ**は斜め切り、しその葉はちぎっておく。

仕上げる

**2** 梅干しを細かくたたき、**A**の他の材料と混ぜ合わせてドレッシングを作り、器に盛り合わせた**1**にかける。

**[おすすめ献立例]**

＋れんこんとピーマンのきんぴら

→p.84

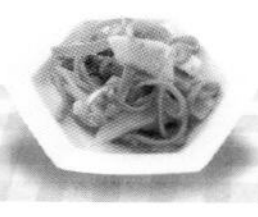

＋ほうれん草とエリンギのバターしょうゆ炒め

→p.87

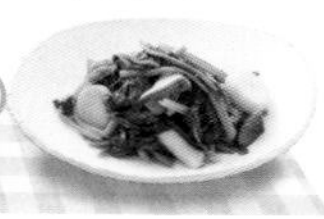

**減塩のコツ!**

しその葉や万能ねぎなどの香味野菜の香りでいただきます。梅干しも少量使って、酸味を上手に使いましょう。

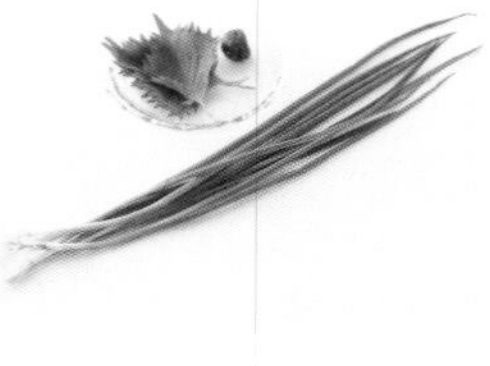

レモンの香りでさっぱりおいしく、減塩でももの足りなさなし

# さんまとわかめの レモンしょうゆ蒸し

かんたん　10分

**[材料（2人分）]**

| | |
|---|---|
| さんま | 大1尾 |
| 三つ葉 | 10g |
| カットわかめ | 5g |
| A レモン汁 | 大さじ1 |
| しょうゆ | 小さじ1 |
| みりん | 小さじ1 |
| 白炒りごま | 小さじ¼ |

**[作り方]**

準備

1 **さんま**は頭を落として内臓をとり、よく洗って水気をふきとり4等分する。**三つ葉**は2cm長さに切る。

仕上げる

2 耐熱皿に水で戻した**わかめ**を敷き、**さんま**を入れ、Aを混ぜてかける（写真）。ふんわりラップをして電子レンジ（600W）で3分加熱する。

3 2を器に盛り、**三つ葉**を添えてごまを散らす。

**[おすすめ献立例]**

＋かぶのあんかけ煮

→p.96

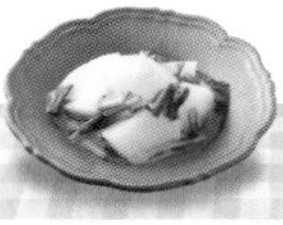

＋ブロッコリーの ごまからし和え

→p.97

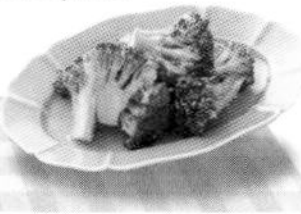

**減塩のコツ!**

レモンの香りで減塩します。加熱することで、まろやかな酸味に。酸味が苦手な人でも食べやすくなります。

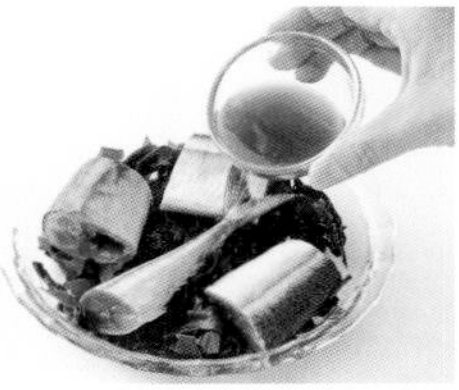

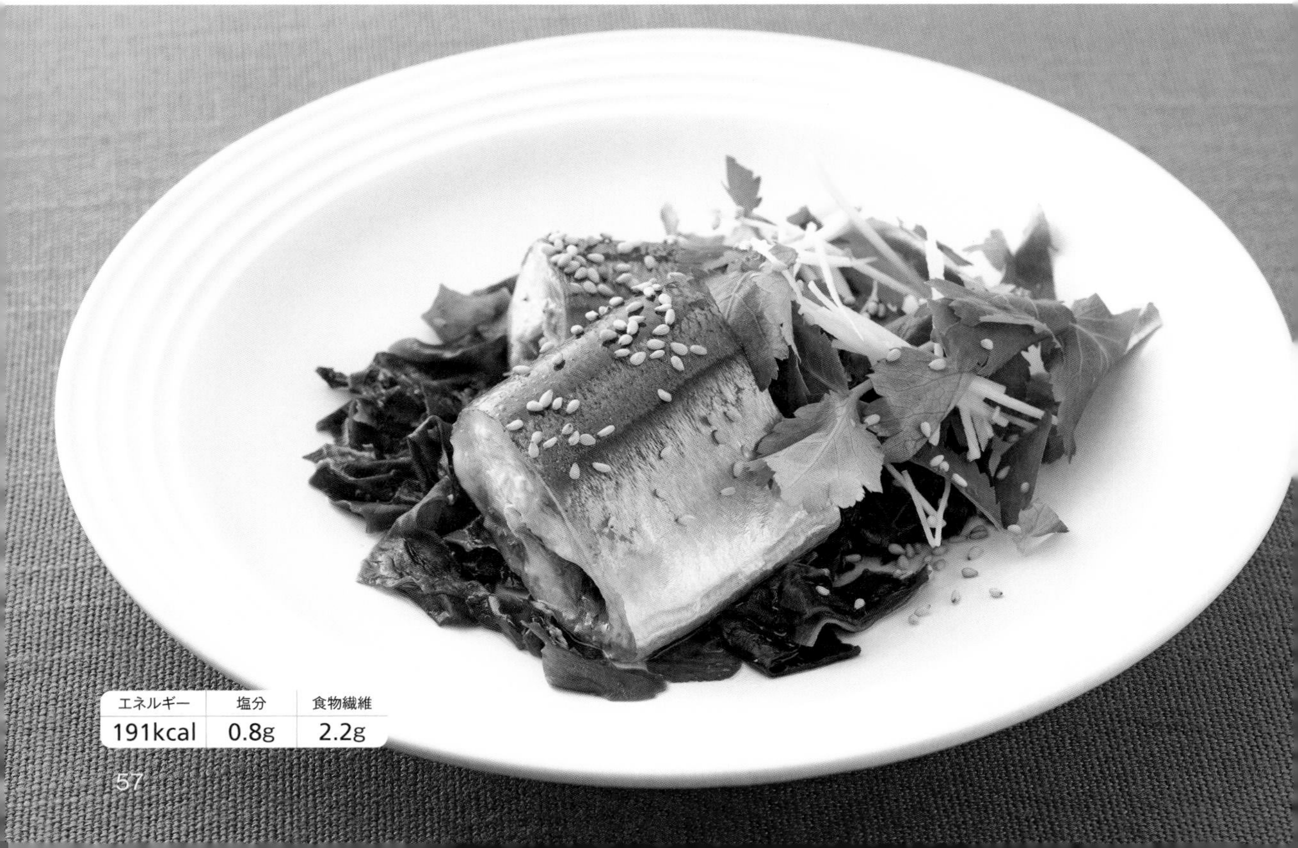

| エネルギー | 塩分 | 食物繊維 |
|---|---|---|
| 191kcal | 0.8g | 2.2g |

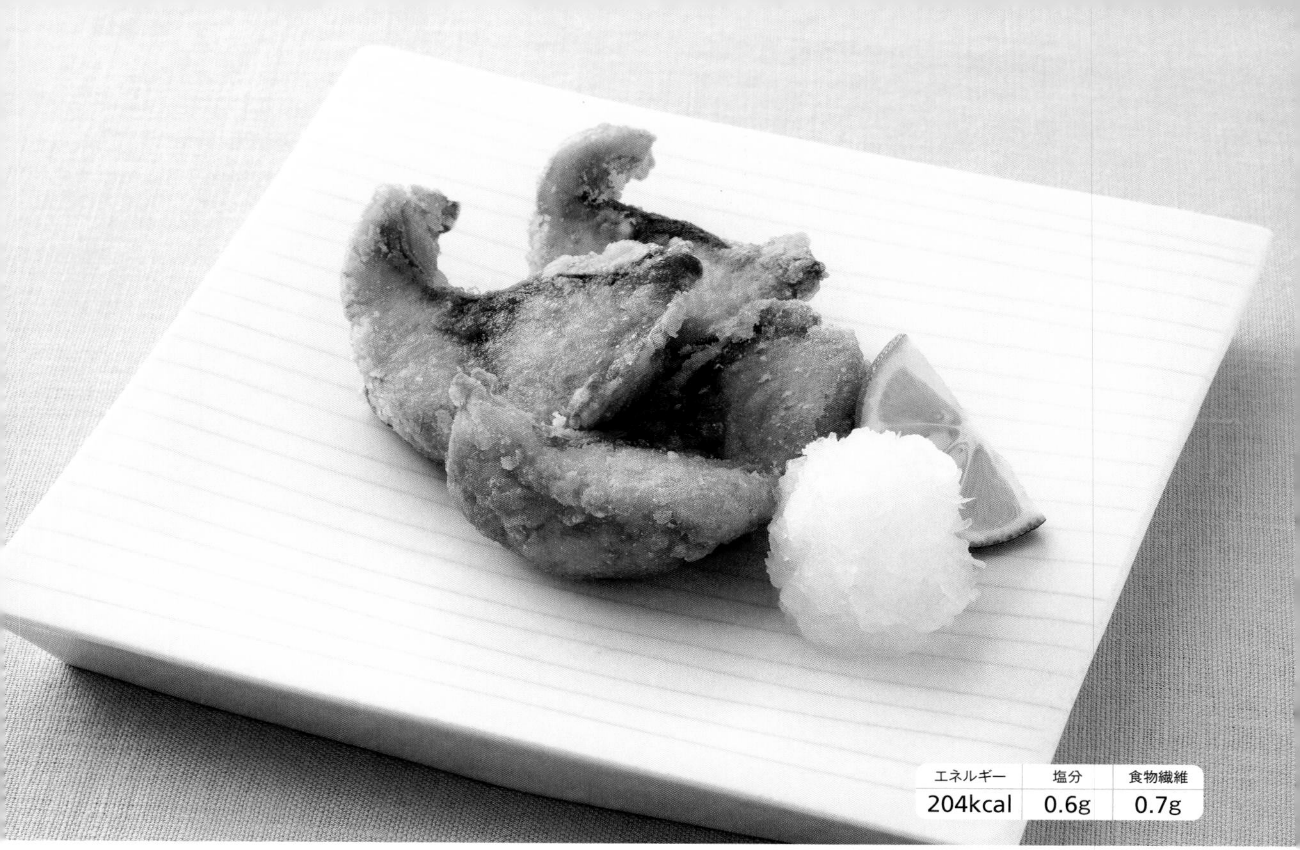

| エネルギー | 塩分 | 食物繊維 |
|---|---|---|
| 204kcal | 0.6g | 0.7g |

少しの下味でもしっかり味に

# さばの竜田揚げ

かんたん　作りおき　10分（漬ける時間はのぞく）

**[材料（2人分）]**

| | | |
|---|---|---|
| さば | | 140g |
| A | しょうゆ | 小さじ1 |
| | しょうがのしぼり汁 | 小さじ1 |
| | 酒 | 小さじ1 |
| 片栗粉 | | 適量 |
| 揚げ油 | | 適量 |
| 大根 | | 100g |
| すだち（くし切り） | | ½個分 |

**[作り方]**

準備
1 さばは6等分し、Aを混ぜ合わせて10分ほどおく。大根はおろしておく。

揚げる
2 さばの汁気をきり、片栗粉を全体に薄くまぶし余分な粉ははたく。170℃に熱した揚げ油でからりと揚げる（写真）。

仕上げる
3 器に盛り、大根おろし、すだちを添える。

**[おすすめ献立例]**

＋れんこんのレモン酢和え

→p.89

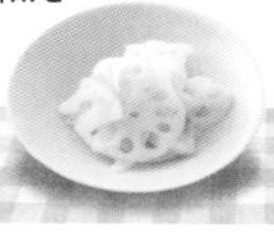

＋小松菜と厚揚げの煮びたし

→p.91

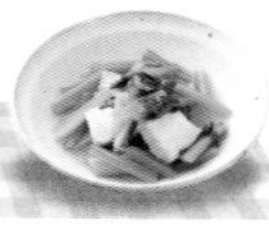

**減塩のコツ!**

揚げることでコクが出るので、薄味も気にならずおいしく食べられます。ただし、食べすぎは禁物です。

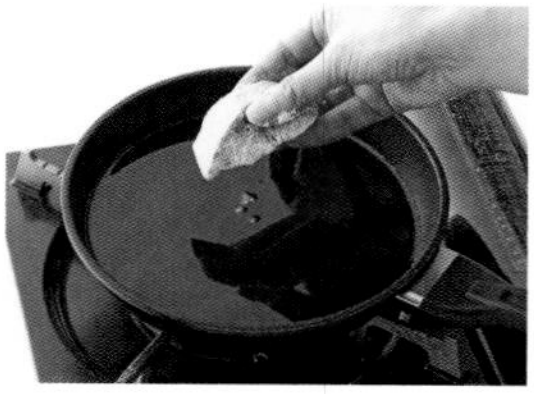

しっとりしたかじきにごまの風味が香る

# かじきのごま照り焼き

かんたん　作りおき　10分

**[材料（2人分）]**

| | |
|---|---|
| かじきまぐろ | 2切れ（1切れ80g） |
| 小麦粉 | 適量 |
| ごま油 | 小さじ1 |
| A しょうゆ | 小さじ1 ½ |
| みりん | 小さじ1 |
| 黒炒りごま | 小さじ1 ½ |
| しし唐辛子 | 4本 |

**[作り方]**

準備
1 **かじき**に小麦粉を全体に薄くまぶし、余分な粉ははたいておく。

焼く
2 フライパンに油を熱して1を入れ、両面きつね色になるまで中火から弱火で焼く。途中でへたを切った**しし唐辛子**を入れていっしょに焼き、とり出す。

仕上げる
3 Aを混ぜ合わせて加え、**かじき**にからめる。ごまも加えてからめ、器に**しし唐辛子**と盛り合わせる。

**[おすすめ献立例]**

＋さやいんげんとキャベツのしょうが煮

→p.86

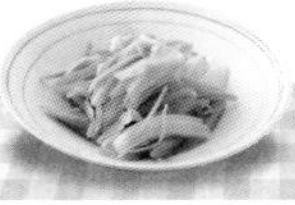

＋もずくと長いものゆずこしょう酢かけ

→p.90

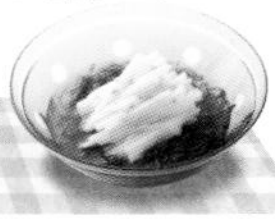

**減塩のコツ!**

ごまの香りとコクをプラスして、味を引き立てます。プチプチとした食感も楽しめます。

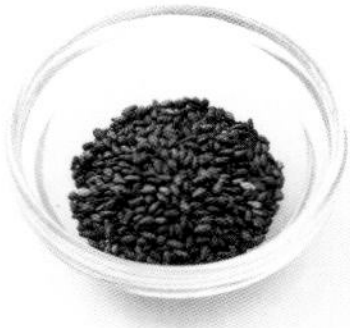

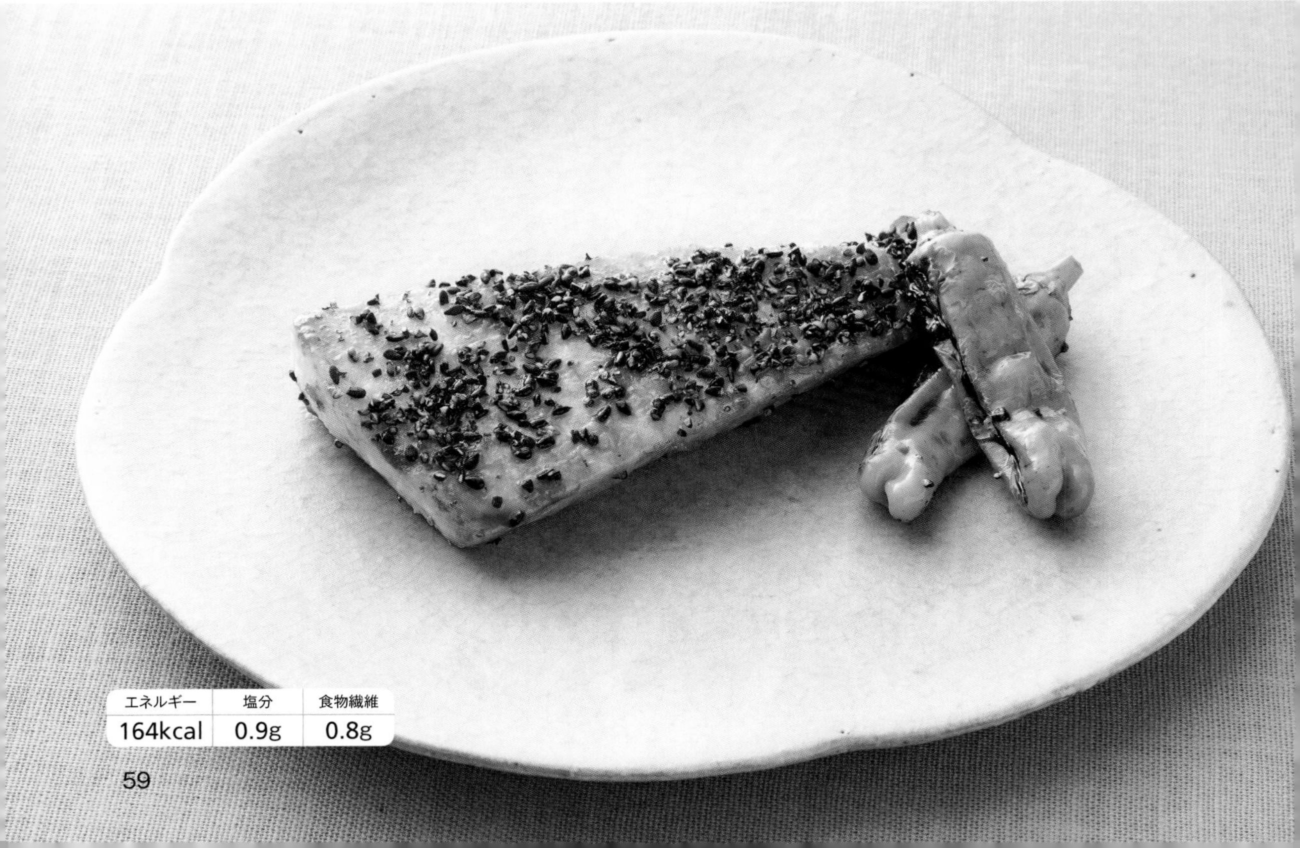

| エネルギー | 塩分 | 食物繊維 |
|---|---|---|
| 164kcal | 0.9g | 0.8g |

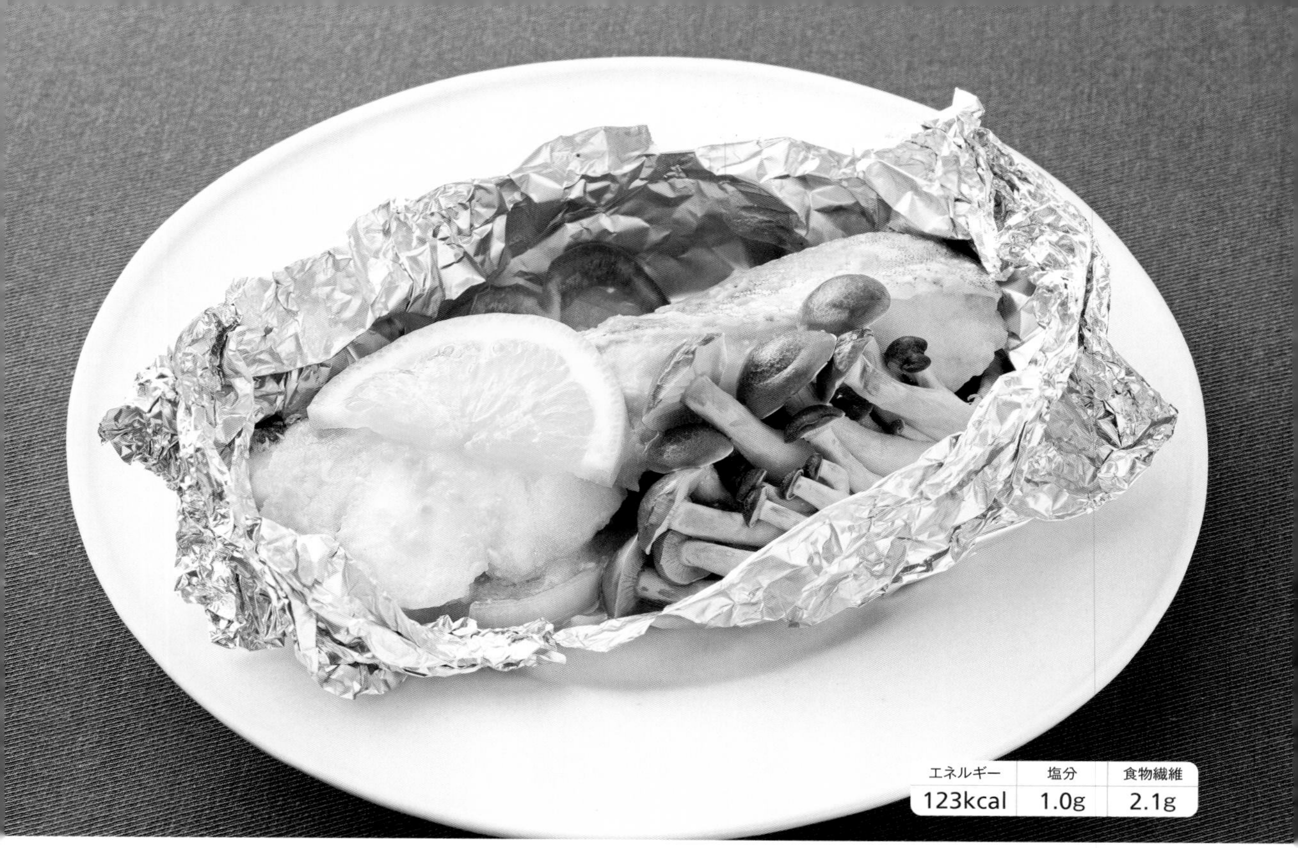

| エネルギー | 塩分 | 食物繊維 |
|---|---|---|
| 123kcal | 1.0g | 2.1g |

ホイルを開けるとバターの香りが広がる

# たらのホイル焼き

15分

**[材料（2人分）]**

| | |
|---|---|
| 生たら | 2切れ（1切れ100g） |
| こしょう | 少々 |
| 玉ねぎ | ¼個 |
| ピーマン | 1個 |
| しめじ | 60g |
| A みそ | 小さじ2 |
| みりん | 小さじ1 |
| B レモン（半月切り） | 2切れ |
| バター | 小さじ1 |

**[作り方]**

準備

**1** **たら**はこしょうをふる。**玉ねぎ**はせん切り、**ピーマン**は輪切りにし、**しめじ**は小房に分ける。**A**を混ぜ合わせておく。

焼く

**2** アルミホイルに**玉ねぎ**、**ピーマン**、**たら**、**しめじ**をのせ、**A**を**たら**にぬる。**B**をのせてしっかり包み、オーブントースターで10分蒸し焼きにする。

**[おすすめ献立例]**

＋かぶの
アンチョビー炒め

→p.82

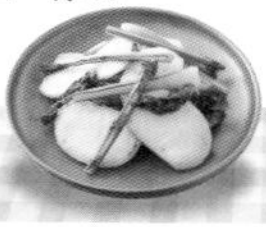

＋ごぼうとしいたけの
ポタージュ

→p.104

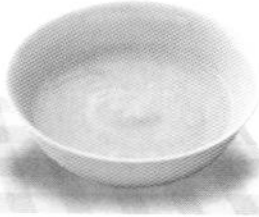

**減塩のコツ!**

レモンの香りと酸味、バターのコクを加えることで、使うみその分量を少量に抑えます。

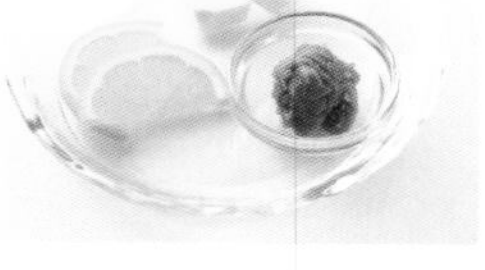

トマトの酸味とさばが絶妙の組み合わせ

# さばとねぎのトマトしょうゆ煮

作りおき　15分

**[材料（2人分）]**

| | |
|---|---|
| さば | 2切れ（1切れ70g） |
| こしょう | 少々 |
| トマト | 1個 |
| しょうが | ½かけ |
| 長ねぎ | ½本 |
| A 水 | ½カップ |
| 酒 | 大さじ3 |
| しょうゆ | 小さじ1 ½ |

**[作り方]**

準備

**1** さばは1切れを半分に切ってこしょうをふる。**トマト**は角切りにし、しょうがはせん切り、**ねぎ**は2～3cm長さに切る。

煮る

**2** フライパンを熱して**ねぎ**に軽く焼き色をつける。**A**としょうがを入れて煮立て、**さば**と**トマト**を入れ、アルミホイルで落としぶたをして中火で10分ほど煮る。

**[おすすめ献立例]**

＋春菊、にんじんのくるみ風味白和え

→p.82

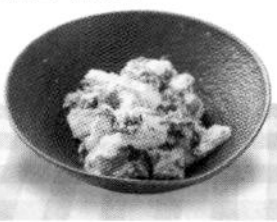

＋キャベツのコールスローサラダ

→p.91

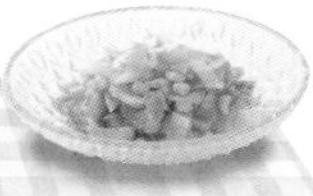

**減塩のコツ!**

長ねぎの香りとトマトの酸味がポイントです。長ねぎは焼き色をつけることで、さらに香りとコクを引き出します。

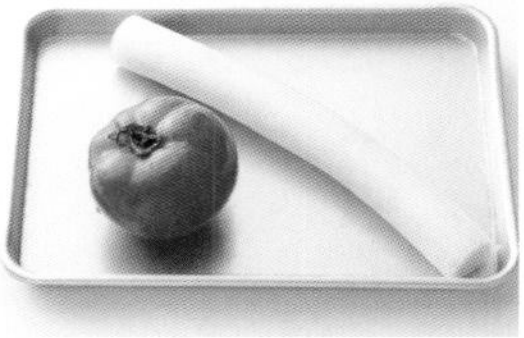

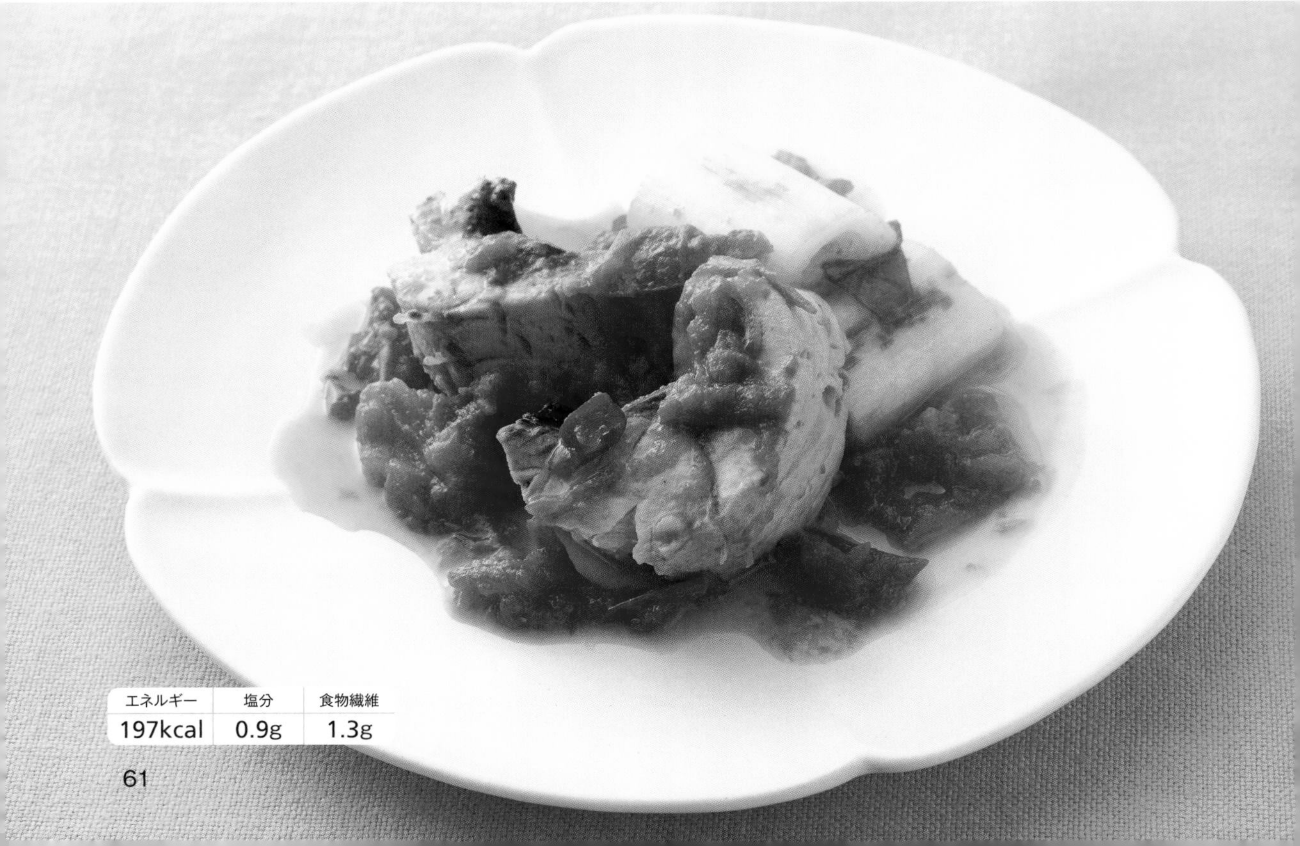

| エネルギー | 塩分 | 食物繊維 |
|---|---|---|
| 197kcal | 0.9g | 1.3g |

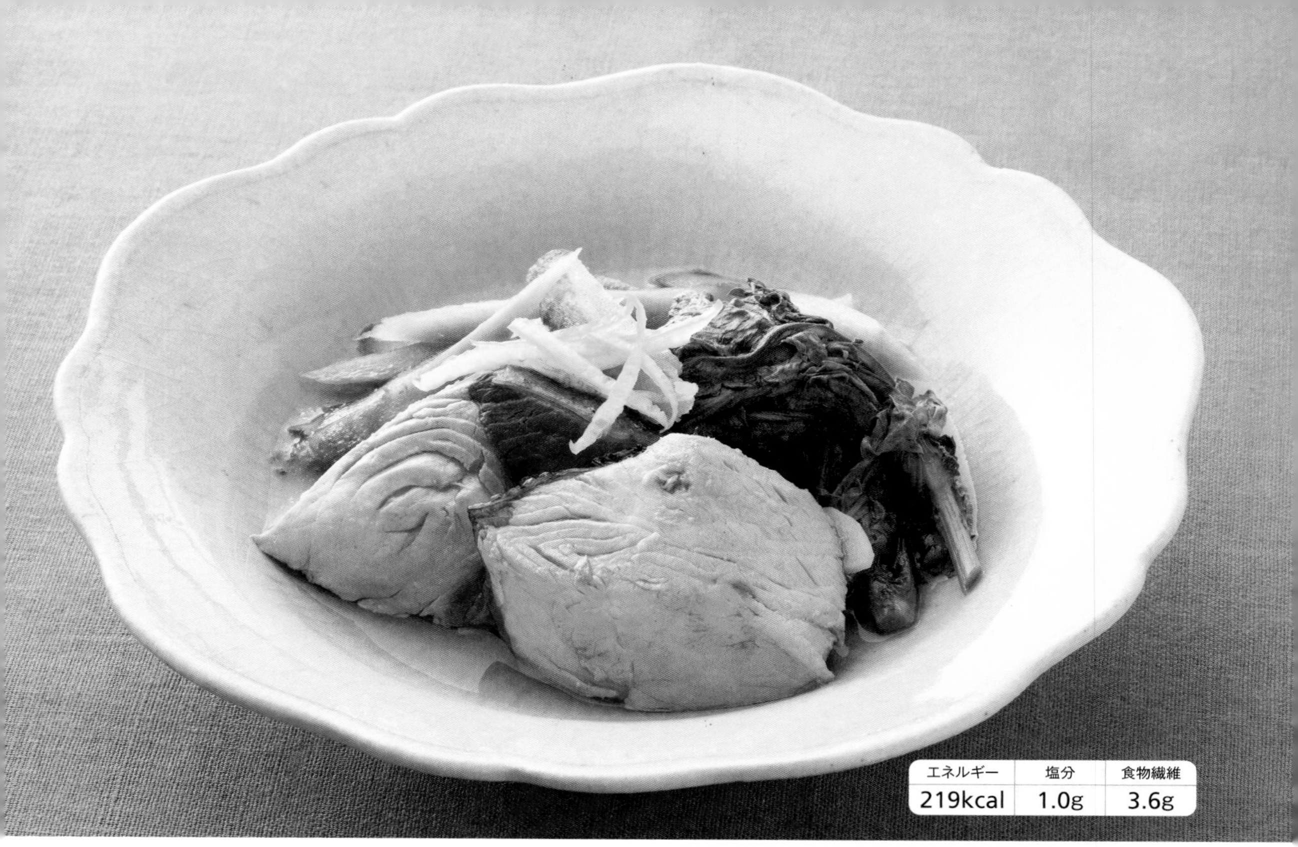

| エネルギー | 塩分 | 食物繊維 |
|---|---|---|
| 219kcal | 1.0g | 3.6g |

ゆずの香りで薄味も気にならない

# ぶりとごぼうの煮物

作りおき　15分

**[材料（2人分）]**

| | |
|---|---|
| ぶり | 2切れ（1切れ70g） |
| ごぼう | 80g |
| 春菊 | 80g |
| A 水 | ¾カップ |
| 酒 | 大さじ3 |
| 砂糖 | 小さじ½ |
| しょうゆ | 小さじ2 |
| しょうが（薄切り） | 2枚 |
| ゆずの皮 | 少々 |

**[作り方]**

準備

1 **ぶり**は半分に切り、熱湯をかけ水にひたし、うろこなどをきれいにとる。**ごぼう**はささがきにして水にさらし、**春菊**は3cm長さに切る。

煮る

2 鍋に**A**を煮立てて**ぶり**、**ごぼう**を入れる。アルミホイルで落としぶたをし、中火で10分ほど煮たら、**春菊**を加えさっと煮る。

仕上げる

3 器に盛り、せん切りにした**ゆずの皮**を散らす。

**[おすすめ献立例]**

＋チンゲン菜のにんにく炒め

→p.89

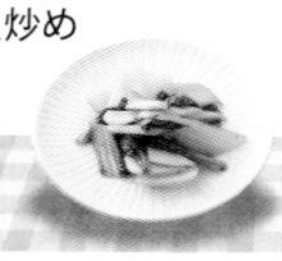

＋焼きねぎとこんにゃくの酢みそ和え

→p.92

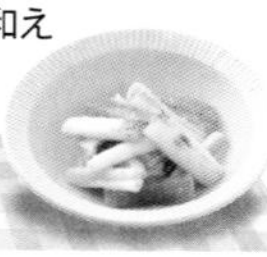

**減塩のコツ！**

ゆず、ごぼう、春菊と香りの強い食材を組み合わせて使います。高塩分になりがちな煮魚も薄味でおいしく。

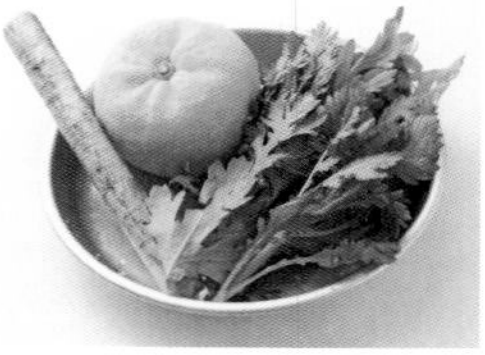

いわしはふっくら、長いもはシャキシャキ

# いわしの長いも巻き焼き

15分

**[材料（2人分）]**

| | |
|---|---|
| いわし | 2尾 |
| A 酒 | 小さじ½ |
| しょうゆ | 小さじ½ |
| 梅干し | ½個 |
| 長いも | 80g |
| しその葉 | 4枚 |
| ブロッコリー | 40g |

**[作り方]**

準備

1 手開きした**いわし**は縦半分に切り、Aを混ぜ合わせる。梅干しは細かくたたき、**長いも**は太めのせん切りにする。

2 **いわし**に梅干し、**しその葉**、**長いも**をのせて巻き、ようじでとめる。

焼く

3 小房に分けた**ブロッコリー**といっしょにオーブントースターで10分焼く。

**[おすすめ献立例]**

＋ほうれん草とエリンギのバターしょうゆ炒め

→p.87

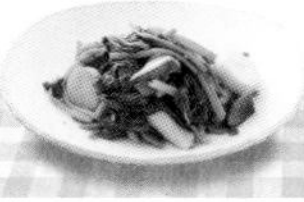

＋白菜のしょうがドレッシング和え

→p.93

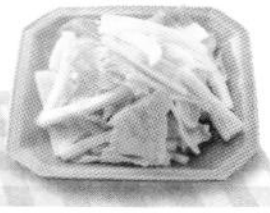

**減塩**のコツ!

しその葉の香りがきいて、薄味も気になりません。加える塩分は梅干しのものだけで、おいしく食べられます。

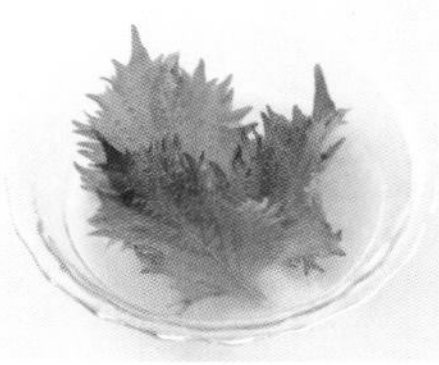

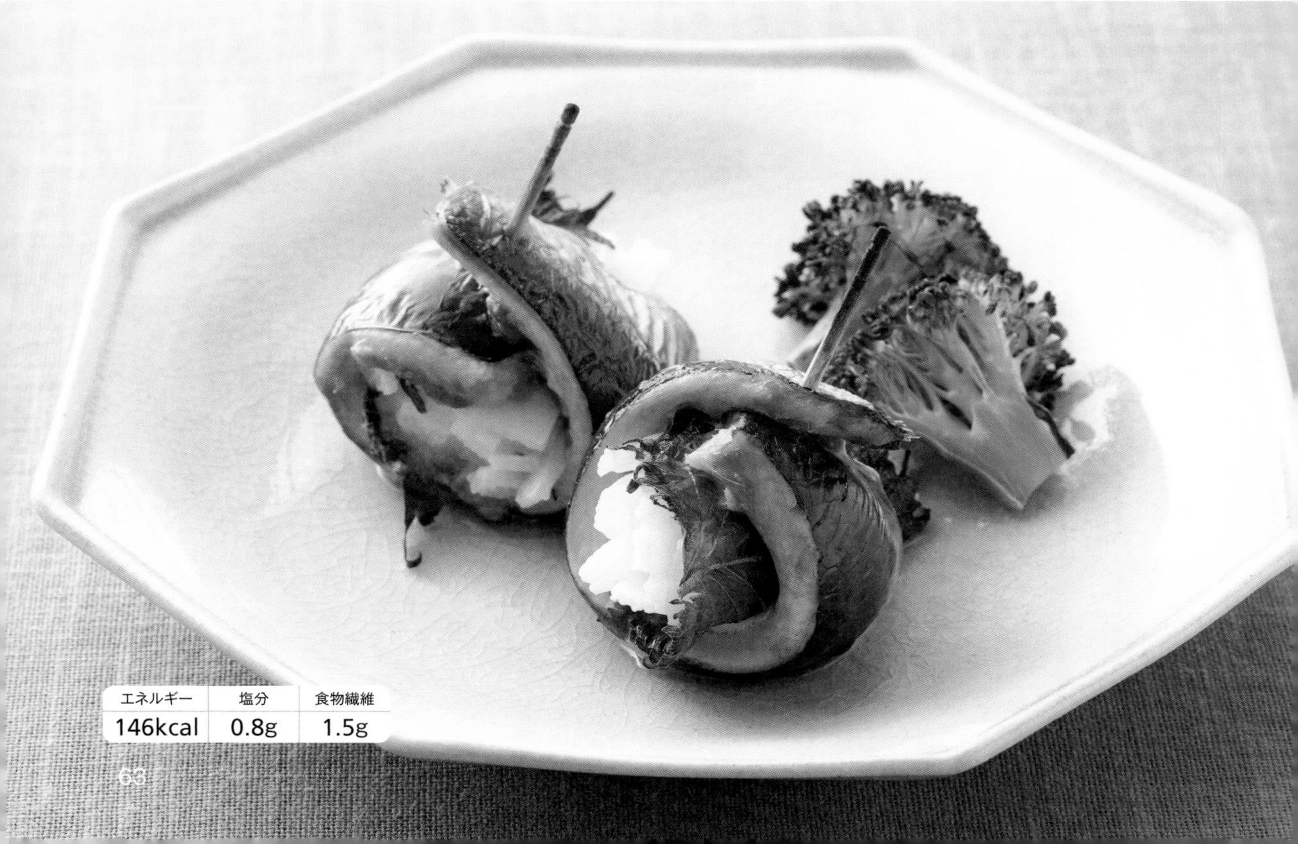

| エネルギー | 塩分 | 食物繊維 |
|---|---|---|
| 146kcal | 0.8g | 1.5g |

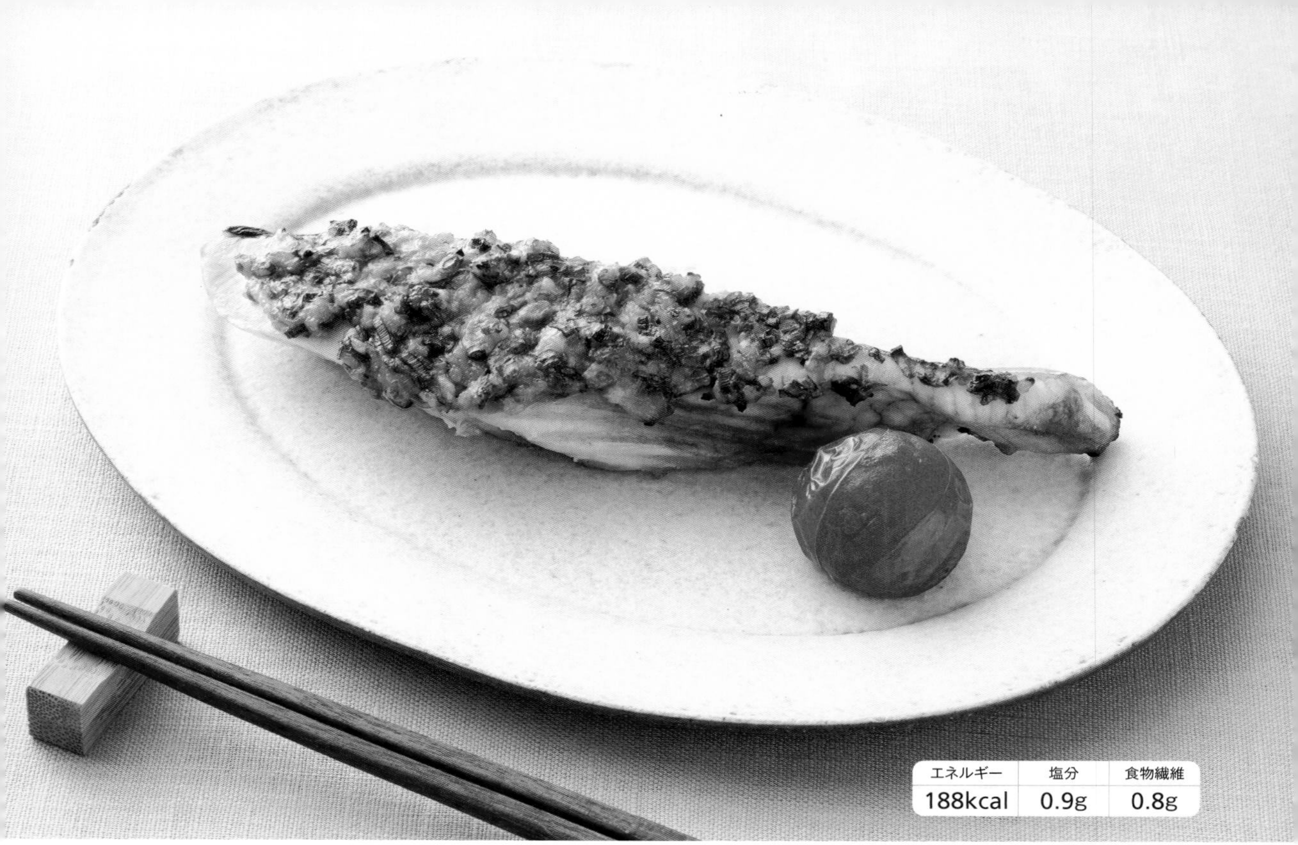

| エネルギー | 塩分 | 食物繊維 |
|---|---|---|
| 188kcal | 0.9g | 0.8g |

ねぎみそで香りを楽しみ、下味いらず

# さわらのねぎみそ焼き

作りおき　15分

**[材料（2人分）]**

| | |
|---|---|
| さわら | 2切れ（1切れ100g） |
| 万能ねぎ | 6本 |
| A みそ | 小さじ2 |
| 　みりん | 小さじ1 |
| ミニトマト | 2個 |

**[作り方]**

準備　**1** **ねぎ**は小口切りにし、**A**と混ぜ合わせる（写真）。

焼く　**2** **さわら**に**1**をぬり、オーブントースターまたは魚焼きグリルで、**ミニトマト**といっしょに8分焼く。

**[おすすめ献立例]**

＋レタスの
シーザーサラダ

→p.83

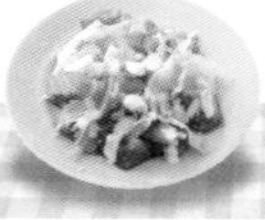

＋小松菜の
梅おかか和え

→p.84

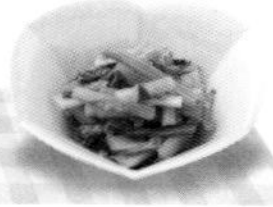

**減塩のコツ！**

みそに万能ねぎを混ぜ合わせることで、香りをプラスします。さわらには下味をつけなくてもOK。

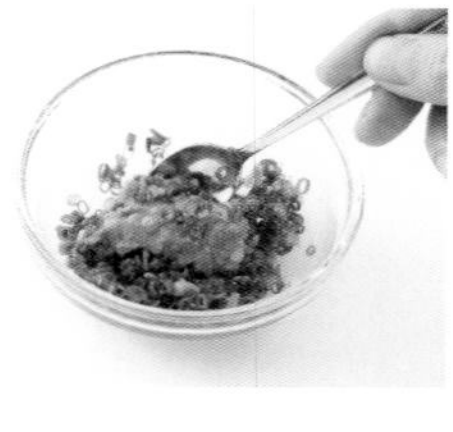

やさしい味のほっとする煮魚

# あじのしょうが煮

作りおき　15分

**[材料（2人分）]**

| | |
|---|---|
| あじ | 2尾 |
| しょうが | 1かけ |
| スナップえんどう | 6個 |
| A だし昆布 | 5cm |
| 水 | 1 ¼カップ |
| 酒 | 大さじ1 |
| しょうゆ | 小さじ2 |
| みりん | 小さじ2 |

**[作り方]**

準備

**1** **あじ**はゼイゴ、えら、内臓をとって洗い、水気をふきとって切り目を入れる。**しょうが**はせん切りにする。**スナップえんどう**は筋をとり、さっとゆでておく。

煮る

**2** フライパンに**A**を入れ煮立て、**あじ**と**しょうが**を入れる。アルミホイルで落としぶたをし、中火で10分煮る。**スナップえんどう**を加え、さっと煮る。

**[おすすめ献立例]**

＋かぼちゃの和風サラダ

→p.85

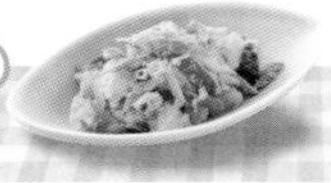

＋焼きなすのからし酢かけ

→p.94

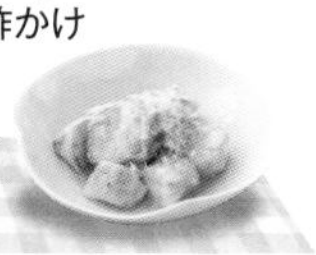

**減塩のコツ!**

このレシピのポイントはしょうが。しょうがの香りと風味があじのうま味を引き立てます。

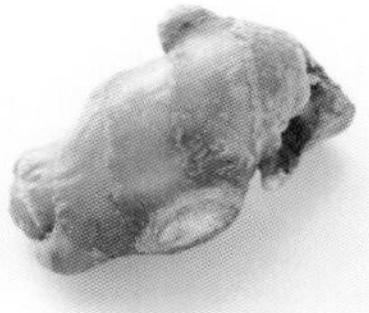

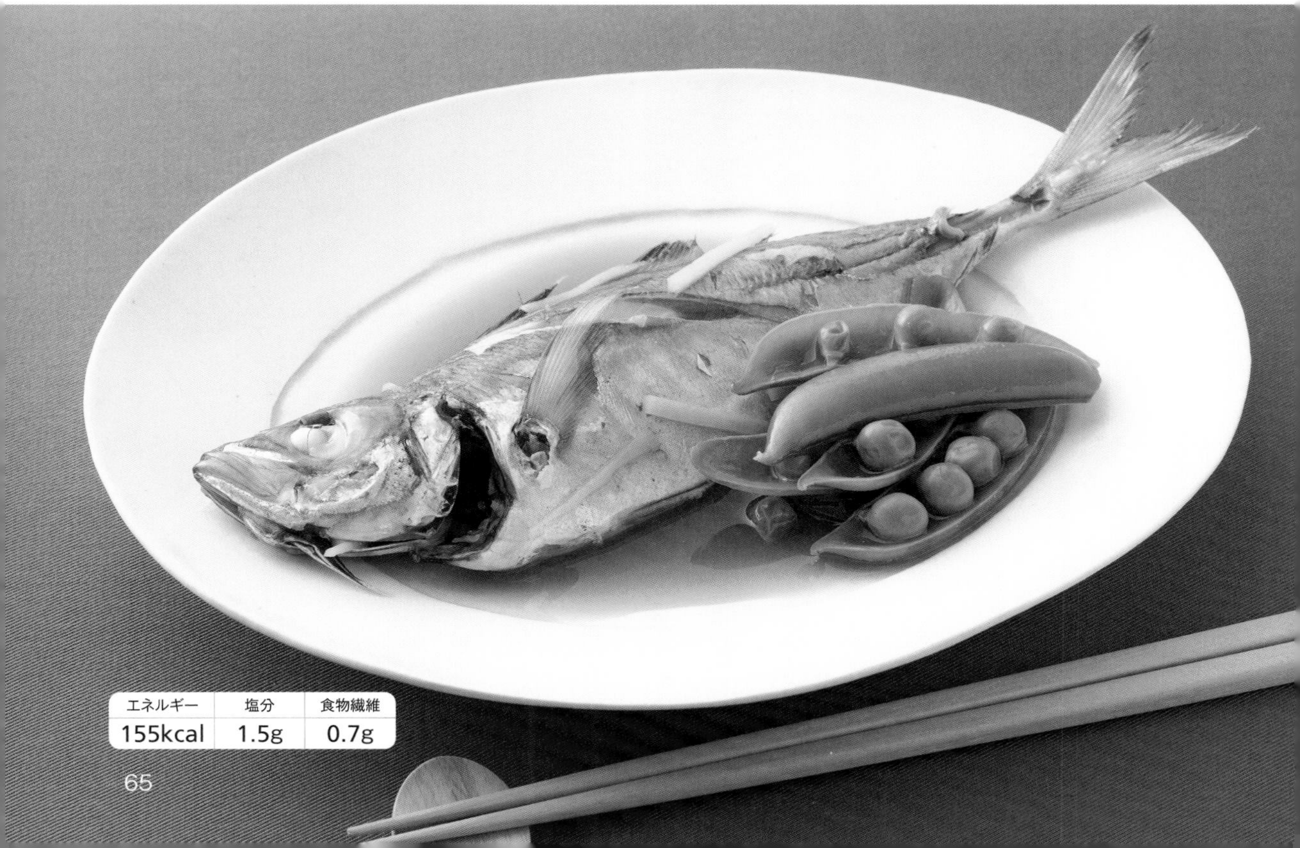

| エネルギー | 塩分 | 食物繊維 |
|---|---|---|
| 155kcal | 1.5g | 0.7g |

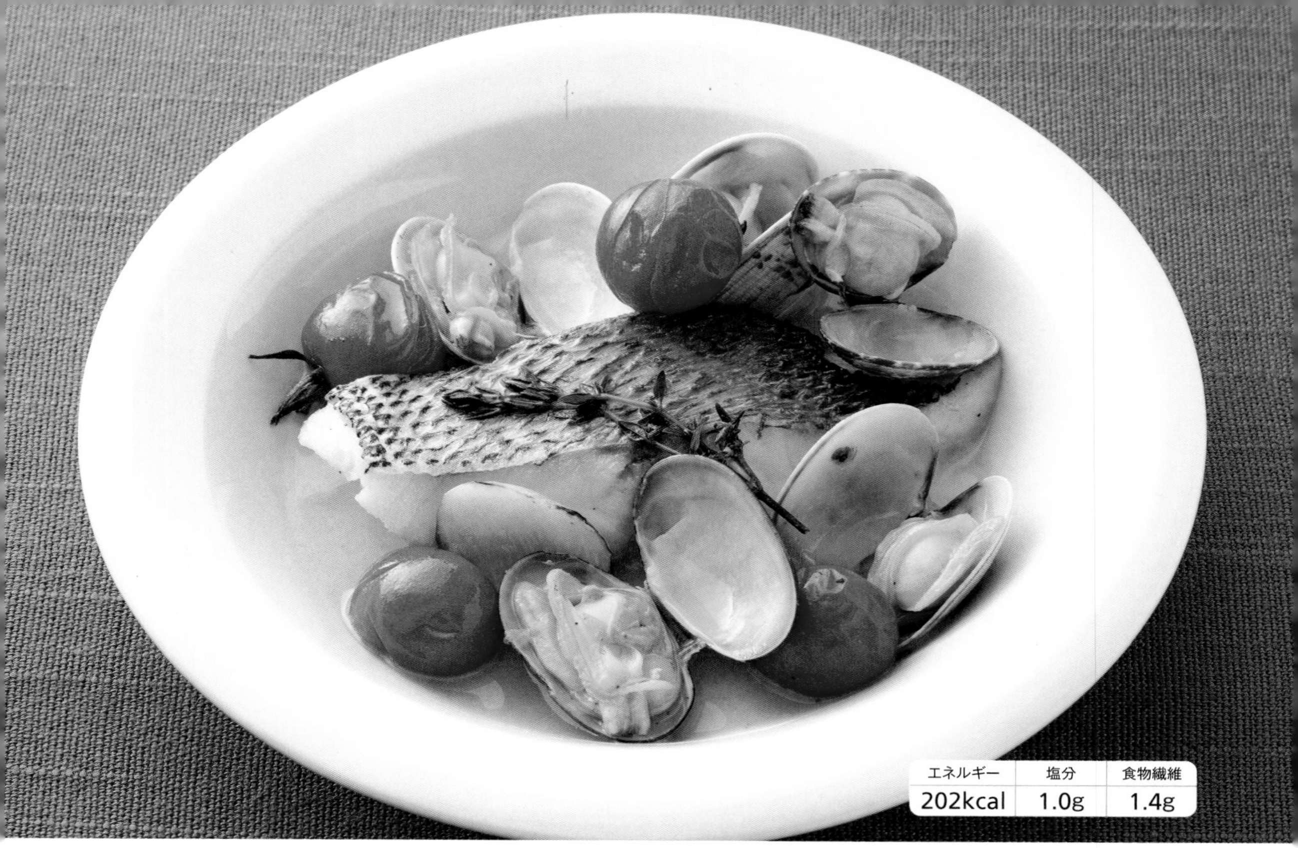

| エネルギー | 塩分 | 食物繊維 |
| --- | --- | --- |
| 202kcal | 1.0g | 1.4g |

簡単だけど、見た目の豪華さで満足いく一品に

# アクアパッツァ

作りおき　15分

**[材料（2人分）]**

| | |
| --- | --- |
| たい | 2切れ（1切れ100g） |
| 　こしょう | 少々 |
| あさり（砂抜きしたもの） | 150g |
| にんにく | 1かけ |
| オリーブ油 | 小さじ1 |
| A 水 | 1カップ |
| 　白ワイン | 大さじ3 |
| ミニトマト | 8個 |
| 塩･こしょう | 各少々（約0.3g） |
| タイム | 少々 |

**[作り方]**

準備

1 **たい**はこしょうをふり、にんにくは半分に切る。**あさり**はよく洗っておく。

加熱する

2 フライパンに油、にんにくを入れ、中火にかける。香りが出たら、**たい**を入れて強火で焼く。**A**、**あさり**、**ミニトマト**、**タイム**を入れてふたをし、沸騰後に弱火にし10分煮る。塩、こしょうで味をととのえる。

**[おすすめ献立例]**

＋かぶのアンチョビー炒め

→p.82

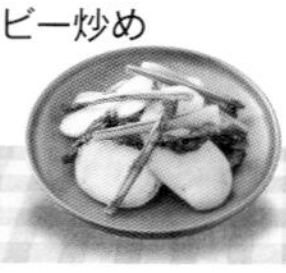

＋ブロッコリーと玉ねぎのサラダ

→p.83

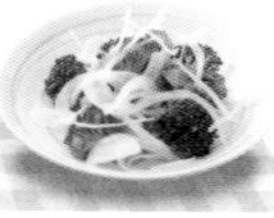

**減塩のコツ！**

にんにくの風味が減塩を助けてくれます。しっかりした風味で、簡単な料理でも満足感のある仕上がりに。

野菜たっぷりで彩りも味わいも◎

# さけのエスカベーシュ

作りおき　15分（漬ける時間はのぞく）

**[材料（2人分）]**

| | |
|---|---|
| 生さけ | 2切れ（1切れ80g） |
| 　こしょう | 少々 |
| 　小麦粉 | 適量 |
| 玉ねぎ | 50g |
| にんじん | 20g |
| セロリ | 40g |
| ピーマン | 1個 |
| 揚げ油 | 適量 |
| A 酢 | 大さじ2 |
| 　砂糖 | 大さじ½ |
| 　塩 | 小さじ⅙ |
| 　マスタード | 小さじ½ |
| 　水 | 大さじ1 |

**[作り方]**

準備
**1** **玉ねぎ**、**にんじん**はせん切り、**ピーマン**は輪切り、筋をとった**セロリ**は斜め薄切りにする。**さけ**はひと口大に切り、こしょうをふり、小麦粉を全体に薄くまぶす。

揚げる
**2** **さけ**の余分な粉をはたき、170℃に熱した揚げ油で揚げる。

漬ける
**3** 混ぜ合わせた**A**に**2**を野菜といっしょに加える。15分ほど漬け、味をなじませる。

**[おすすめ献立例]**

＋ほうれん草とパプリカのナムル →p.90

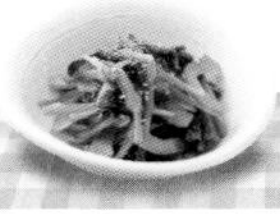

＋ひじきとしらたきのおかか煮 →p.130

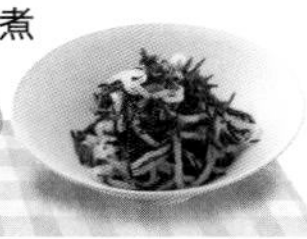

**減塩のコツ!**

酢は減塩に欠かせない調味料です。煮たり、つけたり、かけたり、さまざまな使い方で活用しましょう。

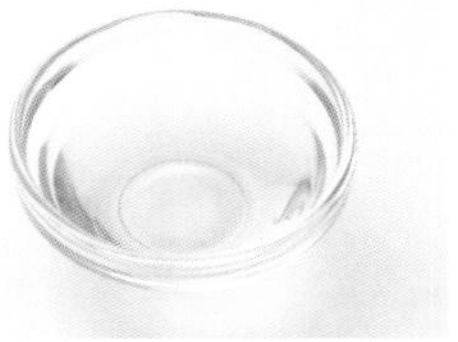

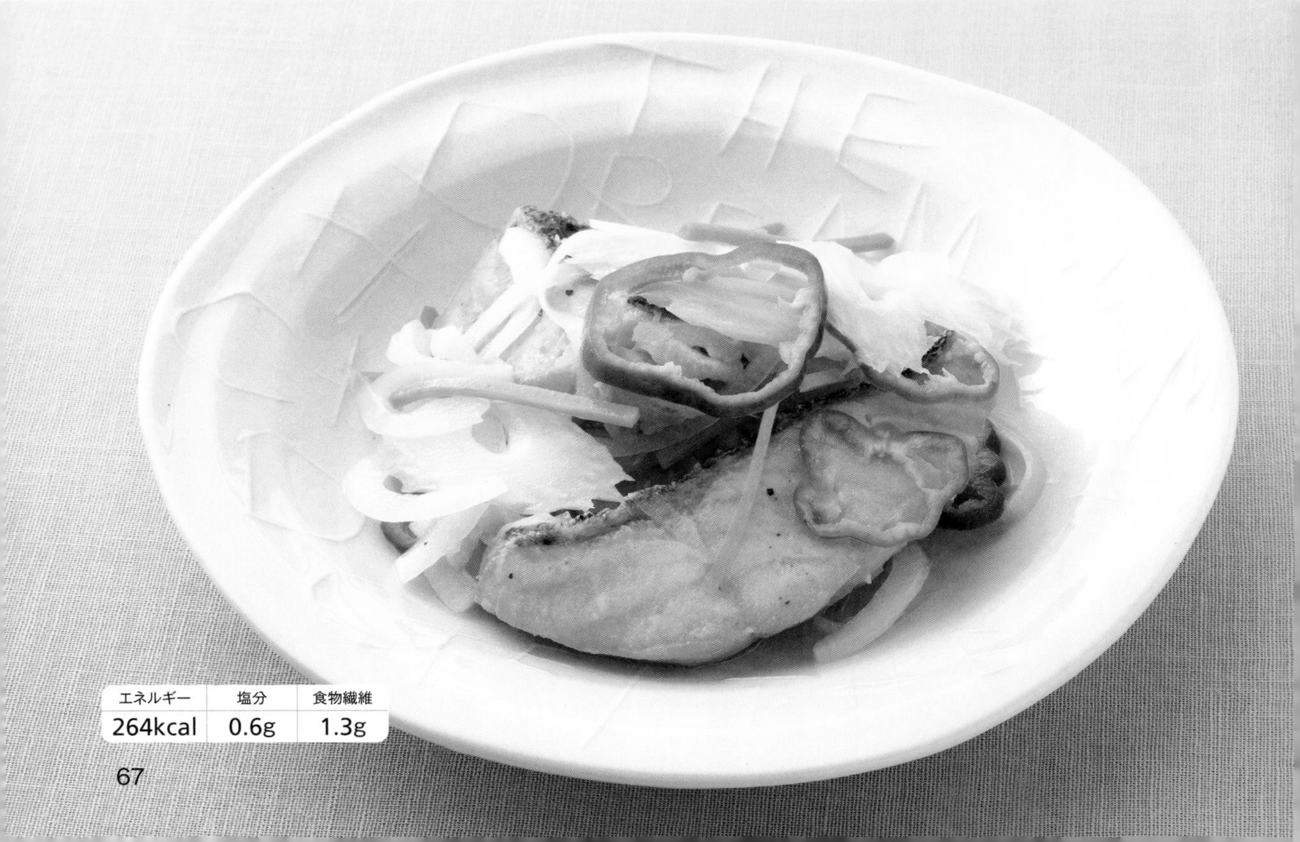

| エネルギー | 塩分 | 食物繊維 |
|---|---|---|
| 264kcal | 0.6g | 1.3g |

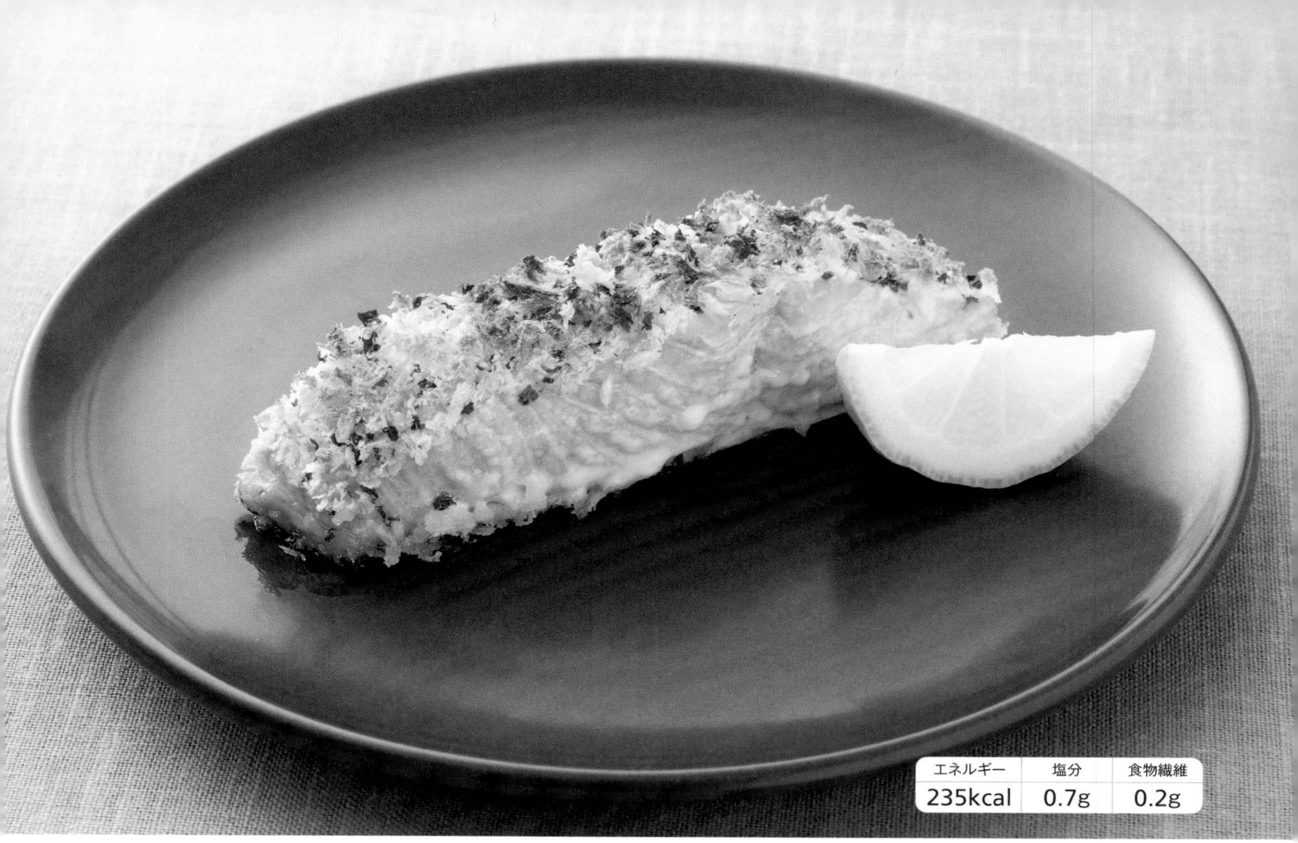

| エネルギー | 塩分 | 食物繊維 |
|---|---|---|
| 235kcal | 0.7g | 0.2g |

かけて焼くだけでおいしく

# さけのマスタードパン粉焼き

15分

**[材料（2人分）]**

| | | |
|---|---|---|
| 生さけ | 2切れ（1切れ100g） |
| 　塩 | 小さじ⅙ |
| 　こしょう | 少々 |
| A 生パン粉 | 大さじ1 ½ |
| 　パルメザンチーズ | 小さじ1 |
| 　パセリ（みじん切り） | 小さじ1 |
| マスタード | 小さじ1 |
| レモン（くし切り） | ⅛個分 |

**[作り方]**

準備　**1** さけは塩、こしょうをふる。Aは混ぜ合わせておく（写真）。

焼く　**2** さけの身にマスタードをぬり、Aをかける。オーブントースターで10分焼く。途中焦げてきたらアルミホイルをかぶせる。

仕上げる　**3** 器に盛りつけ、レモンを添える。

**[おすすめ献立例]**

＋ラタトゥイユ

→p.88

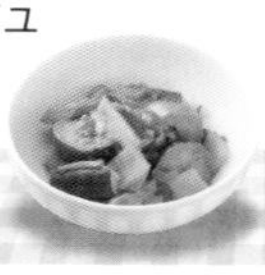

＋水菜のカリカリじゃこかけ

→p.88

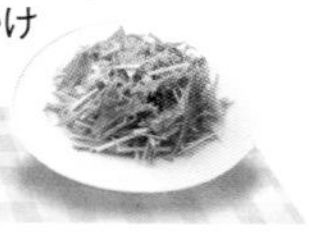

**減塩のコツ!**

パン粉にパセリとチーズを混ぜることで、香りとうま味をプラス。さけの下味はほとんど必要ありません。

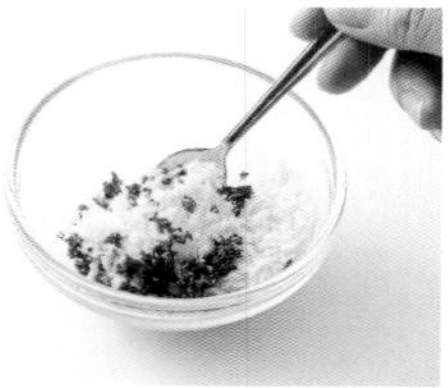

かじきと野菜をいっしょに煮込んでボリュームあり

# かじきとパプリカ、オクラのカレーヨーグルト煮

作りおき　15分

**[材料（2人分）]**

| | |
|---|---|
| かじきまぐろ | 2切れ（1切れ80g） |
| こしょうa | 少々 |
| 小麦粉 | 適量 |
| 赤パプリカ | ¼個 |
| オクラ | 5本 |
| オリーブオイル | 小さじ1 ½ |
| A にんにく | ¼かけ |
| しょうが | ½かけ |
| 玉ねぎ | ¼個 |
| B トマト缶（カットタイプ） | 100g |
| カレー粉 | 小さじ1 |
| プレーンヨーグルト | 大さじ6 |
| 水 | ¼カップ |
| C 塩 | 小さじ⅙ |
| こしょうb | 少々 |

**[おすすめ献立例]**

＋キャベツのコールスローサラダ →p.91

＋焼きまいたけのレモンだし漬け →p.131

**[作り方]**

準備　1 **かじき**は1切れを3等分にし、こしょうaをふり、小麦粉を薄くまぶす。Aはみじん切りに、**赤パプリカ**は乱切りにする。**オクラ**はがくをとって表面を塩（分量外）でこすり、塩を洗い流して斜め切りにする。

煮る　2 フライパンに油を熱し、**かじき**を入れて強火で焼き、Aを加え炒め合わせる。Bを加えて混ぜ、沸騰したら**オクラ**、**赤パプリカ**を入れて4～5分煮る。Cを加え混ぜる。

**減塩のコツ!**

ヨーグルトが減塩のポイント。カレー粉だけでなく、ヨーグルトの酸味とコクをプラスすることで、味わいがアップ。

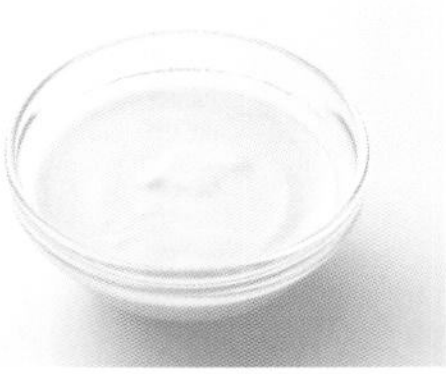

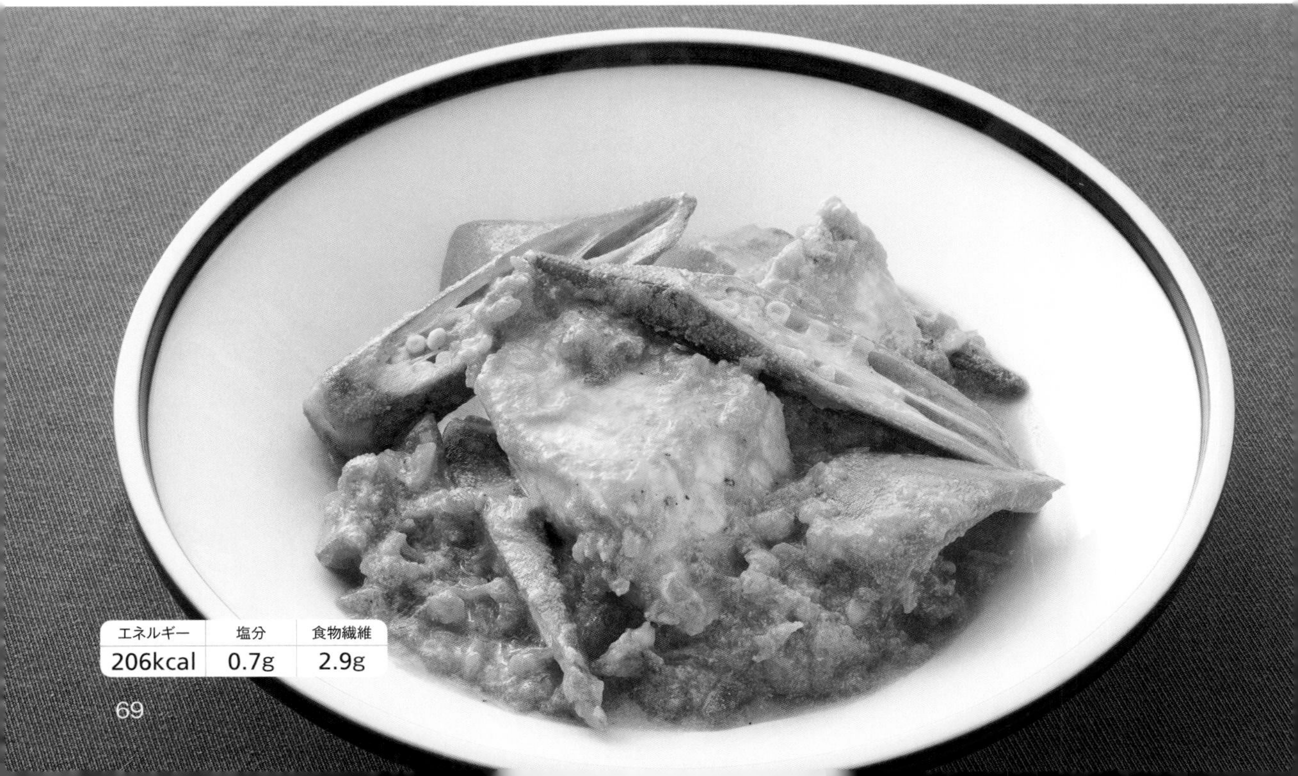

| エネルギー | 塩分 | 食物繊維 |
|---|---|---|
| 206kcal | 0.7g | 2.9g |

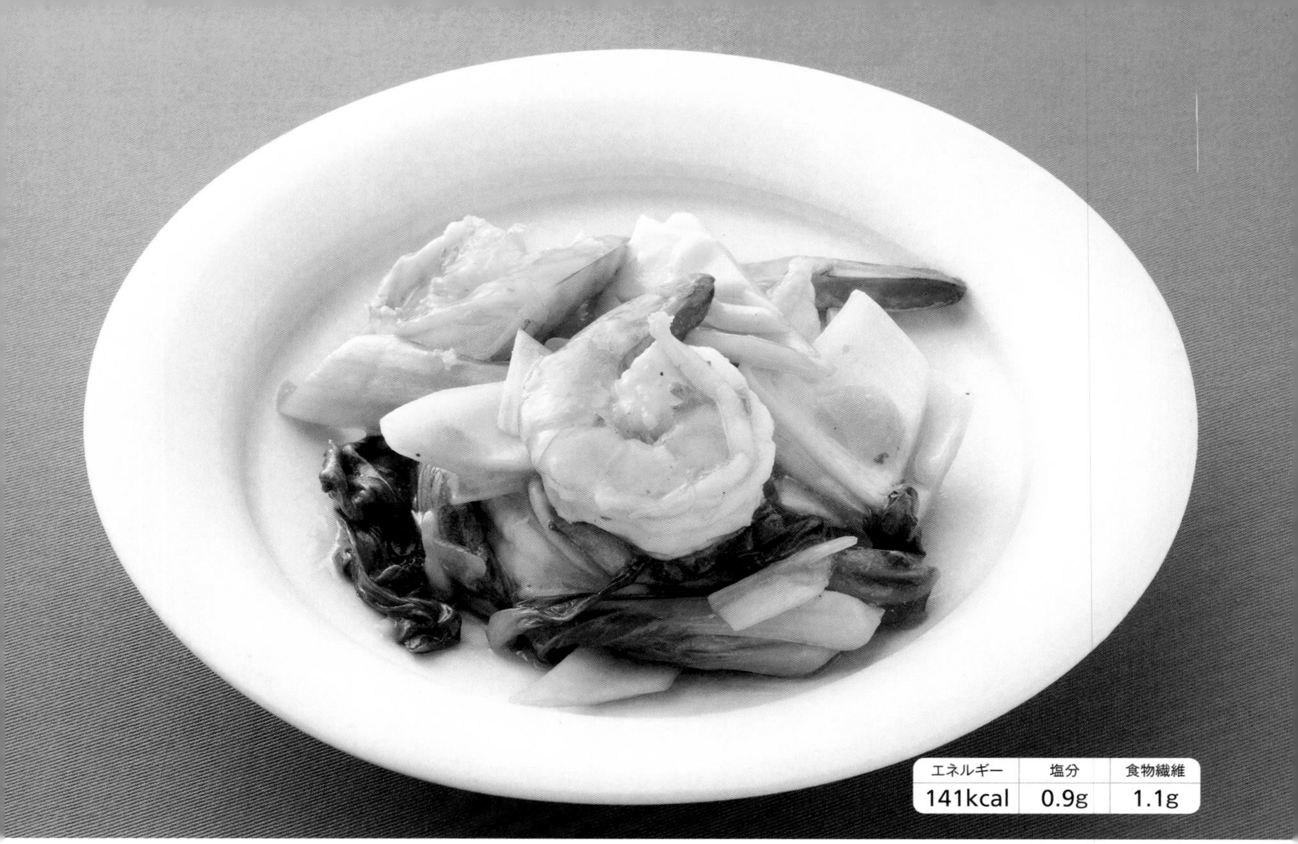

| エネルギー | 塩分 | 食物繊維 |
|---|---|---|
| 141kcal | 0.9g | 1.1g |

プリプリのえびにあんをからめてしっかり味に

# えびとチンゲン菜のあんかけ炒め

15分

**[材料（2人分）]**

| | |
|---|---|
| えび（殻つき） | 200g |
| A 酒・片栗粉 a | 各小さじ1 |
| 　こしょう | 少々 |
| しょうが | ½かけ |
| 長ねぎ | ¼本 |
| チンゲン菜 | 1株 |
| ごま油 | 小さじ2 |
| B 水 | ¼カップ |
| 　オイスターソース | 小さじ¼ |
| 　しょうゆ | 小さじ½ |
| 　酒 | 小さじ2 |
| 　塩・こしょう | 各少々（約0.3g） |
| 片栗粉 b | 小さじ½ |
| 水 | 小さじ2 |

**[おすすめ献立例]**

＋大根と油揚げの煮物 →p.93

＋ポテトサラダ →p.95

**[作り方]**

準備

1 **えび**は殻をむき背開きにして、背わたをとって洗う。水気をふきとり、**A**を混ぜ合わせる。しょうがは薄切り、ねぎは縦半分にし斜めに切る。**チンゲン菜**は3cm長さの斜め切りにする。

炒める

2 フライパンに油を熱し、**えび**を入れて中火で炒め、しょうが、ねぎ、**チンゲン菜**を加えさらに炒める。**B**を加え煮立て、分量の水で溶いた片栗粉でとろみをつける（写真）。

**減塩のコツ!**

水溶き片栗粉でとろみをつけることで、味がからみやすくなります。全体にいきわたることで、薄味でも満足感のある味に。

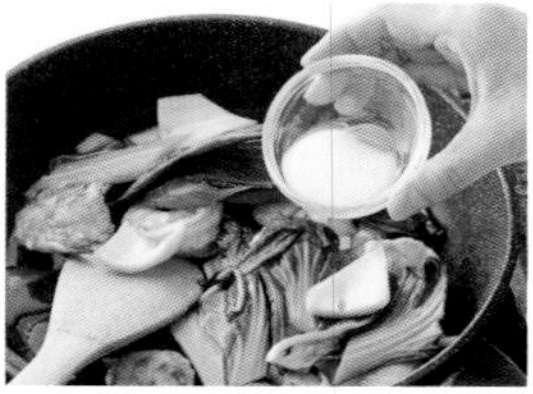

黒こしょうがピリリときいた大人の味

# いかとセロリの黒こしょう炒め

かんたん　10分

**[材料（2人分）]**

| | |
|---|---|
| いか | 大1杯（正味200g） |
| セロリ | 1本 |
| オリーブ油 | 小さじ1½ |
| 酒 | 小さじ1 |
| 塩 | 小さじ1/10 |
| あらびき黒こしょう | 小さじ1/8 |

**[作り方]**

準備

1 **いか**の胴は皮をむき、表面に格子状に切り目を入れ短冊切りにする。足、耳は食べやすく切る。**セロリ**は筋をとってせん切りにし、葉も食べやすくちぎっておく。

炒める

2 フライパンに油を熱して強火で**いか**を炒め、**セロリ**を加えさっと炒め合わせる。酒、塩、黒こしょうを加え炒め合わせる。

**[おすすめ献立例]**

＋春菊、にんじんのくるみ風味白和え

→p.82

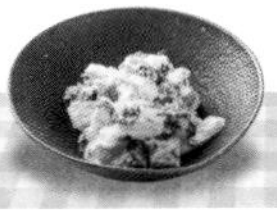

＋スワンラータン

→p.105

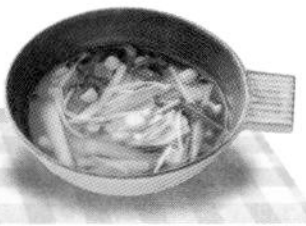

**減塩のコツ!**

あらびき黒こしょうを使って、香りと辛味をプラス。ごく少量の塩と、いかのうま味でおいしく食べられます。

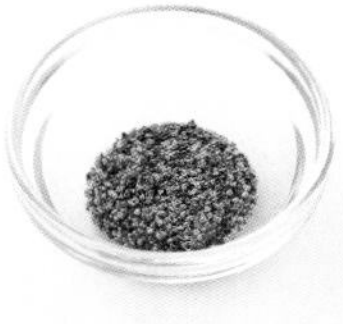

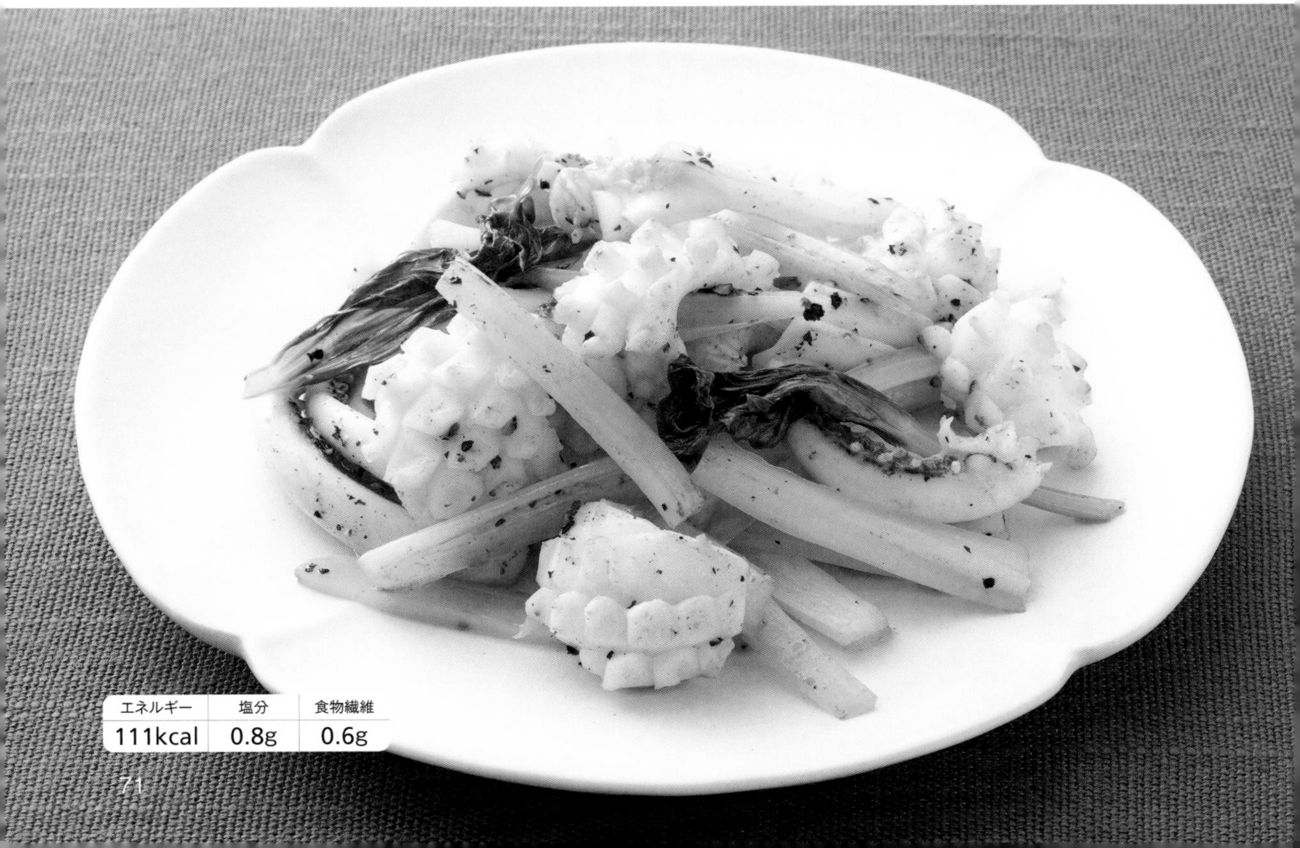

| エネルギー | 塩分 | 食物繊維 |
|---|---|---|
| 111kcal | 0.8g | 0.6g |

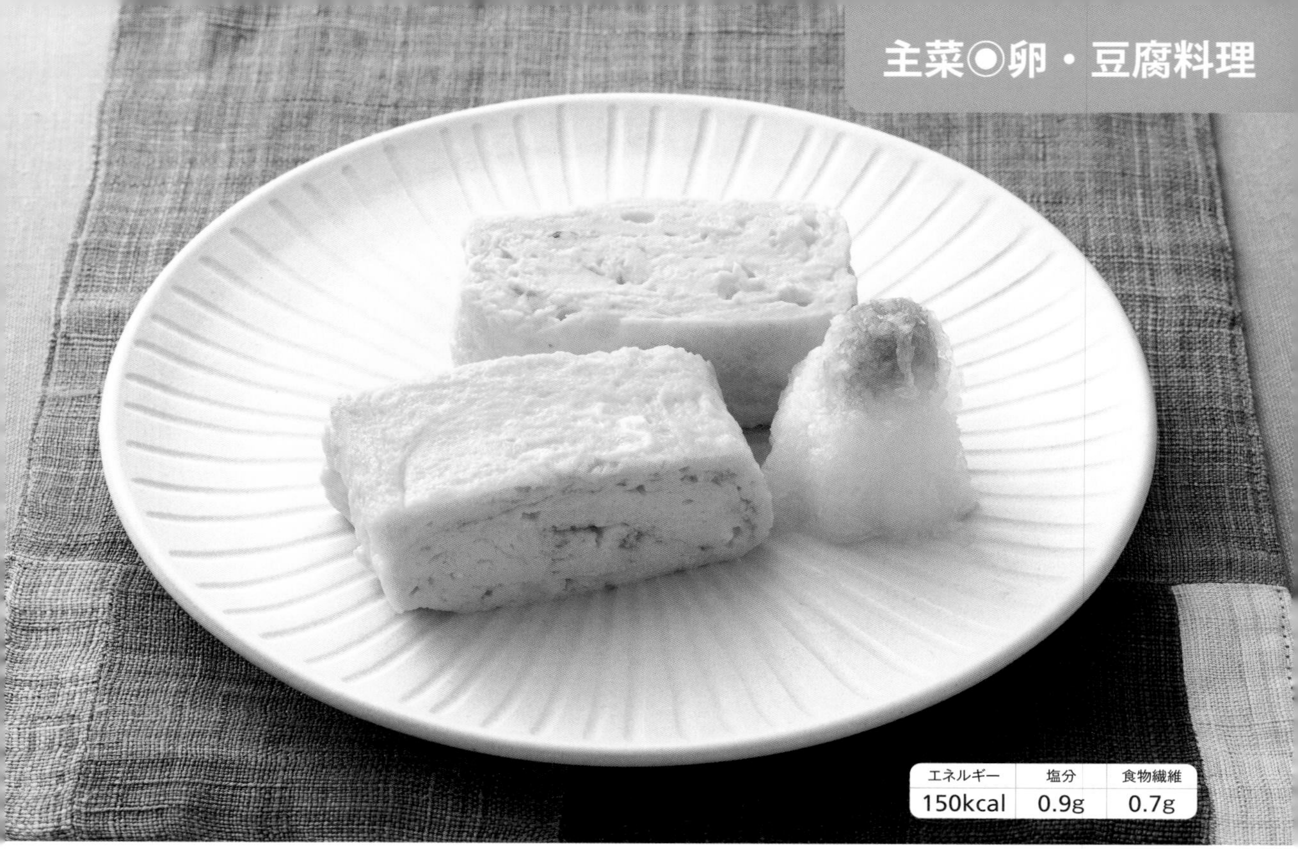

| エネルギー | 塩分 | 食物繊維 |
|---|---|---|
| 150kcal | 0.9g | 0.7g |

だしの香りがたまらない定番の一品

# だし巻き卵

かんたん　作りおき　10分

**[材料（2人分）]**

| | |
|---|---|
| 卵 | 3個 |
| A だし汁 | ¼カップ |
| みりん | 小さじ2 |
| しょうゆa | 小さじ¼ |
| 塩 | 小さじ⅛ |
| サラダ油 | 小さじ1 |
| 大根 | 100g |
| しょうゆb | 2～3滴 |

**[作り方]**

準備

1 **卵**は割りほぐし、**A**と混ぜ合わせる。**大根**はおろしておく。

焼く・仕上げる

2 卵焼き器を強火で熱して油を薄くひき、**卵**液を数回に分けながら流し入れ、端から巻いていく。何回かくり返す。

3 焼けたら切り分けて器に盛り、**大根**おろしを添え、しょうゆbをたらす。

**[おすすめ献立例]**

＋しし唐とじゃこ、しいたけの炒め煮

→p.85

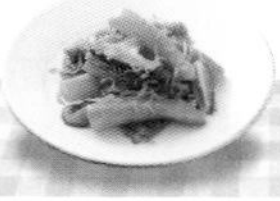

＋ほうれん草となめこのみそ汁

→p.100

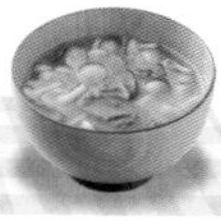

**減塩のコツ！**

ポイントはだし汁。自分でしっかりとっただしは、うま味が違います。減塩料理の基本ともいえるでしょう。

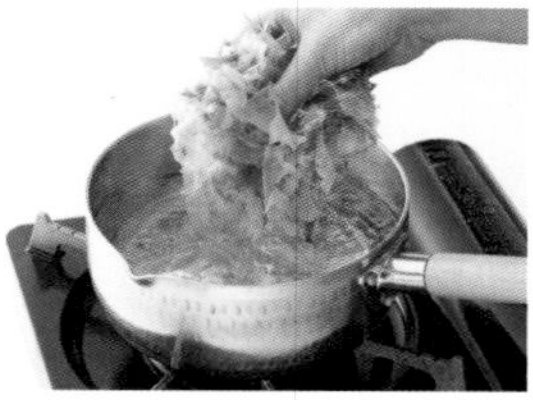

卵と野菜のまろやかなコク

# 卵とじ

かんたん 10分

**[材料（2人分）]**

| | |
|---|---|
| 卵 | 2個 |
| ほうれん草 | 150g |
| えのきだけ | 100g |
| A だし汁 | ½カップ |
| みりん | 小さじ1 |
| しょうゆ | 小さじ1 |
| 塩 | 少々（約0.3g） |

**[作り方]**

準備 1 **ほうれん草**はゆでて3cm長さに切り、**えのきだけ**は長さを半分に切る。

煮る 2 鍋にAを入れ煮立て、1を入れて混ぜる。ふたをして沸騰させ2分ほど弱火で煮て、割りほぐした**卵**を回し入れる。ふたをして火を止め、好みの固さにとじる。

**[おすすめ献立例]**

＋ゆでオクラとみょうがのごましょうゆかけ

→p.97

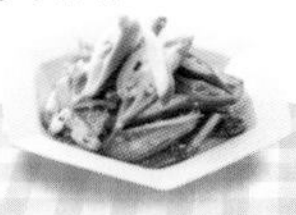

＋小松菜と里いもの豆乳みそ汁

→p.102

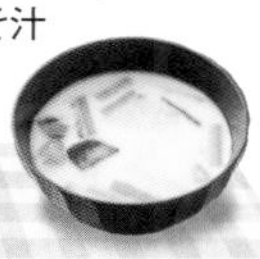

**減塩のコツ!**

卵のコクも活用しましょう。うま味が濃いので、薄味も気になりません。ただし、食べすぎには注意しましょう。

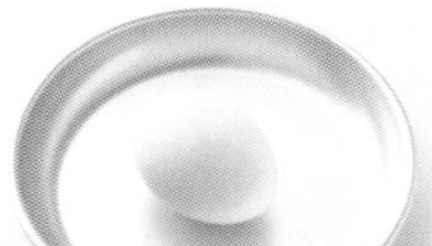

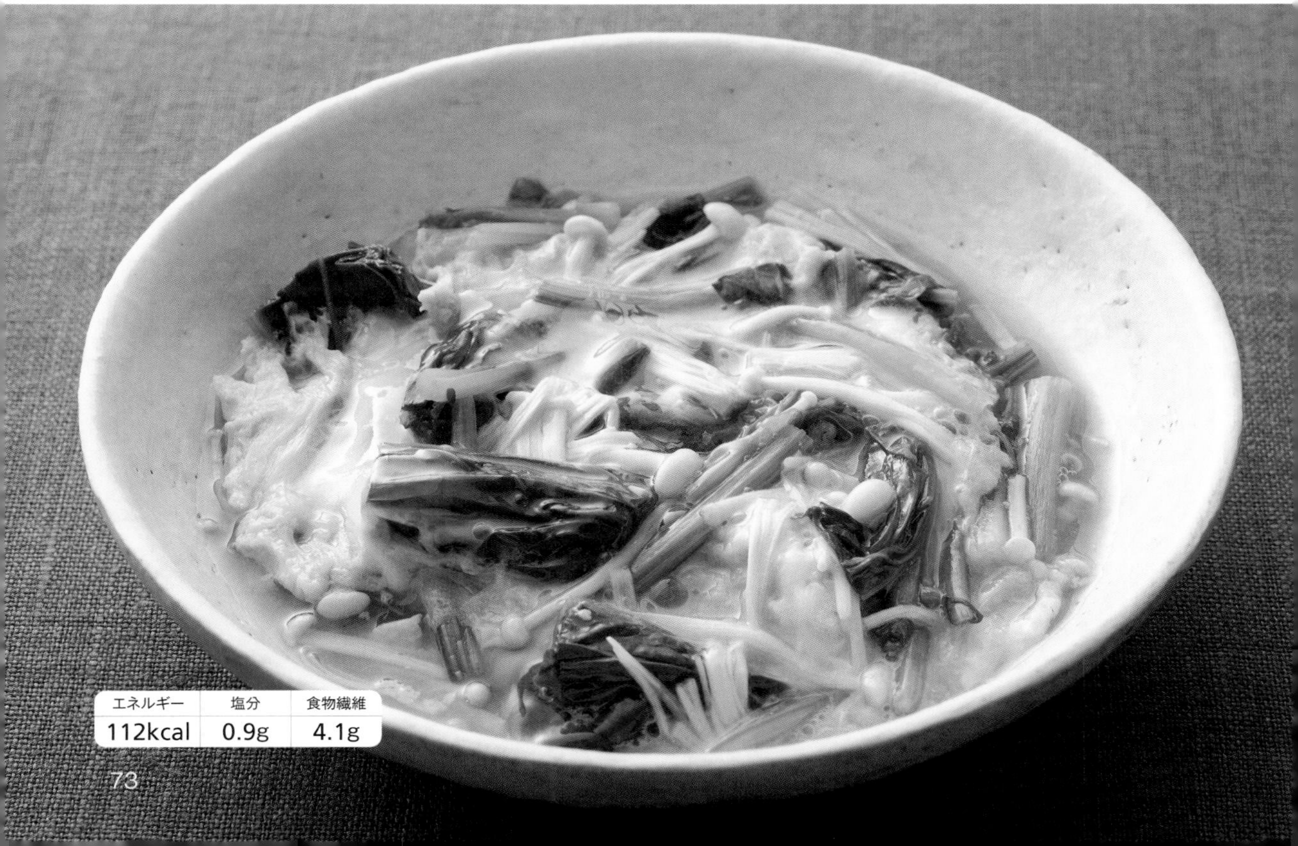

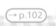

| エネルギー | 塩分 | 食物繊維 |
|---|---|---|
| 112kcal | 0.9g | 4.1g |

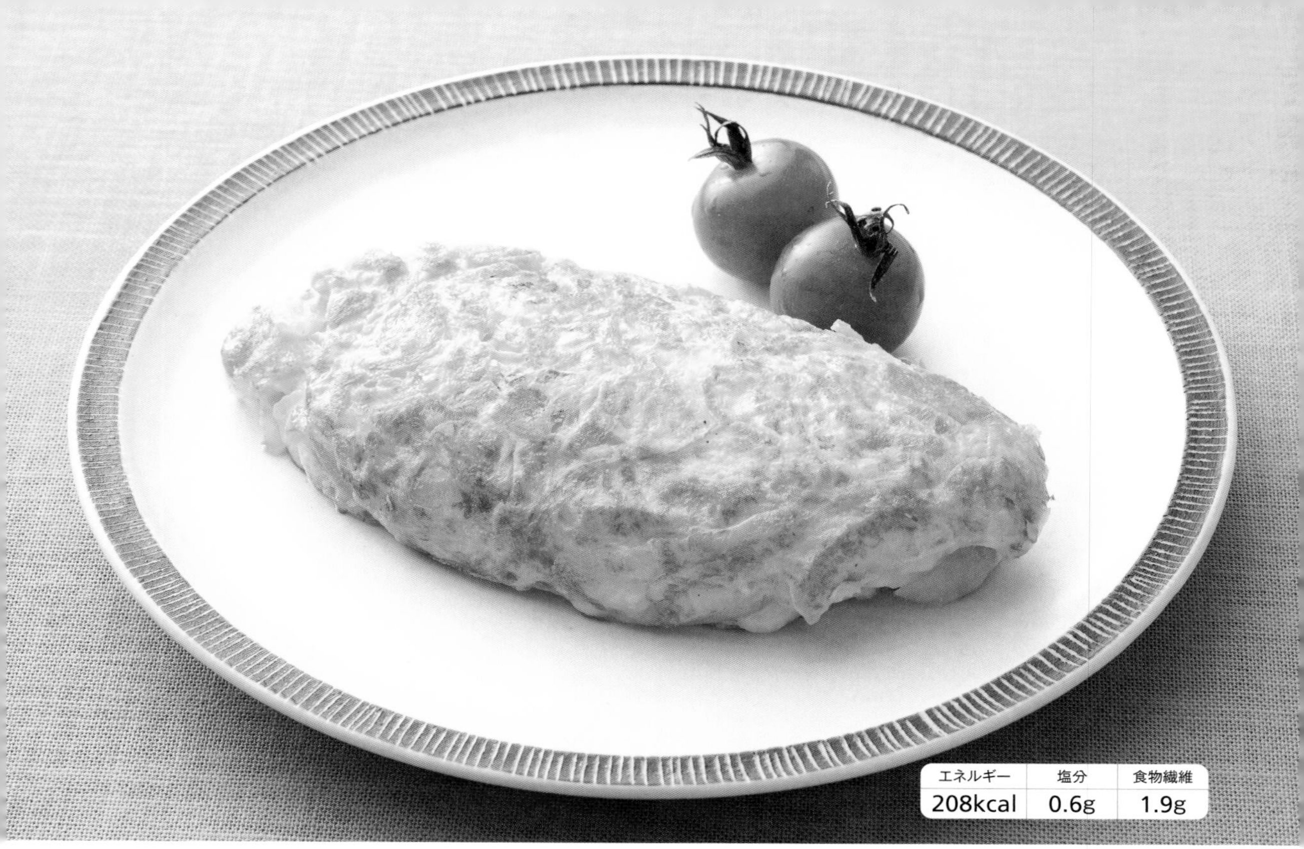

| エネルギー | 塩分 | 食物繊維 |
|---|---|---|
| 208kcal | 0.6g | 1.9g |

チーズとオリーブオイルの香りがおいしさの決め手

# キャベツ、チーズ入りオムレツ

かんたん　10分

**[材料（2人分）]**

| | |
|---|---|
| 卵 | 2個 |
| キャベツ | 2枚 |
| 玉ねぎ | 30g |
| オリーブ油a | 小さじ1 |
| こしょう | 少々 |
| ピザ用チーズ | 40g |
| オリーブ油b | 小さじ1 |
| ミニトマト | 4個 |

**[作り方]**

準備

1 **キャベツ**は太めのせん切り、**玉ねぎ**はせん切りにして、フライパンに油aを熱し強火で炒める。

2 **卵**は割りほぐし、1、こしょう、**チーズ**を入れて混ぜ合わせる。

焼く・仕上げる

3 小さめのフライパンを熱し、半量の油bをひき、2の半量を流し入れオムレツの形に整えながら中火で焼く。器に盛り、ミニトマトを添える。残りも同様に焼く。

**[おすすめ献立例]**

＋かぶとベーコンのコンソメスープ

→p.103

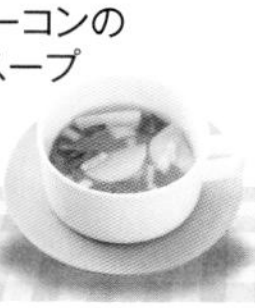

＋焼きまいたけのレモンだし漬け

→p.131

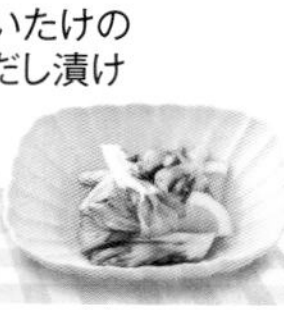

**減塩のコツ！**

オリーブ油で焼くことで、香りをプラスします。香りのある油を使うことも、減塩料理のポイントです。ただし、使いすぎないように注意します。

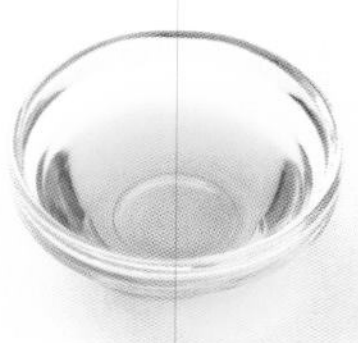

あっさり、でもうま味たっぷり

# かに玉風甘酢あんかけ

15分

**[材料(2人分)]**

| | |
|---|---|
| 卵 | 3個 |
| 長ねぎ | ¼本 |
| もやし | 100g |
| A ほたて缶 | 1缶 |
| 酒 | 小さじ1 |
| こしょう | 少々 |
| ごま油・サラダ油 | 各小さじ1 |
| B 酢 | 小さじ1 ½ |
| しょうゆ・砂糖 | 各小さじ1 |
| 水 | ½カップ |
| 中華スープの素(顆粒) | 小さじ¼ |
| 片栗粉 | 小さじ1 |
| 水 | 小さじ2 |
| しょうが | ½かけ |

**[おすすめ献立例]**

+ チンゲン菜のにんにく炒め →p.89
+ かぼちゃのハチミツレモン煮 →p.128

**[作り方]**

準備

1 **ねぎ**はせん切りにして、ごま油を熱したフライパンで**もやし**といっしょに炒める。あら熱がとれたら、割りほぐした**卵**にAとともに加え混ぜ合わせる。しょうがはすりおろす。

焼く

2 小さめのフライパンにサラダ油を熱し、1を入れて半熟状になるまで中火で混ぜる。平らにし、弱火で両面焼いて切り分ける。

仕上げる

3 鍋にBを入れ煮立て、分量の水で溶いた片栗粉でとろみをつけ、しょうがを加え(写真)、2にかける。

**減塩のコツ!**

あんにしょうがを加えることで、香りをプラス。しょうがの香りとあんのとろみで、より減塩効果を高めます。

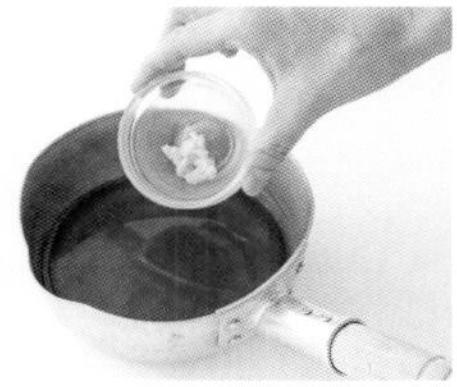

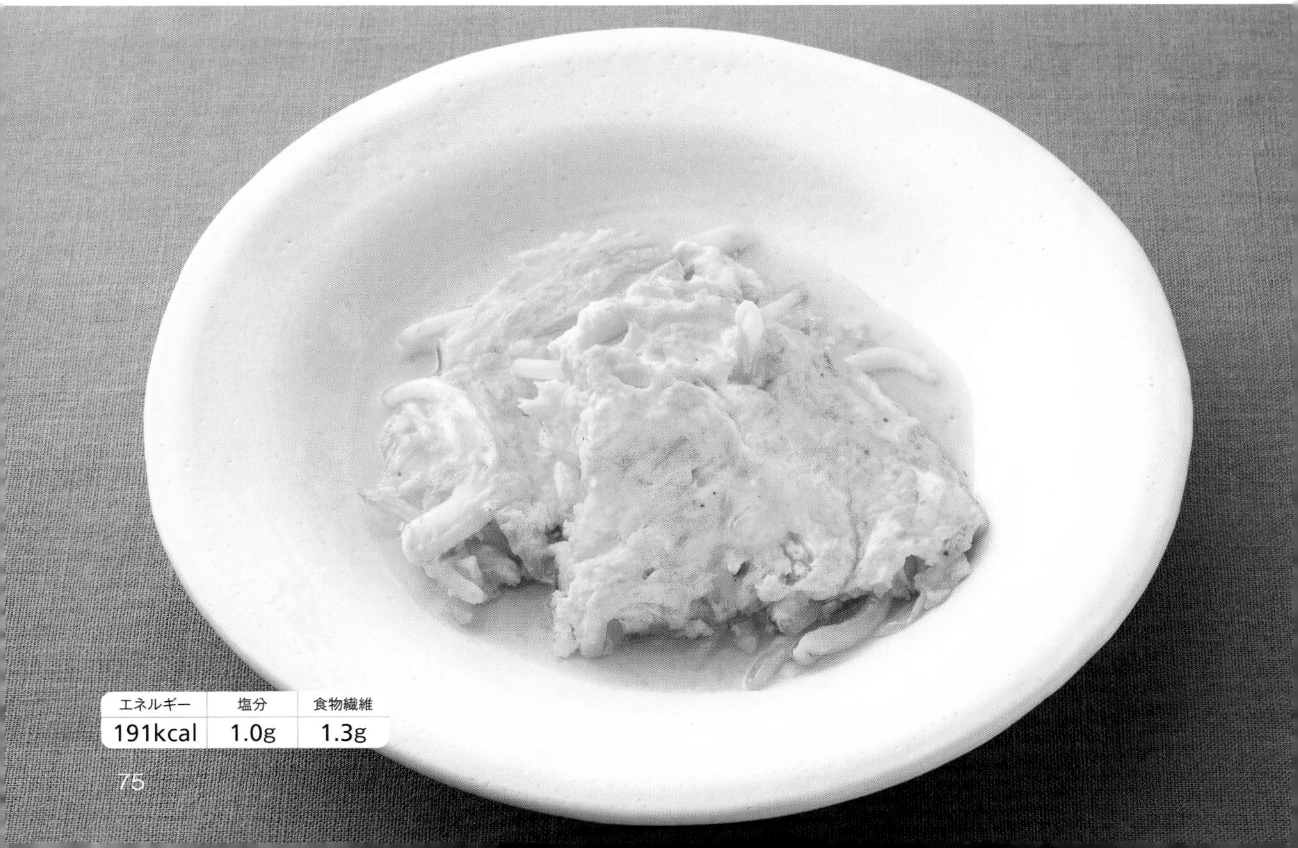

| エネルギー | 塩分 | 食物繊維 |
|---|---|---|
| 191kcal | 1.0g | 1.3g |

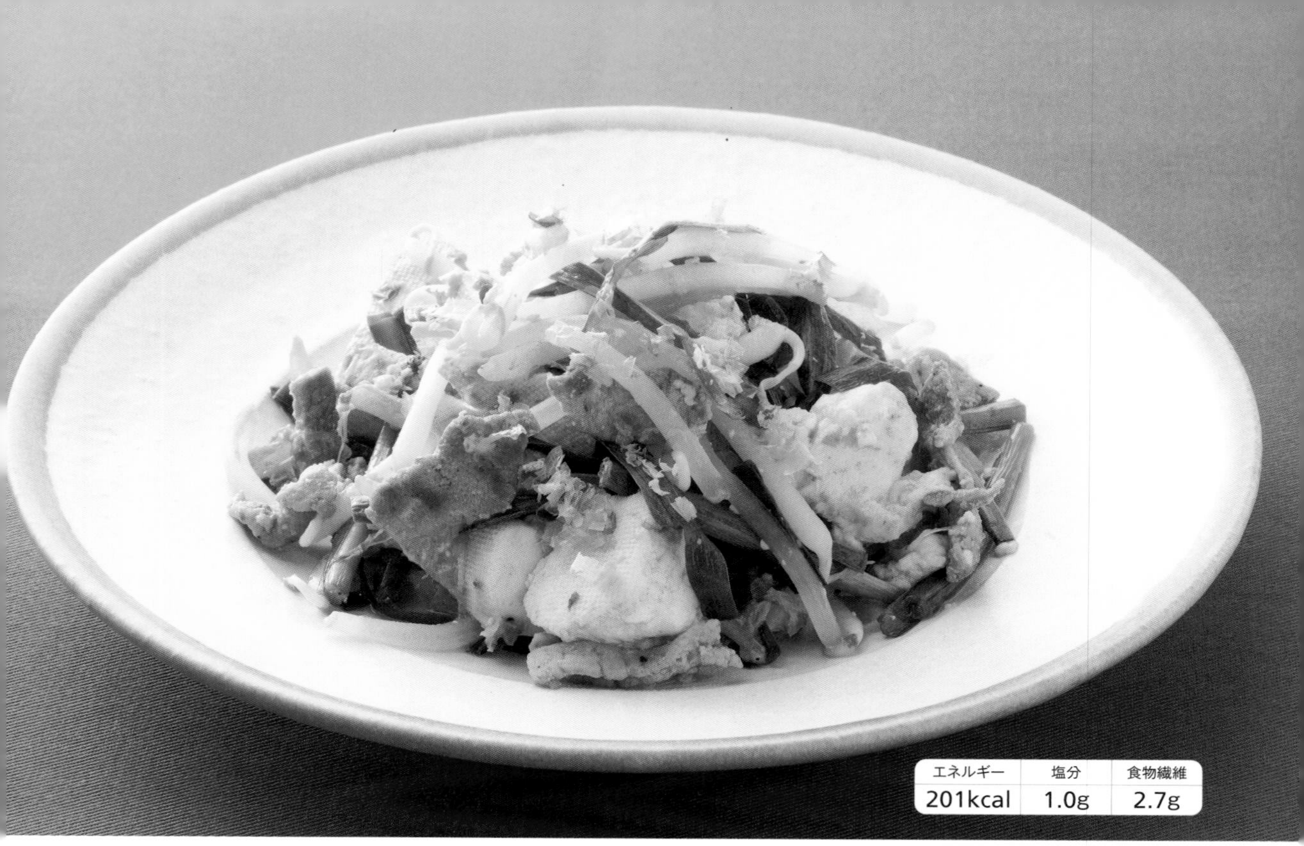

| エネルギー | 塩分 | 食物繊維 |
|---|---|---|
| 201kcal | 1.0g | 2.7g |

かつおぶしの風味がきいたボリューム満点のおかず

# 豆腐チャンプルー

かんたん　10分（豆腐の水きり時間はのぞく）

**［材料（2人分）］**

| | |
|---|---|
| 木綿豆腐 | 200g |
| 豚もも薄切り肉 | 100g |
| ニラ | ½束 |
| にんにく（薄切り） | 1枚 |
| もやし | 100g |
| ごま油 | 小さじ2 |
| A こしょう | 少々 |
| しょうゆ | 小さじ2 |
| かつおぶし（小袋） | ½袋（2g） |

**［作り方］**

準備

1 豆腐はペーパータオルに包み重しをして15分ほどおき、水気を切る。ニラは3cm長さに切り、にんにくはみじん切りにする。豚肉は細かく刻む。

炒める

2 フライパンに油を熱しにんにく、豚肉を炒める。ひと口大に割った豆腐を加えて炒め合わせ、もやしを加えさっと炒める。ニラ、Aを加え炒め合わせる。

**［おすすめ献立例］**

＋水菜のカリカリじゃこかけ

→p.88

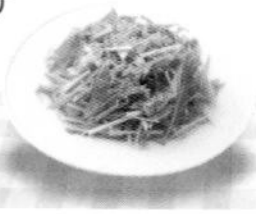

＋かぶのあんかけ煮

→p.96

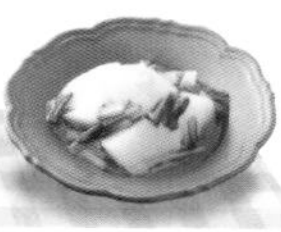

**減塩のコツ！**

うま味たっぷりのかつおぶしを味つけに使うことでコクが加わり、減塩できます。

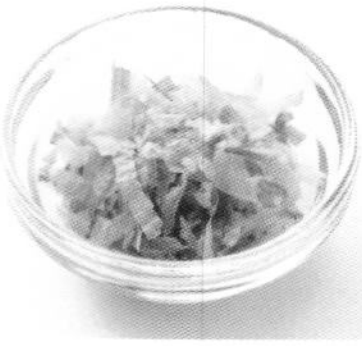

えのきだけの食感がアクセントに

# 焼きがんも

作りおき　15分（豆腐の水きり時間はのぞく）

**[材料（2人分）]**

| | |
|---|---|
| 木綿豆腐 | 200g |
| 長ねぎ | 3cm |
| えのきだけ | 50g |
| えび（むき身） | 100g |
| A 塩 | 小さじ⅙ |
| 　みりん | 小さじ1 |
| 片栗粉 | 小さじ2 |
| サラダ油 | 小さじ1 |
| 練りからし | 少々 |
| しょうゆ・酢 | 各小さじ1 |

**[作り方]**

準備
1 **豆腐**はペーパータオルに包み重しをして15分ほどおき、水気をきる。**ねぎ**はみじん切り、**えのきだけ**は細かく刻み、**えび**は背わたをとって粘りが出るまで細かくたたく。ボウルに**豆腐**、**A**、**えび**を混ぜ合わせ、**ねぎ**、**えのきだけ**、片栗粉を加えさらに混ぜ合わせる。

焼く
2 フライパンに油を熱し、1を6等分して丸く平らに形を整えて入れる。ふたをして中火から弱火で、両面きつね色になるまで焼く。

仕上げる
3 器に盛って練りからしを添え、酢としょうゆを混ぜてかける。

**[おすすめ献立例]**

＋かぶの
アンチョビー炒め
→p.82
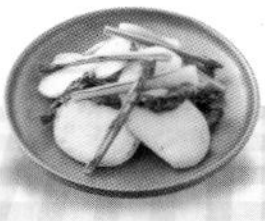

＋レタスの
シーザーサラダ
→p.83
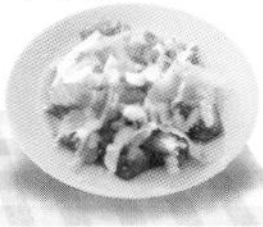

**減塩のコツ!**

ねぎの香りとえのきだけのうま味を活用しましょう。淡泊な豆腐に風味をプラスして、薄味でもおいしく。

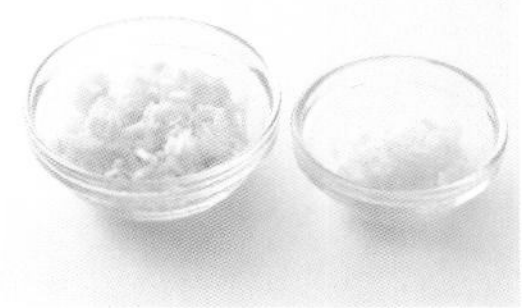

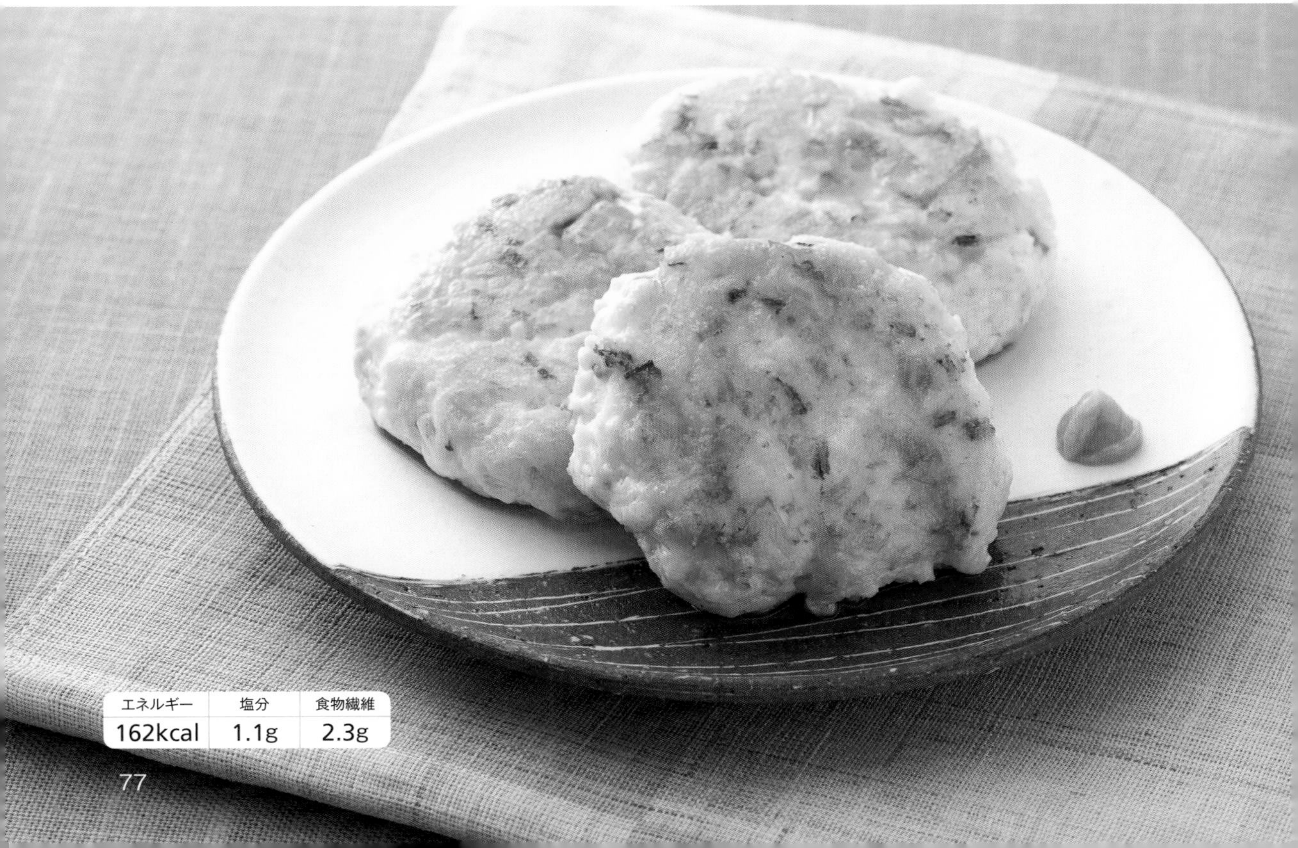

| エネルギー | 塩分 | 食物繊維 |
|---|---|---|
| 162kcal | 1.1g | 2.3g |

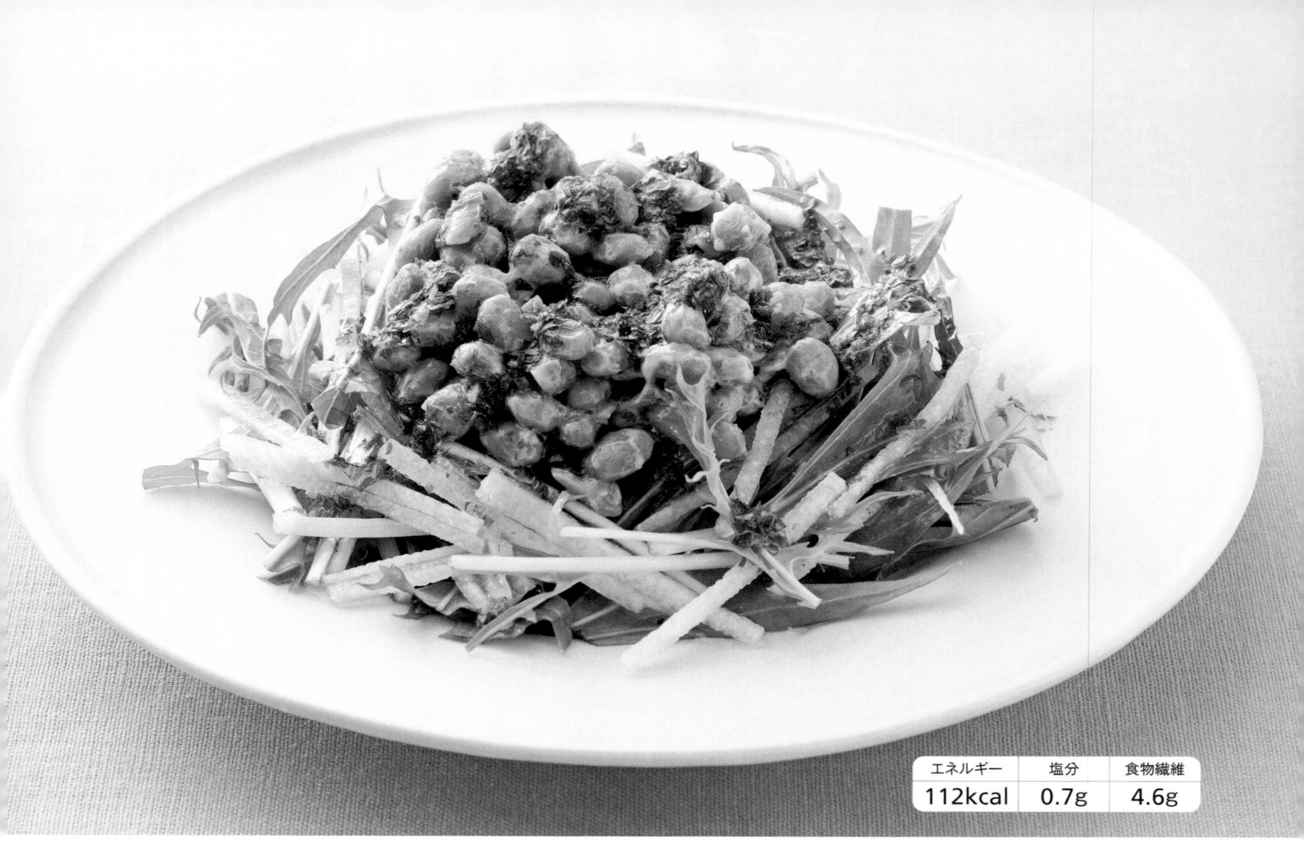

| エネルギー | 塩分 | 食物繊維 |
|---|---|---|
| 112kcal | 0.7g | 4.6g |

朝食にぴったりの一皿

# 納豆サラダ

かんたん　5分

**[材料（2人分）]**

| | |
|---|---|
| 納豆 | 2パック |
| 大根 | 100g |
| 水菜 | 80g |
| しその葉 | 2枚 |
| A しょうゆ | 小さじ1½ |
| 酢 | 小さじ2 |
| だし汁 | 大さじ2 |
| みりん | 小さじ½ |
| ごま油 | 小さじ½ |

**[作り方]**

準備

**1** **大根**は3cm長さのせん切りにし、**水菜**は3cm長さに切って混ぜ合わせる。しその葉はみじん切りにして、混ぜ合わせた**A**を加え、ドレッシングを作る。

仕上げる

**2** **大根**と**水菜**を器に盛り、**納豆**をのせてドレッシングをかける。

**[おすすめ献立例]**

＋れんこんとピーマンのきんぴら

→p.84

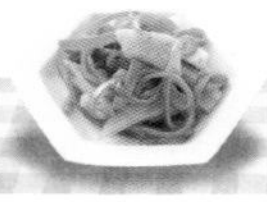

＋炒めキャベツのみそ汁

→p.100

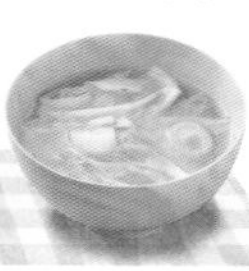

**減塩のコツ！**

しその葉をきかせたドレッシングが味の決め手。使うしょうゆはごく少量でも、しその香りと酢で満足感のある味に。

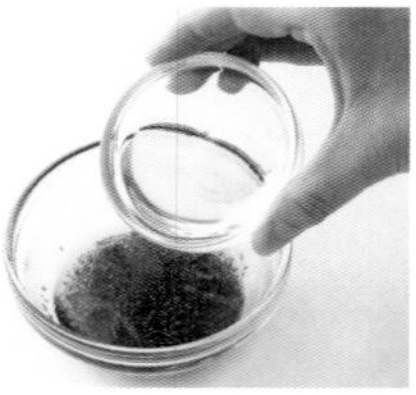

ピリッとした辛さ、ハーブの香りで洋風に

# チリビーンズ

作りおき 25分

**[材料（2人分）]**

| | |
|---|---|
| 牛赤身ひき肉 | 100g |
| 玉ねぎ | ¼個 |
| にんにく | ½かけ |
| セロリ | ½本 |
| 赤パプリカ | 40g |
| オリーブ油 | 小さじ1 ½ |
| A キドニービーンズ（ゆでたもの） | 100g |
| トマト缶（カットタイプ） | 300g |
| チリパウダー | 大さじ1 |
| 赤唐辛子 | ½本 |
| オレガノ・こしょう | 少々 |
| 塩 | 小さじ⅕ |

**[作り方]**

準備 **1** **玉ねぎ**、にんにくはみじん切り、筋をとった**セロリ**と**赤パプリカ**は角切りにする。

炒める **2** 鍋に油を熱しにんにく、**玉ねぎ**を入れてしんなりするまで炒める。**ひき肉**を加えさらに炒め、**セロリ**、**赤パプリカ**を加える。

煮る **3** Aを加えて混ぜ、ふたをして沸騰したら弱火にし15分ほど煮る。塩を加え混ぜ合わせる。

**[おすすめ献立例]**

＋ブロッコリーと玉ねぎのサラダ

→p.83

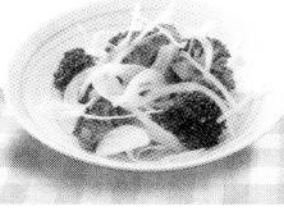

＋しいたけのにんにく炒め

→p.126

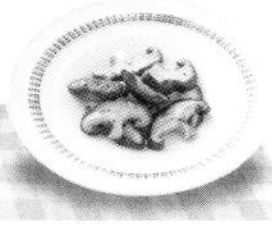

**減塩のコツ！**

チリパウダーの辛味を加えて、薄味でもパンチのある味にします。ごく少量の塩味でもおいしく食べられます。

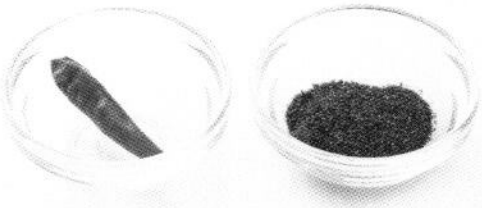

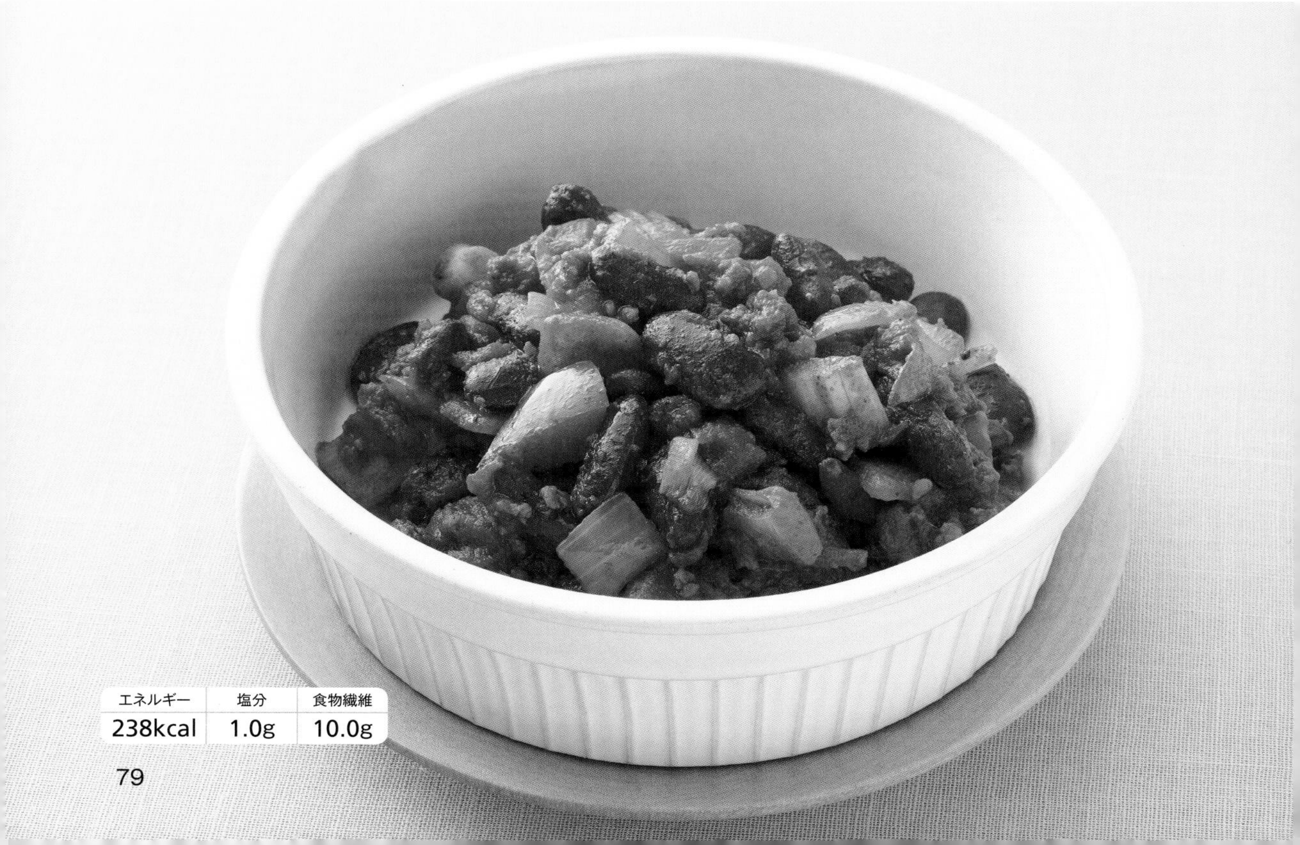

| エネルギー | 塩分 | 食物繊維 |
|---|---|---|
| 238kcal | 1.0g | 10.0g |

column ①

# 家族でいっしょの献立を食べるには？

一人分だけ別のメニューを作るのは、ちょっとめんどうなもの。ちょっとしたコツを押さえることで、簡単に家族いっしょの献立が食べられます。

まず、調理の際に下味をつけないこともひとつの方法です。肉や魚を焼くときは、塩やしょうゆで下味はつけず、こしょうなどで風味をつけるだけにします。薄味のたれをつくり、食べるときにかけて味をつけるとよいでしょう。

もちろん、基本の味つけは薄味にし、家族で食塩のとりすぎにならないようとりくみます。2013年に厚生労働省が発表した「都道府県別生命表」では、長野県は男女ともに平均寿命が全国1位となりました。長野県では30年ほど前から「県民減塩運動」にとりくんでおり、まだ食塩摂取量は高いものの、野菜の摂取量は全国1位です。長野県以外にも、熊本県などの“長寿県”は、食塩摂取量が低くなっています。

**家族といっしょに**
**減塩を続けるポイント**

- ●下味をつけず、食べるときに味つけする
- ●高血圧予防のため、家族で薄味の食事に慣れる

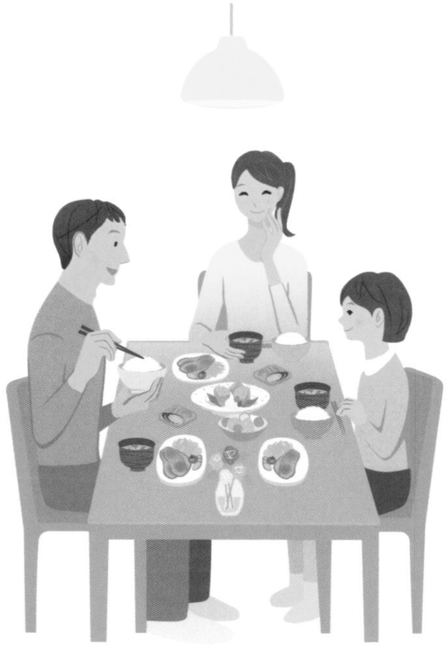

野菜をたくさん使って
低塩分!

# 副菜レシピ

野菜をたくさん使った、
作り方も簡単な副菜です。
主菜との相性もよく、
食卓に彩りをあたえます。
味のバリエーションも多い、
32品を紹介します。

# かぶのアンチョビー炒め

かんたん　作りおき　5分

**[材料（2人分）]**

| | |
|---|---|
| かぶ | 2個 |
| かぶの葉 | 40g |
| にんにく(薄切り) | 1枚 |
| アンチョビー | 1枚 |
| オリーブ油 | 小さじ1 |
| A しょうゆ | 小さじ½ |
| 　こしょう | 少々 |

**[作り方]**

準備　**1** **かぶ**は皮をむき、5mmほどの厚さに切り、**葉**は3cm長さに切る。にんにくはみじん切りにする。**アンチョビー**は細かくたたく。

炒める　**2** フライパンに油、にんにく、**アンチョビー**を入れて火にかけ、香りが出たら**かぶ**、**葉**を入れて炒める。**A**を加え炒め合わせる。

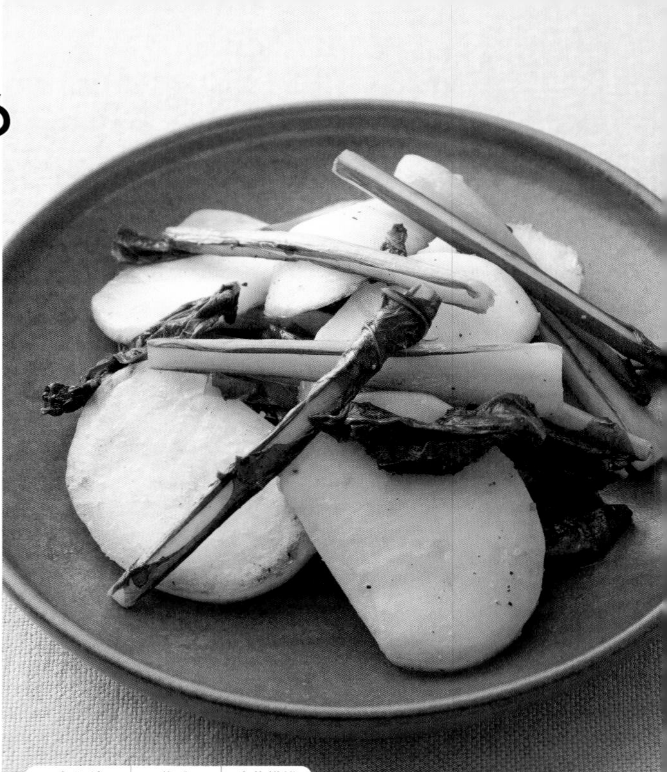

| エネルギー | 塩分 | 食物繊維 |
|---|---|---|
| 39kcal | 0.4g | 1.5g |

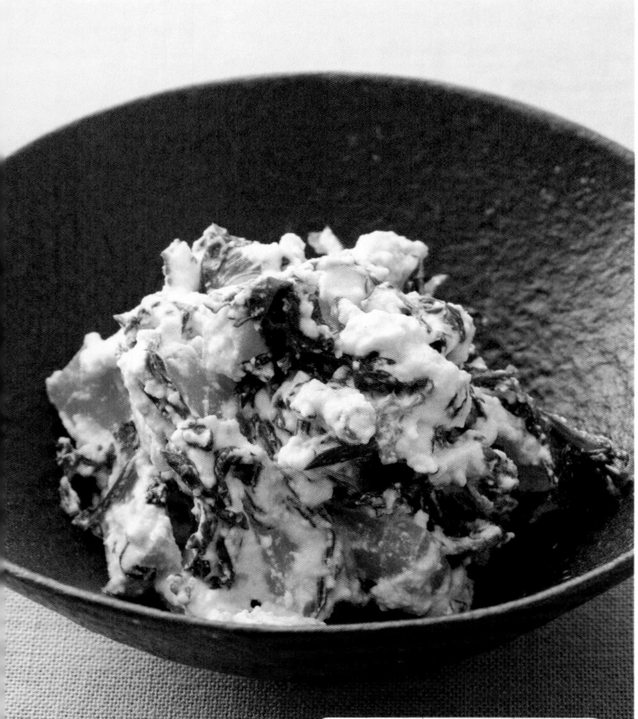

| エネルギー | 塩分 | 食物繊維 |
|---|---|---|
| 100kcal | 0.6g | 3.6g |

# 春菊、にんじんの くるみ風味白和え

かんたん　10分　（豆腐の水きり時間はのぞく）

**[材料（2人分）]**

| | | | |
|---|---|---|---|
| 春菊 | 100g | くるみ | 10g |
| にんじん | 80g | A 砂糖 | 小さじ⅔ |
| 木綿豆腐 | 100g | 　塩 | 小さじ⅙ |
| だし汁 | 大さじ5 | | |

**[作り方]**

準備　**1** **春菊**はゆでて3cm長さに切り、**にんじん**は短冊切りにする。**豆腐**はペーパータオルに包んで15分ほどおき、水気をきっておく。

煮る・和える　**2** 鍋にだし汁と**にんじん**を入れて沸騰させ、弱火にしてやわらかくなるまで煮る。すり鉢に炒った**くるみ**を入れてすり、**豆腐**を加えてさらにすり合わせる。**A**を加えて混ぜ、**春菊**、汁気をきった**にんじん**を混ぜ合わせる。

◉副菜

# ブロッコリーと玉ねぎのサラダ

かんたん　8分

[材料（2人分）]

| | |
|---|---|
| ブロッコリー | 100g |
| 玉ねぎ | 50g |
| ドレッシング | レシピの半量 |

[作り方]

準備　1 ドレッシングの材料を混ぜ合わせておく。

仕上げる　2 ブロッコリーは小房に分けてゆで、玉ねぎはせん切りにし水にさらして水気をきる。器に盛り、ドレッシングをかける。

[フレンチドレッシング4人分（作りやすい量）]

オリーブ油…小さじ2
マスタード…小さじ¼
酢…大さじ1½
塩…小さじ¼
こしょう…少々
砂糖…小さじ½

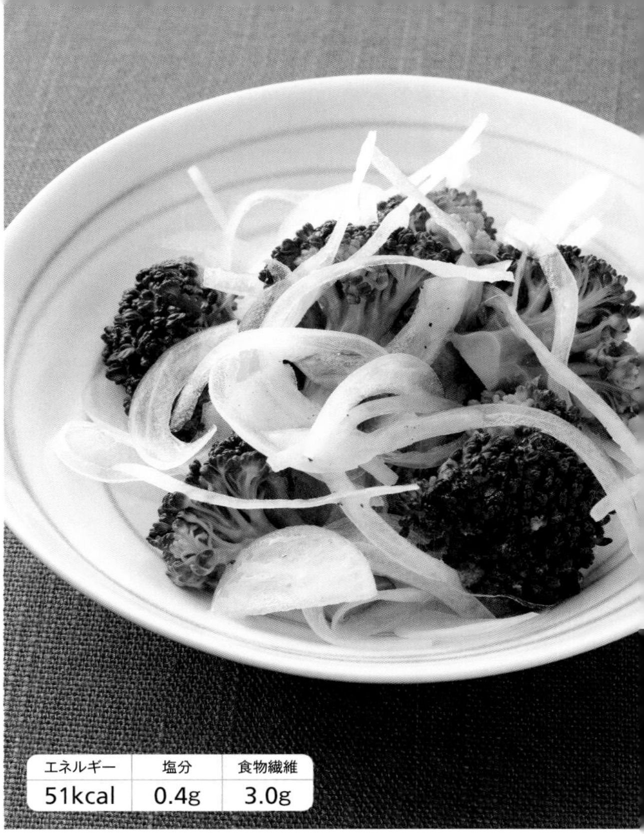

| エネルギー | 塩分 | 食物繊維 |
|---|---|---|
| 51kcal | 0.4g | 3.0g |

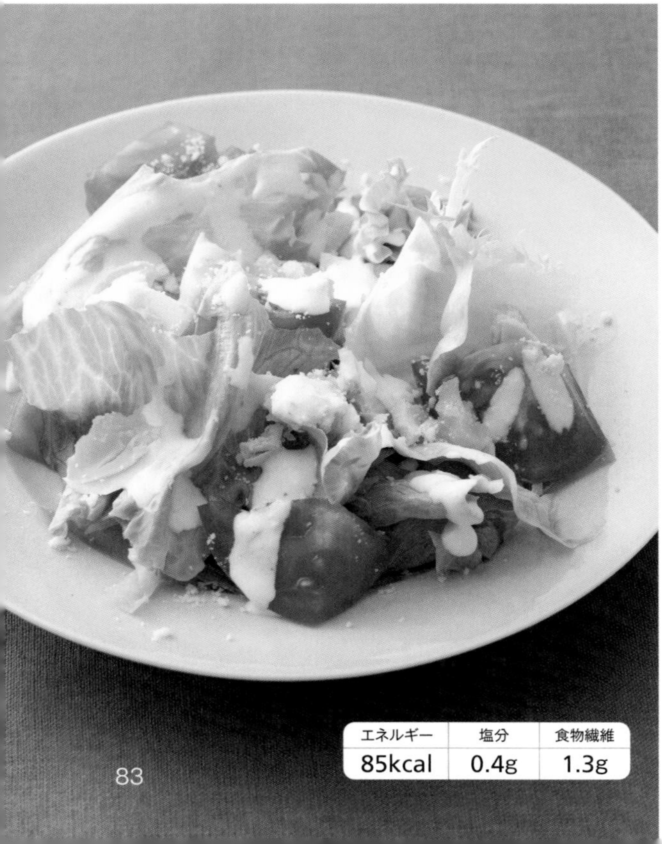

| エネルギー | 塩分 | 食物繊維 |
|---|---|---|
| 85kcal | 0.4g | 1.3g |

# レタスのシーザーサラダ

かんたん　5分

[材料（2人分）]

| | |
|---|---|
| レタス | 4枚 |
| トマト | 1個 |
| ゆで卵 | 1個 |
| A プレーンヨーグルト | 大さじ2 |
| マヨネーズ | 小さじ1 |
| にんにく（みじん切り） | 少々 |
| 塩、こしょう | 各少々 |
| パルメザンチーズ | 小さじ2 |

[作り方]

準備　1 レタスは食べやすくちぎる。トマト、ゆで卵は乱切りにする。Aを混ぜ合わせる。

仕上げる　2 器に1を盛り合わせてAをかけ、チーズを散らす。

# 小松菜の梅おかか和え

かんたん　8分

**[材料（2人分）]**

| | |
|---|---|
| 小松菜 | 160g |
| 梅干し | ½個 |
| かつおぶし | 1g |

**[作り方]**

準備　**1** 小松菜はゆでて3cm長さに切り、**梅干し**は細かくたたいておく。

仕上げる　**2** **1**とかつおぶしを混ぜ合わせる。

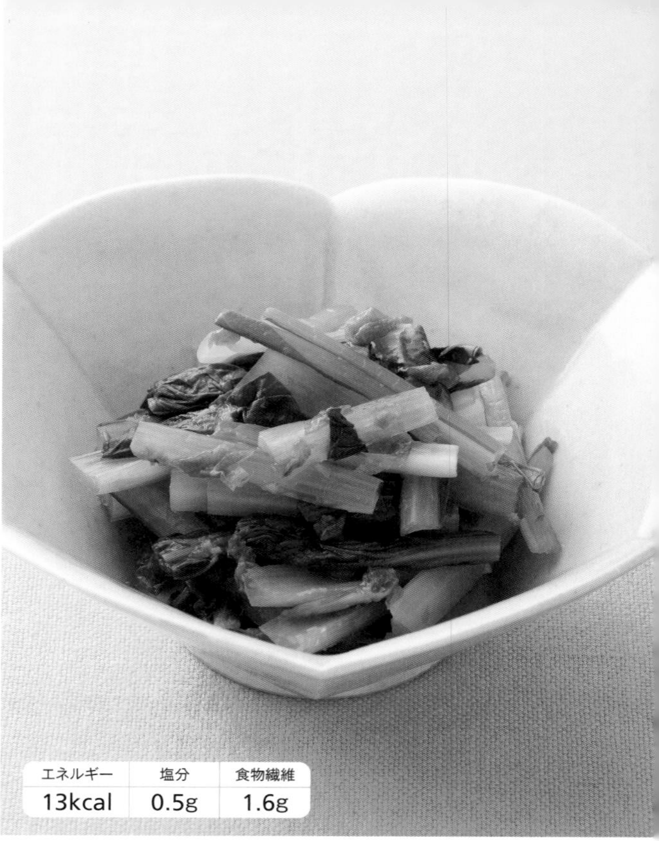

| エネルギー | 塩分 | 食物繊維 |
|---|---|---|
| 13kcal | 0.5g | 1.6g |

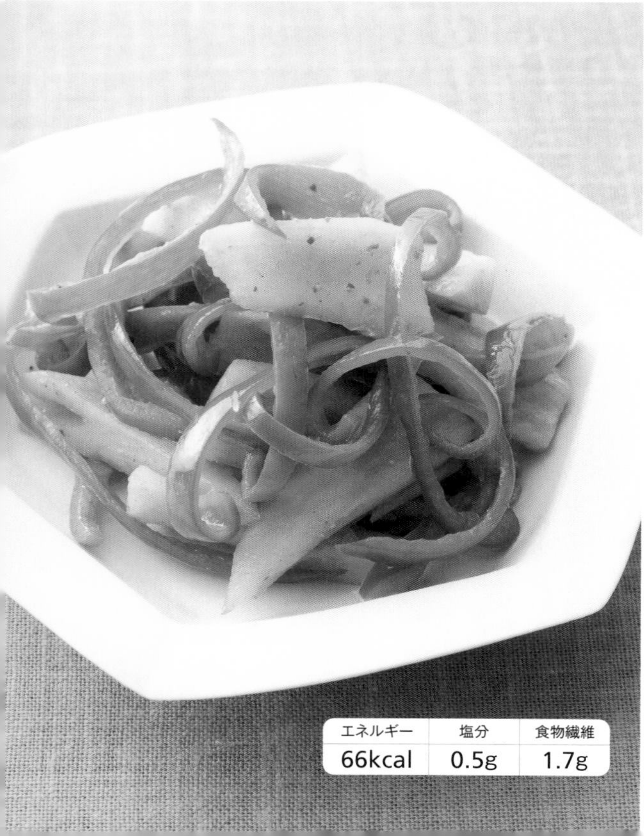

| エネルギー | 塩分 | 食物繊維 |
|---|---|---|
| 66kcal | 0.5g | 1.7g |

# れんこんとピーマンのきんぴら

かんたん　作りおき　10分

**[材料（2人分）]**

| | |
|---|---|
| れんこん | 100g |
| ピーマン | 2個 |
| ごま油 | 小さじ1 |
| A だし汁 | 大さじ1 |
| しょうゆ | 小さじ1 |
| みりん | 小さじ1 |
| 七味唐辛子 | 少々 |

**[作り方]**

準備　**1** **れんこん**は薄い半月切りにし、**ピーマン**はくし切りにする。

炒める　**2** フライパンに油を熱して**れんこん**を炒め、**ピーマン**を加えさらに炒める。火を止め**A**を加え、再び火をつけて炒め合わせながら汁気をからめ、七味唐辛子を加える。

# かぼちゃの和風サラダ

かんたん　8分

**［材料（2人分）］**

| | |
|---|---|
| かぼちゃ（正味） | 150g |
| 万能ねぎ | 4本 |
| A マヨネーズ | 小さじ2 |
| しょうゆ | 小さじ½ |
| 酢 | 小さじ½ |
| かつおぶし | 3つまみ |

**［作り方］**

準備　**1** **かぼちゃ**は種とわたをとる。ラップに包み、電子レンジ（600W）で2分40秒加熱し、あらく割って冷ましておく。

仕上げる　**2** **ねぎ**は斜め切りにし、**1**と**A**を混ぜ合わせる。

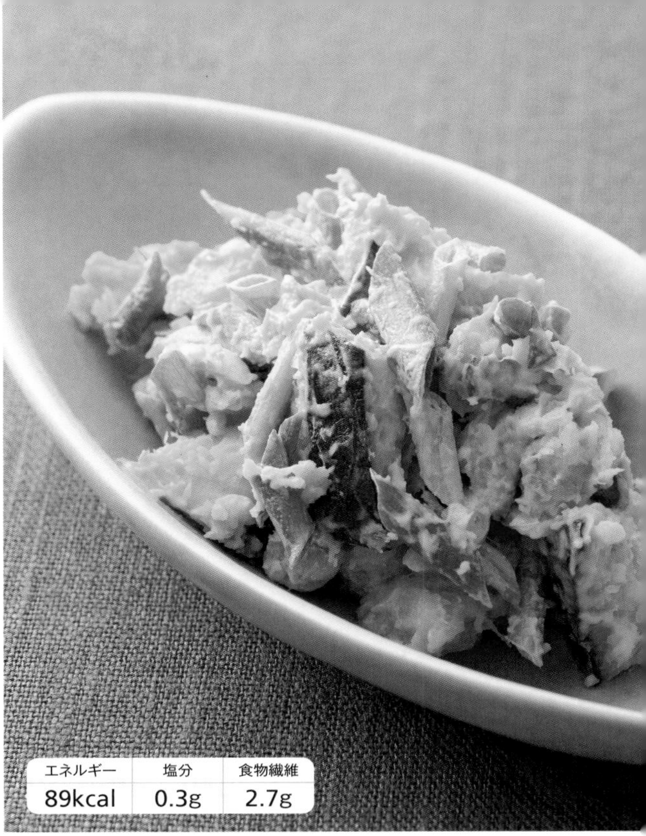

| エネルギー | 塩分 | 食物繊維 |
|---|---|---|
| 89kcal | 0.3g | 2.7g |

# しし唐とじゃこ、しいたけの炒め煮

かんたん　作りおき　8分

**［材料（2人分）］**

| | |
|---|---|
| しし唐辛子 | 100g |
| しいたけ | 4枚 |
| ちりめんじゃこ | 小さじ2（5g） |
| ごま油 | 小さじ1 |
| A だし汁 | ¼カップ |
| 酒 | 小さじ2 |
| しょうゆ | 小さじ½ |

**［作り方］**

準備　**1** **しし唐辛子**はへたを切って種を抜く。**しいたけ**はイチョウ切りにし、**じゃこ**は熱湯をかけておく。

煮る　**2** フライパンに油を熱して**1**を炒め、**A**を加え汁気がなくなるまで混ぜながら煮る。

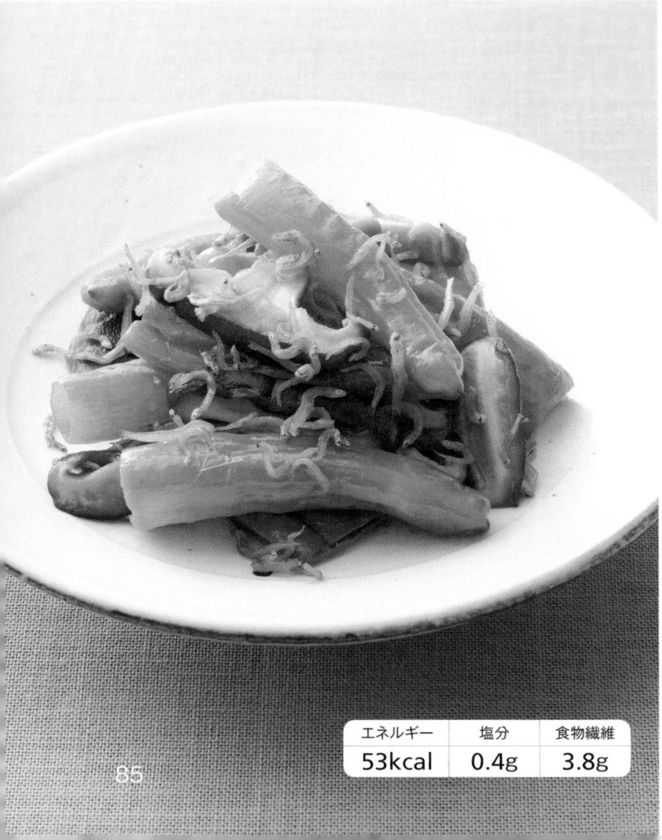

| エネルギー | 塩分 | 食物繊維 |
|---|---|---|
| 53kcal | 0.4g | 3.8g |

# さやいんげんとキャベツのしょうが煮

かんたん　作りおき　10分

**[材料（2人分）]**

| | |
|---|---|
| さやいんげん | 100g |
| キャベツ | 2枚 |
| しょうが | ½かけ |
| A だし汁 | ¾カップ |
| 　みりん | 小さじ1 |
| 　しょうゆ | 小さじ1 |

**[作り方]**

準備
1 さやいんげんはへたを切り、さっとゆでて斜め切りにする。キャベツはざく切り、しょうがはせん切りにする。

煮る
2 鍋にAを煮立て、1を入れふたをし、弱火で7～8分ほど煮る。

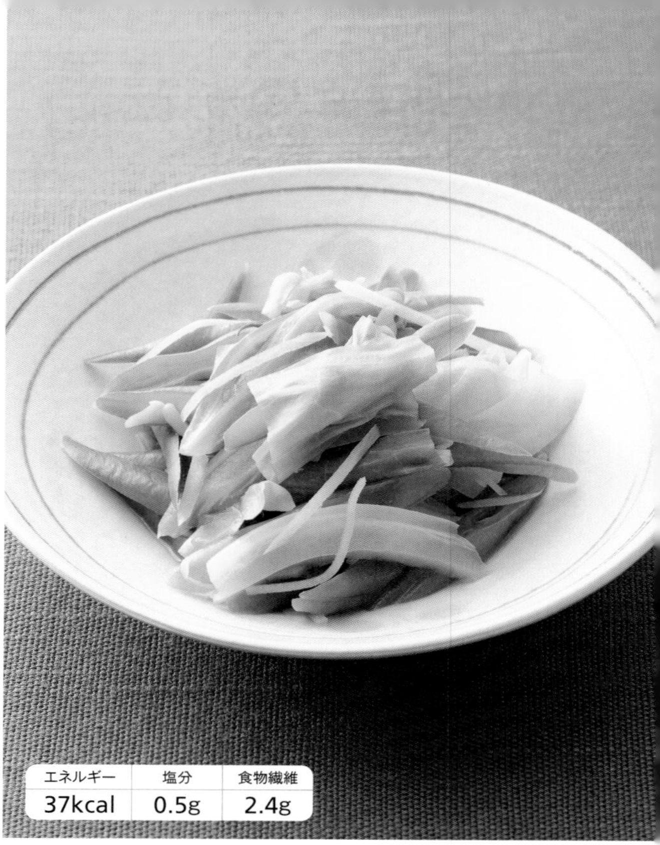

| エネルギー | 塩分 | 食物繊維 |
|---|---|---|
| 37kcal | 0.5g | 2.4g |

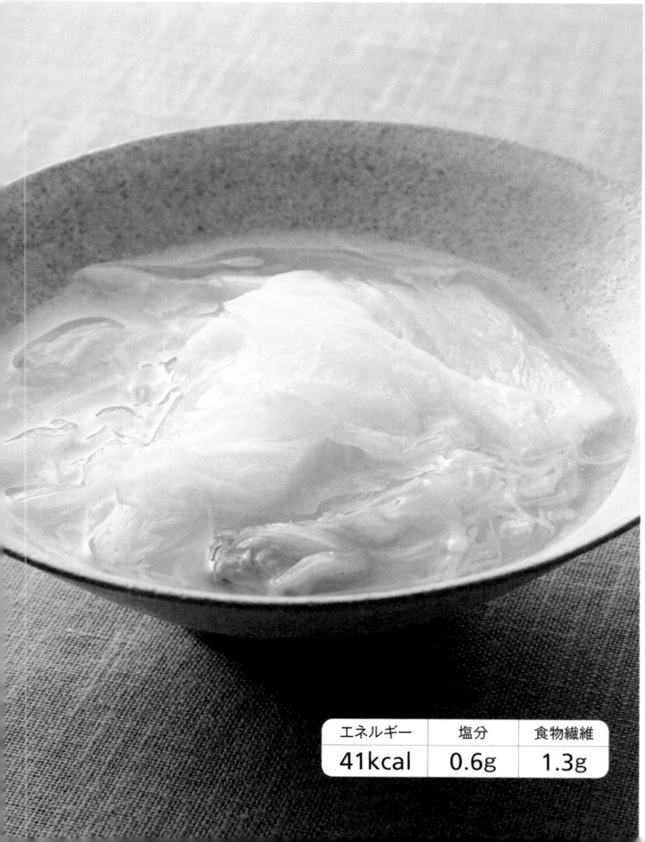

| エネルギー | 塩分 | 食物繊維 |
|---|---|---|
| 41kcal | 0.6g | 1.3g |

# 白菜とほたて缶のあんかけ煮

作りおき　13分

**[材料（2人分）]**

| | |
|---|---|
| 白菜 | 200g |
| A ほたて缶 | ½缶 |
| 　だし汁 | ½カップ |
| 　みりん | 小さじ1 |
| 　塩 | 小さじ⅒ |
| 片栗粉 | 小さじ1 |
| 水 | 小さじ2 |

**[作り方]**

煮る
1 白菜はそぎ切りにして鍋にAとともに入れふたをし、沸騰したら弱火で7～8分ほど煮る。

仕上げる
2 分量の水で溶いた片栗粉でとろみをつけ、ひと煮立ちさせる。

# きゅうりと焼きのりのわさび酢和え

かんたん　5分

**[材料（2人分）]**

| | |
|---|---|
| きゅうり | 1本 |
| 焼きのり | ⅙枚 |
| A わさび | 小さじ⅛ |
| 酢 | 大さじ1 |
| 砂糖 | 小さじ1 |
| 塩 | 小さじ1/10 |

**[作り方]**

準備 **1** **きゅうり**はたたき割り、**のり**はちぎっておく。

和える **2** **A**を混ぜ、**1**と和える。

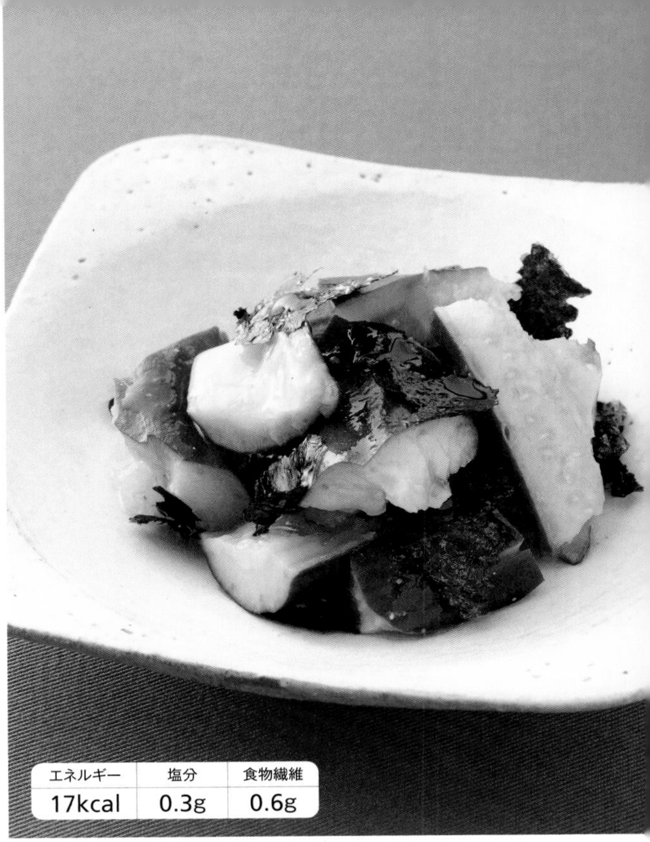

| エネルギー | 塩分 | 食物繊維 |
|---|---|---|
| 17kcal | 0.3g | 0.6g |

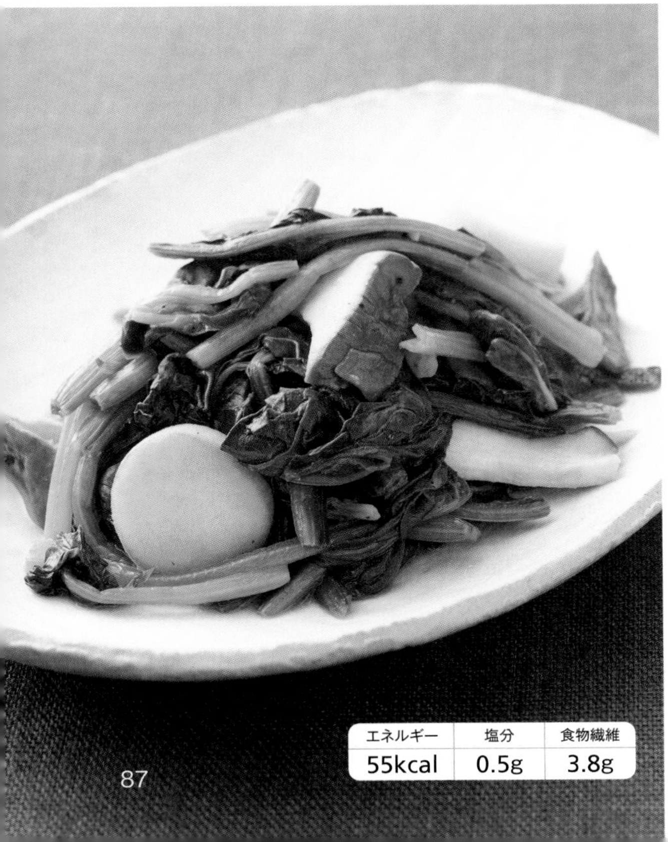

| エネルギー | 塩分 | 食物繊維 |
|---|---|---|
| 55kcal | 0.5g | 3.8g |

# ほうれん草とエリンギのバターしょうゆ炒め

かんたん　作りおき　8分

**[材料（2人分）]**

| | |
|---|---|
| ほうれん草 | 200g |
| エリンギ | 1本 |
| バター | 小さじ1 ½ |
| A しょうゆ | 小さじ1 |
| 酒 | 小さじ2 |
| こしょう | 少々 |

**[作り方]**

準備 **1** **ほうれん草**は4～5cm長さに切り、**エリンギ**は軸を輪切りにし、かさの部分を薄切りにする。

炒める **2** フライパンにバターを溶かして**1**を入れて炒め、**A**を加え炒め合わせる。

# ラタトゥイユ

作りおき　20分

**［材料（2人分）］**

| | |
|---|---|
| ズッキーニ | ½本 |
| 玉ねぎ | ¼個 |
| なす | 1本 |
| 赤パプリカ | ¼個 |
| にんにく（薄切り） | 1枚 |
| オリーブ油 | 小さじ1 |
| A トマト缶（カットタイプ） | 150g |
| A こしょう | 少々 |
| B バジル（葉） | 2枚 |
| B 塩 | 小さじ⅛ |

**［作り方］**

準備　**1** ズッキーニは長さ3、4cm、縦4等分に切り、**玉ねぎ**は角切り、**なす**は輪切り、**赤パプリカ**は乱切りにする。バジルは刻んでおく。

炒める　**2** 鍋に油、みじん切りにしたにんにくを入れて火にかけ、香りが出たら**玉ねぎ**を入れて炒める。**なす**、**ズッキーニ**、**赤パプリカ**も加え炒め合わせ、Aを入れ混ぜ合わせる。

煮る　**3** ふたをし弱火で15分ほど煮て、Bを加え混ぜ合わせる。

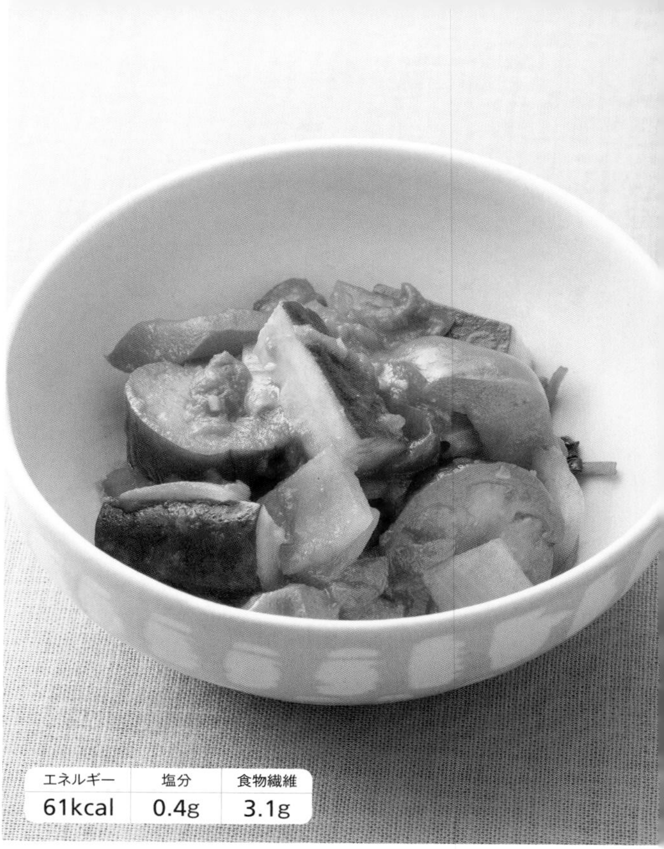

| エネルギー | 塩分 | 食物繊維 |
|---|---|---|
| 61kcal | 0.4g | 3.1g |

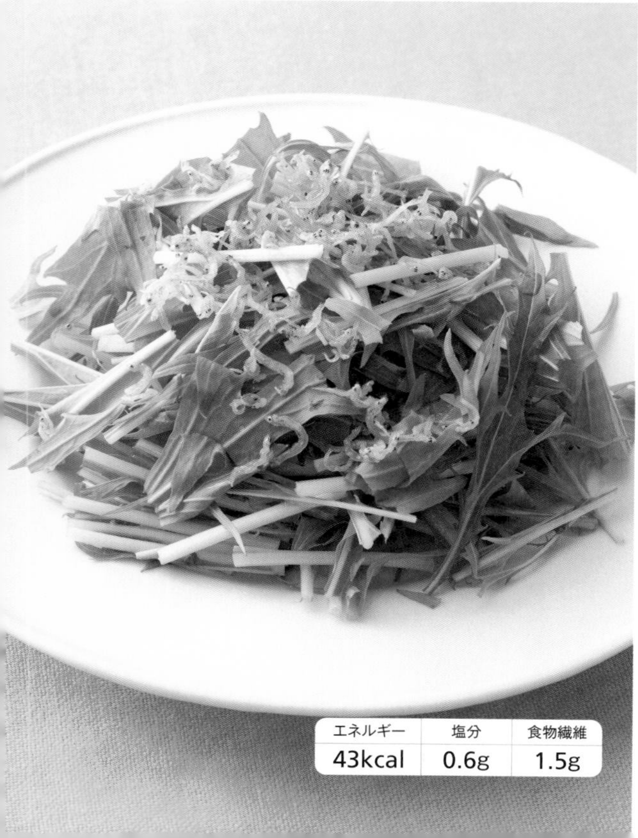

| エネルギー | 塩分 | 食物繊維 |
|---|---|---|
| 43kcal | 0.6g | 1.5g |

# 水菜のカリカリじゃこかけ

かんたん　5分

**［材料（2人分）］**

| | |
|---|---|
| ちりめんじゃこ | 10g |
| 水菜 | 100g |
| ごま油 | 小さじ1 |
| A しょうゆ | 小さじ½ |
| A 酢 | 小さじ2 |

**［作り方］**

準備　**1** フライパンに油を熱し、**じゃこ**をカリカリに炒める。

仕上げる　**2** 3cm長さに切った**水菜**を器に盛り、1とAをかける。

# チンゲン菜のにんにく炒め

かんたん　8分

**[材料（2人分）]**

| | |
|---|---|
| チンゲン菜 | 150g（大1個） |
| にんにく | ½かけ |
| ごま油 | 小さじ1 |
| A 酒 | 小さじ2 |
| ナンプラー | 小さじ⅔ |
| こしょう | 少々 |

**[作り方]**

準備　**1** チンゲン菜は3cm長さに切り、にんにくは薄切りにする。

炒める　**2** フライパンに油を熱し、**1**を入れ炒める。**A**を加えて炒め合わせる。

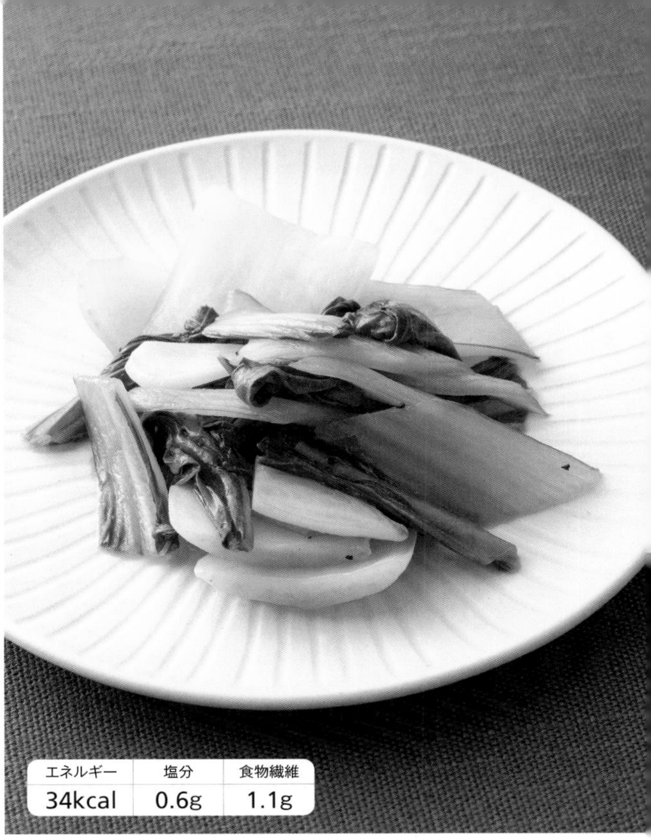

| エネルギー | 塩分 | 食物繊維 |
|---|---|---|
| 34kcal | 0.6g | 1.1g |

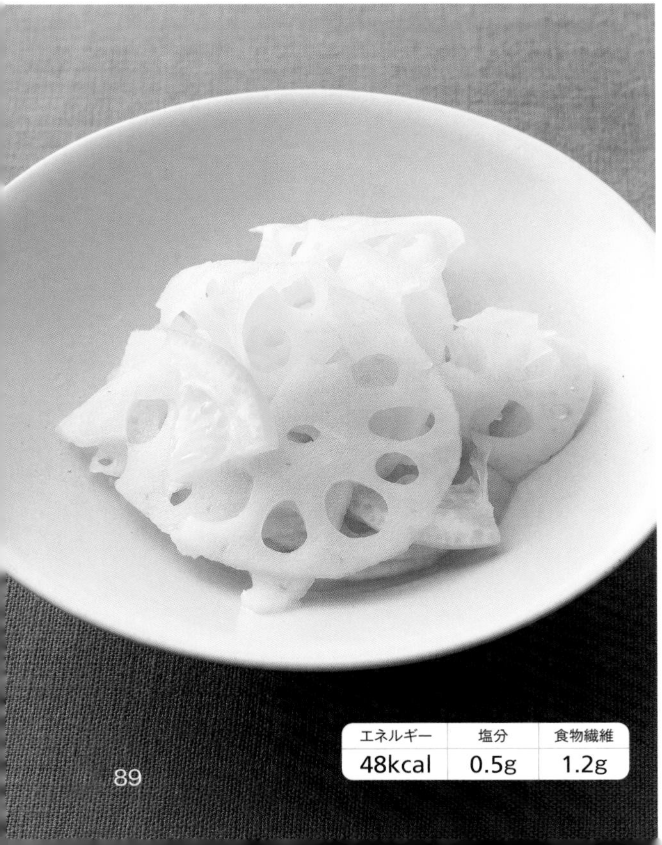

| エネルギー | 塩分 | 食物繊維 |
|---|---|---|
| 48kcal | 0.5g | 1.2g |

# れんこんのレモン酢和え

かんたん　作りおき　10分

**[材料（2人分）]**

| | |
|---|---|
| れんこん | 100g |
| レモン（輪切り） | 1枚 |
| A 酢 | 大さじ1 |
| 砂糖 | 大さじ½ |
| 塩 | 小さじ⅛ |

**[作り方]**

準備　**1** れんこんは薄い半月切りにして水にさらす。鍋にかぶるくらいの水とともに入れ、沸騰させる。弱火にして7～8分ゆでる。レモンはイチョウ切りにする。

混ぜる　**2** **A**を混ぜ、**1**を入れて混ぜ合わせる。

# もずくと長いもの ゆずこしょう酢かけ

かんたん　5分

**[材料（2人分）]**

| | |
|---|---|
| もずく | 100g |
| 長いも | 100g |
| A ゆずこしょう | 小さじ⅕ |
| 酢 | 大さじ2 |
| 砂糖 | 小さじ1 |
| だし汁 | 大さじ2 |
| しょうゆ | 小さじ½ |

**[作り方]**

準備　**1** 長いもは細いせん切りにする。

仕上げる　**2** 1ともずくを器に盛り合わせ、Aを混ぜ合わせかける。

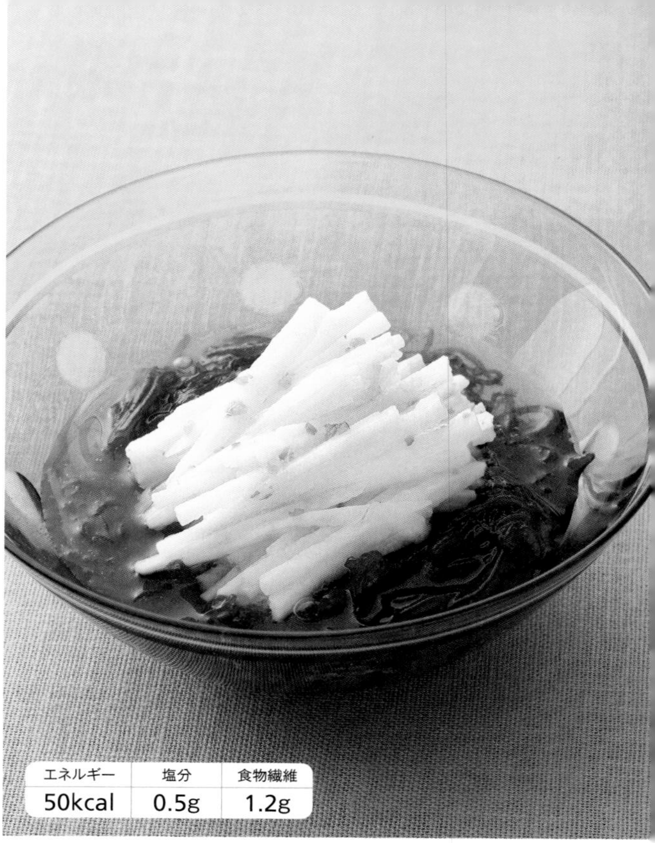

| エネルギー | 塩分 | 食物繊維 |
|---|---|---|
| 50kcal | 0.5g | 1.2g |

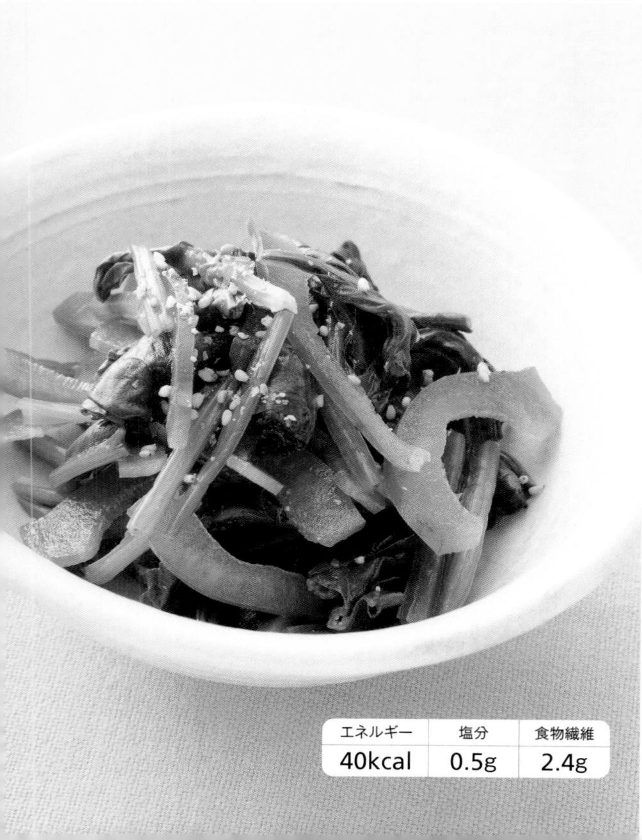

| エネルギー | 塩分 | 食物繊維 |
|---|---|---|
| 40kcal | 0.5g | 2.4g |

# ほうれん草と パプリカのナムル

かんたん　8分

**[材料（2人分）]**

| | |
|---|---|
| ほうれん草 | 150g |
| 赤パプリカ | 40g |
| A 一味唐辛子 | 少々 |
| ごま油 | 小さじ1 |
| にんにく（みじん切り） | 少々 |
| 塩 | 小さじ⅙ |
| 白炒りごま | 少々 |

**[作り方]**

準備　**1** ほうれん草はゆでて3cm長さに切り、赤パプリカは薄切りにする。

仕上げる　**2** 1とAを混ぜ合わせ、器に盛る。ごまを指でひねってかける。

# キャベツのコールスローサラダ

かんたん　作りおき　5分

**［材料（2人分）］**

| | |
|---|---|
| キャベツ | 120g（2枚） |
| コーン（冷凍もしくは缶詰） | 40g |
| ドレッシング（※） | レシピの半量 |

※ P.83 上のブロッコリーと玉ねぎのサラダ参照

**［作り方］**

準備　**1** キャベツはポリ袋に入れ、電子レンジ（600W）で1分加熱して冷まし、太めのせん切りにする。冷凍のコーンを使う場合は、解凍しておく。

混ぜる　**2** キャベツとコーン、ドレッシングを混ぜ合わせる。

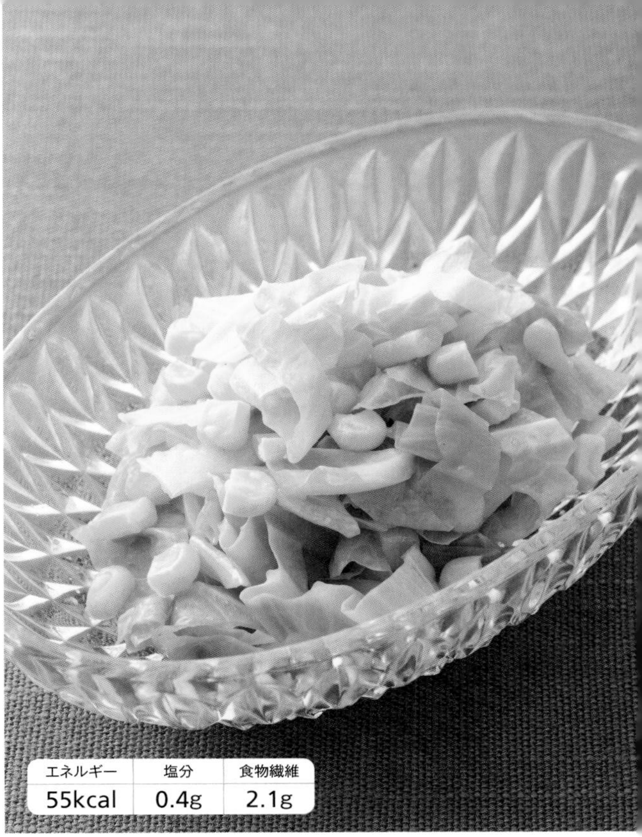

| エネルギー | 塩分 | 食物繊維 |
|---|---|---|
| 55kcal | 0.4g | 2.1g |

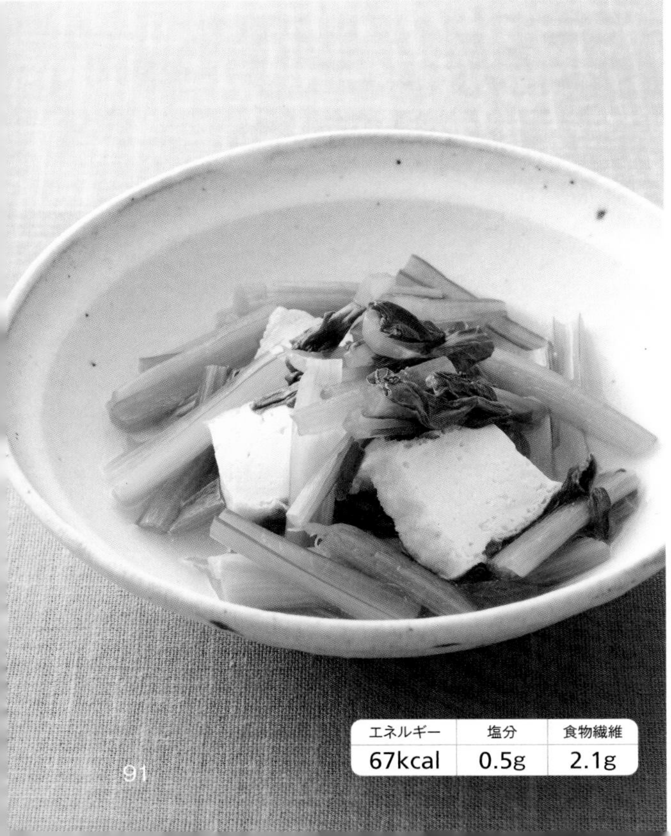

| エネルギー | 塩分 | 食物繊維 |
|---|---|---|
| 67kcal | 0.5g | 2.1g |

# 小松菜と厚揚げの煮びたし

作りおき　12分

**［材料（2人分）］**

| | |
|---|---|
| 小松菜 | 200g |
| 厚揚げ | 60g |
| A だし汁 | ¾カップ |
| 　みりん | 小さじ1 |
| しょうゆ | 小さじ1 |

**［作り方］**

準備　**1** 小松菜は硬めにゆでて3cm長さに切る。厚揚げは小松菜をゆでた湯で油抜きし、薄切りにする。

煮る　**2** 鍋にAを入れ、1を加えてふたをし沸騰させる。弱火にして5分ほど煮て、しょうゆを加えて混ぜ合わせ、2～3分煮る。

# ズッキーニとミニトマトのカレー炒め

かんたん　作りおき　5分

**［材料（2人分）］**

| | |
|---|---|
| ズッキーニ | ½本 |
| ミニトマト | 10個 |
| オリーブ油 | 小さじ1 |
| A カレー粉 | 2つまみ |
| 　塩 | 小さじ⅛ |

**［作り方］**

準備　**1** ズッキーニは拍子木切りにし、ミニトマトはへたをとる。

炒める　**2** フライパンに油を熱し、**1**を炒め、**A**を加えて炒め合わせる。

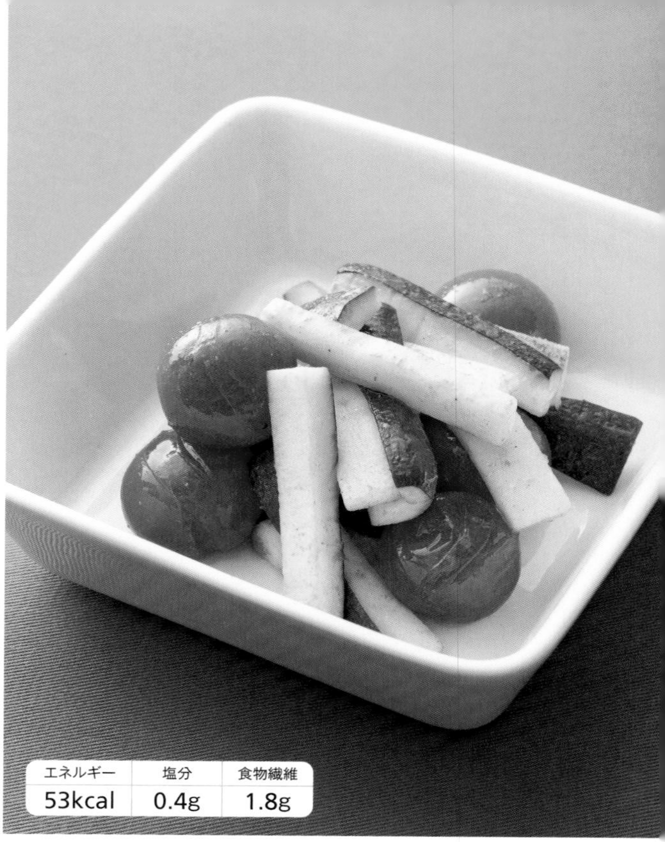

| エネルギー | 塩分 | 食物繊維 |
|---|---|---|
| 53kcal | 0.4g | 1.8g |

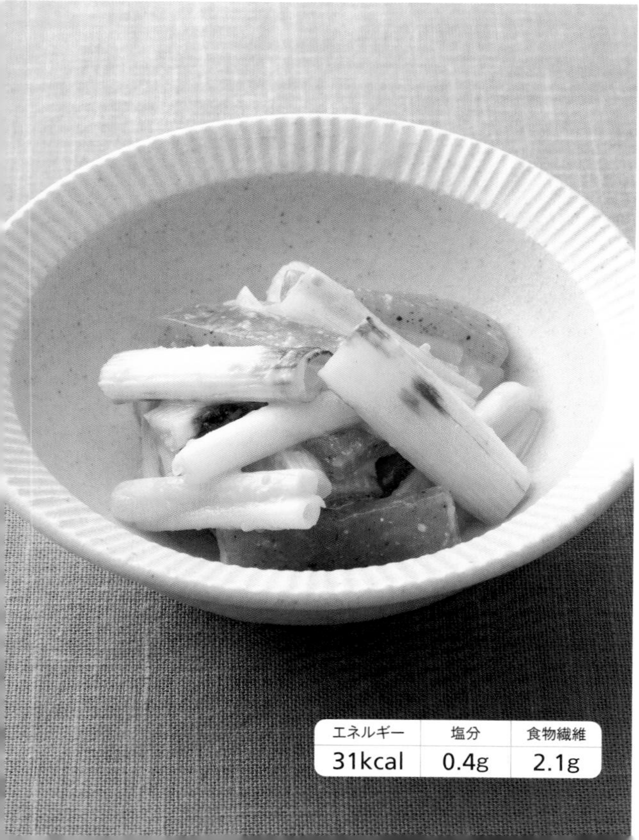

| エネルギー | 塩分 | 食物繊維 |
|---|---|---|
| 31kcal | 0.4g | 2.1g |

# 焼きねぎとこんにゃくの酢みそ和え

かんたん　8分

**［材料（2人分）］**

| | |
|---|---|
| 長ねぎ | 1本 |
| こんにゃく | 60g |
| A 酢 | 小さじ2 |
| 　みそ | 小さじ1 ½ |
| 　砂糖 | 小さじ½ |
| 　練りからし | 少々 |

**［作り方］**

準備　**1** ねぎは魚焼きグリルまたはフライパンに入る長さに切って焼き、焼き目をつける。あら熱がとれたら縦半分に切り、3cm長さに切る。こんにゃくは短冊切りにしてゆでる。

和える　**2** **A**を混ぜ合わせ、**1**と和える。

# 大根と油揚げの煮物

作りおき　15分

**[材料（2人分）]**

| | |
|---|---|
| 大根 | 200g |
| 油揚げ | ¼枚 |
| A 酒 | 小さじ2 |
| だし汁 | ½カップ |
| 砂糖 | 小さじ½ |
| しょうゆ | 小さじ1 |

**[作り方]**

準備　1 大根はイチョウ切りにし、油揚げは熱湯をかけ、せん切りにする。

煮る　2 鍋にAと1を入れてふたをし、沸騰後に弱火にして10分ほど煮る。大根がやわらかくなったら、しょうゆを加えて混ぜ、ふたを外し火を強め、煮汁をからめる。

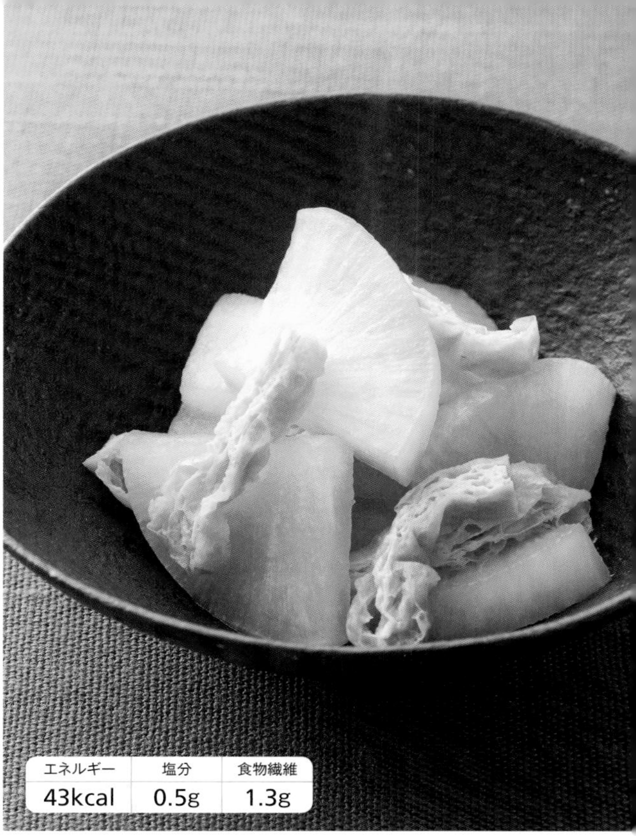

| エネルギー | 塩分 | 食物繊維 |
|---|---|---|
| 43kcal | 0.5g | 1.3g |

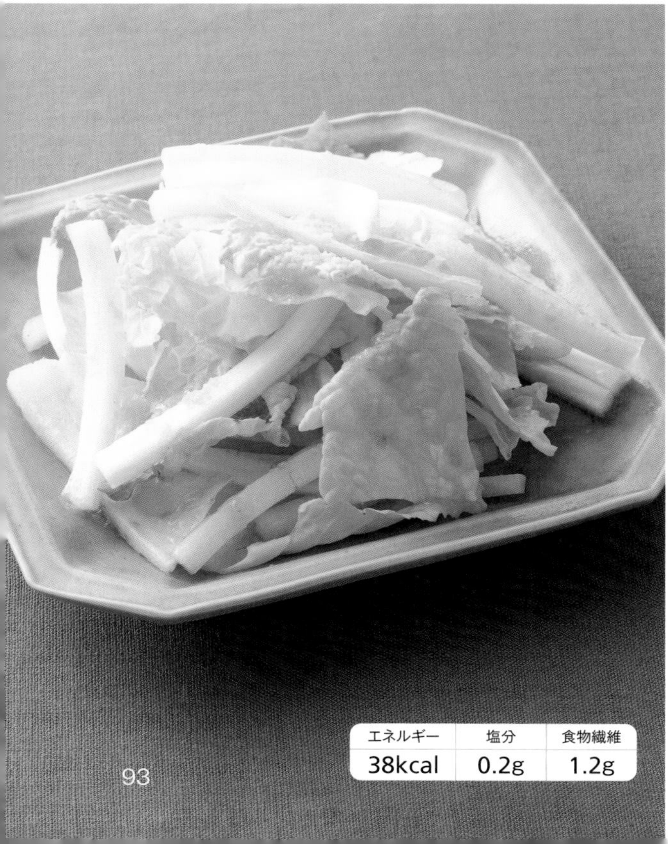

| エネルギー | 塩分 | 食物繊維 |
|---|---|---|
| 38kcal | 0.2g | 1.2g |

# 白菜のしょうがドレッシング和え

かんたん　8分

**[材料（2人分）]**

| | |
|---|---|
| 白菜 | 150g |
| A おろししょうが | ½かけ |
| オリーブオイル | 小さじ1 |
| 酢 | 大さじ1 |
| しょうゆ | 小さじ½ |
| みりん | 小さじ½ |

**[作り方]**

準備　1 白菜は芯を長めのせん切りにし、葉をひと口大にちぎる。

和える　2 Aを混ぜ合わせ、1と和える。

# 焼きなすのからし酢かけ

かんたん　作りおき　10分

**[材料（2人分）]**

| | |
|---|---|
| なす | 2個 |
| A 練りからし | 小さじ⅙ |
| 　酢 | 小さじ2 |
| 　しょうゆ | 小さじ½ |
| 　だし汁 | 小さじ2 |
| かつおぶし | 少々 |

**[作り方]**

焼く　**1** **なす**はへたを切り落とし、魚焼きグリルで焼く。焼けたら皮をむき、輪切りにする。

仕上げる　**2** **1**を器に盛り、**A**を混ぜ合わせてかけ、かつおぶしを散らす。

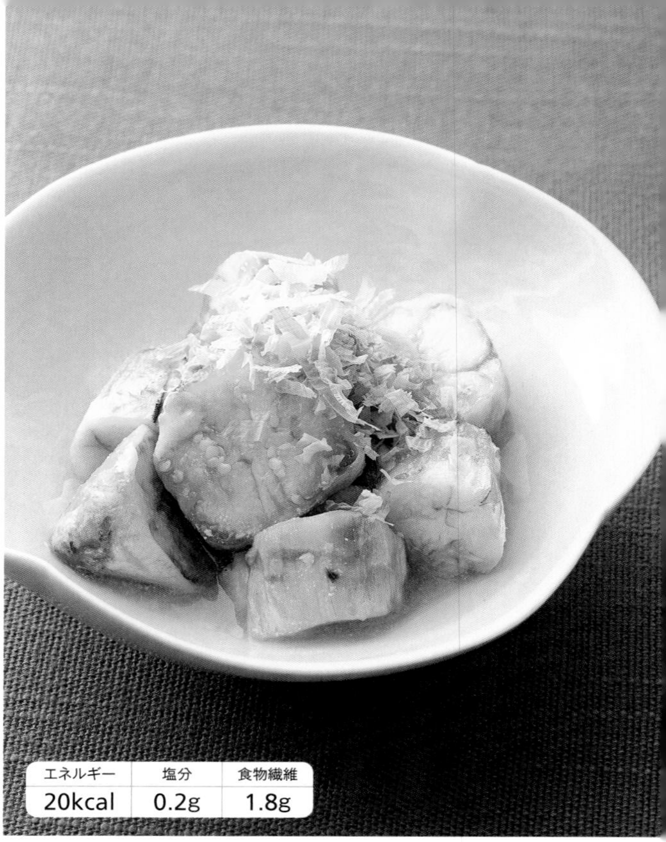

| エネルギー | 塩分 | 食物繊維 |
|---|---|---|
| 20kcal | 0.2g | 1.8g |

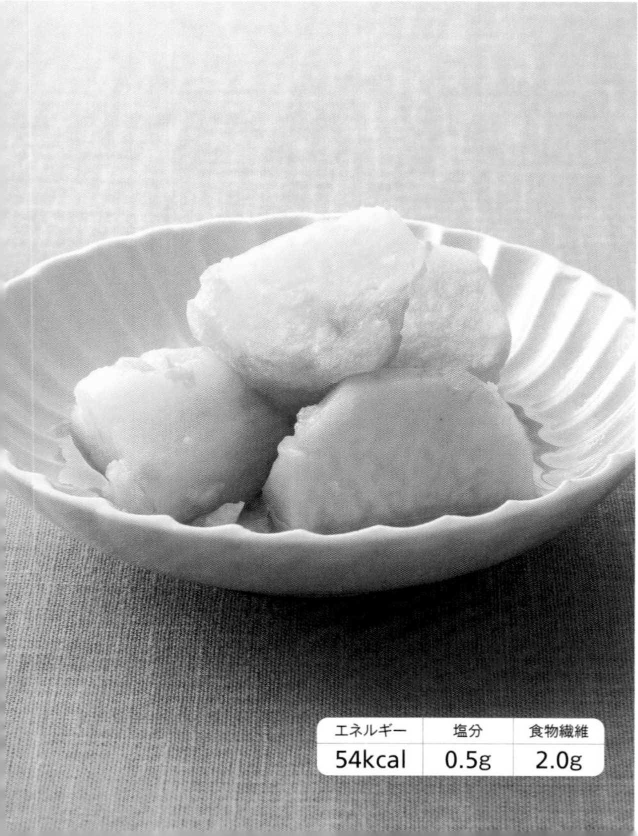

| エネルギー | 塩分 | 食物繊維 |
|---|---|---|
| 54kcal | 0.5g | 2.0g |

# 里いものゆず風味煮

作りおき　15分

**[材料（2人分）]**

| | |
|---|---|
| 里いも | 200g |
| A だし汁 | ½カップ |
| 　砂糖 | 小さじ1 |
| しょうゆ | 小さじ1 |
| ゆずの皮 | 少々 |

**[作り方]**

準備　**1** **里いも**は皮をむいて乱切りにする。ゆでこぼしてぬめりを洗い流す。

煮る　**2** 鍋に**1**と**A**を入れてふたをし、沸騰後に弱火にしてやわらかくなるまで煮る。しょうゆを加え1～2分煮る。器に盛り、すりおろした**ゆずの皮**をふる。

# ポテトサラダ

作りおき　15分

**[材料（2人分）]**

| | |
|---|---|
| じゃがいも | 2個（200g） |
| にんじん | 30g |
| 玉ねぎ | 10g |
| きゅうり | ½本 |

| | | |
|---|---|---|
| A | マヨネーズ | 大さじ1 |
| | 酢 | 大さじ½ |
| | 砂糖 | 小さじ¼ |
| | 塩 | 2つまみ（約0.6g） |
| | こしょう | 少々 |

**[作り方]**

準備　**1** **じゃがいも**は皮をむいてひと口大に切り、水にさらす。**にんじん**は小さめの角切りにする。**玉ねぎ**はせん切りにし、1つまみの砂糖（分量外）と混ぜ合わせてしんなりさせる。**きゅうり**は小口切りにする。

煮る　**2** 鍋に**じゃがいも**、**にんじん**、かぶるくらいの水を入れ、火にかける。沸騰後に弱火にし、やわらかくなるまで煮る。水をきって再度火にかけ、水気をとばして冷ます。

混ぜる　**3** **玉ねぎ**、**きゅうり**、2、Aを混ぜ合わせる。

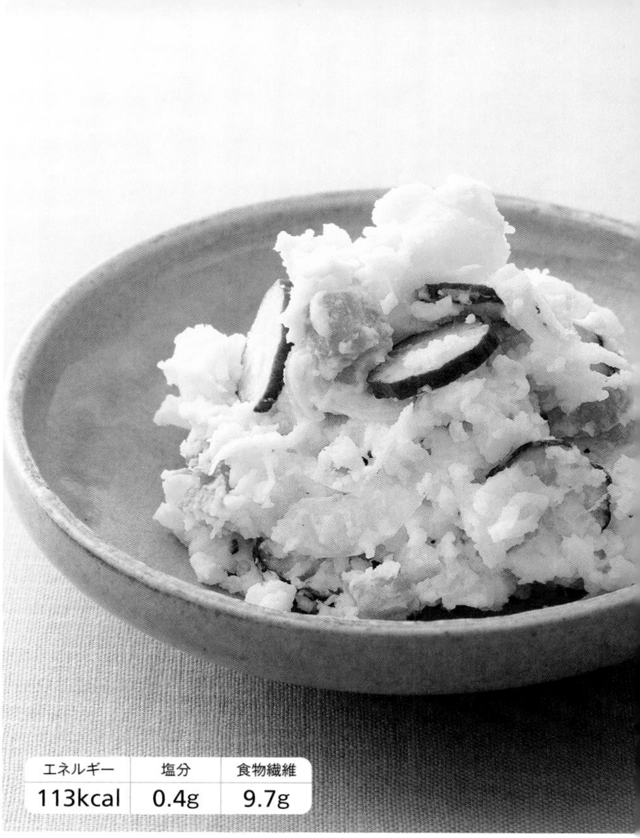

| エネルギー | 塩分 | 食物繊維 |
|---|---|---|
| 113kcal | 0.4g | 9.7g |

# ゆでアスパラガスのチーズオイル和え

かんたん　作りおき　5分

**[材料（2人分）]**

| | | |
|---|---|---|
| | アスパラガス | 6本 |
| A | パルメザンチーズ | 大さじ½ |
| | あらびき黒こしょう | 少々 |
| | オリーブ油 | 小さじ1 |

**[作り方]**

準備　**1** アスパラガスは硬い部分を切ってゆで、4cm長さに切る。

和える　**2** 1とAを和える。

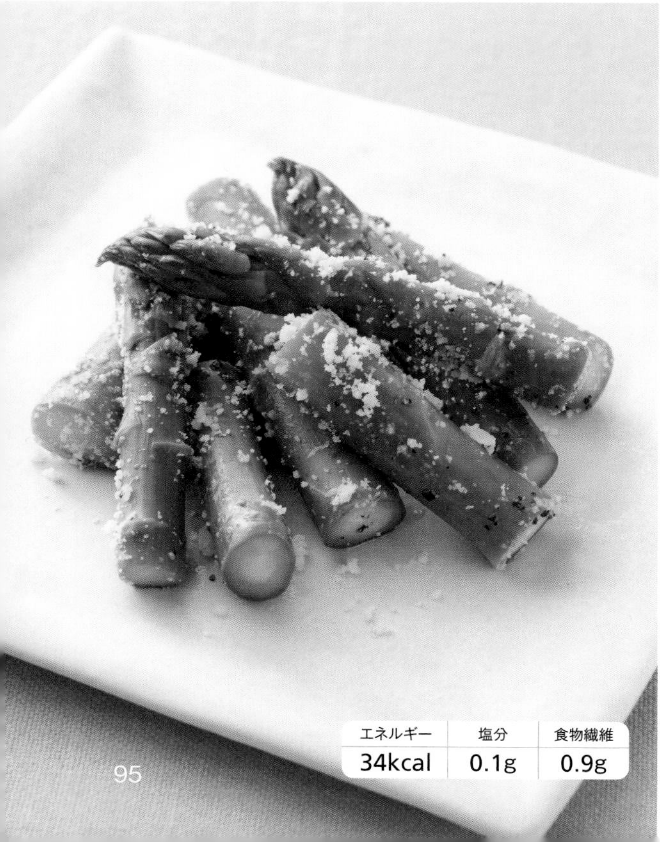

| エネルギー | 塩分 | 食物繊維 |
|---|---|---|
| 34kcal | 0.1g | 0.9g |

# もやし、きゅうりの中華酢和え

かんたん　5分

**[材料（2人分）]**

| | |
|---|---|
| もやし | 100g |
| きゅうり | 1本 |
| 中華ドレッシング | レシピの半量 |

**[作り方]**

仕上げる

**1** ドレッシングの材料を混ぜ合わせておく。

**2** **もやし**はポリ袋に入れ、電子レンジ（600W）で1分40秒加熱し冷ます。**きゅうり**はせん切りにし、**1**ともやしと和える。

**[中華ドレッシング4人分（作りやすい量）]**

しょうゆ・ごま油…各小さじ2
だし汁…大さじ1
こしょう…少々
赤唐辛子(輪切り)…½本
ねぎ(みじん切り)…小さじ1
にんにく(みじん切り)…少々
酢…大さじ1

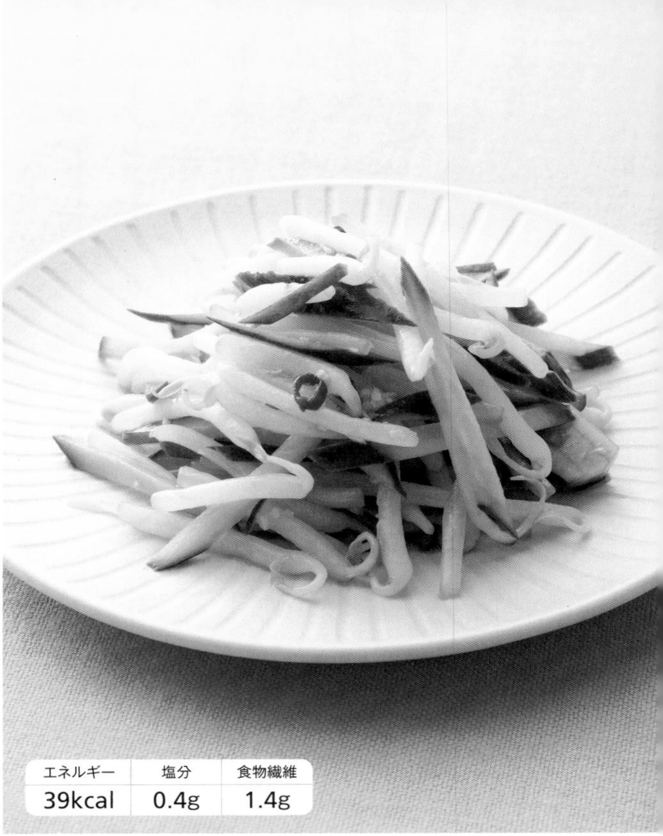

| エネルギー | 塩分 | 食物繊維 |
|---|---|---|
| 39kcal | 0.4g | 1.4g |

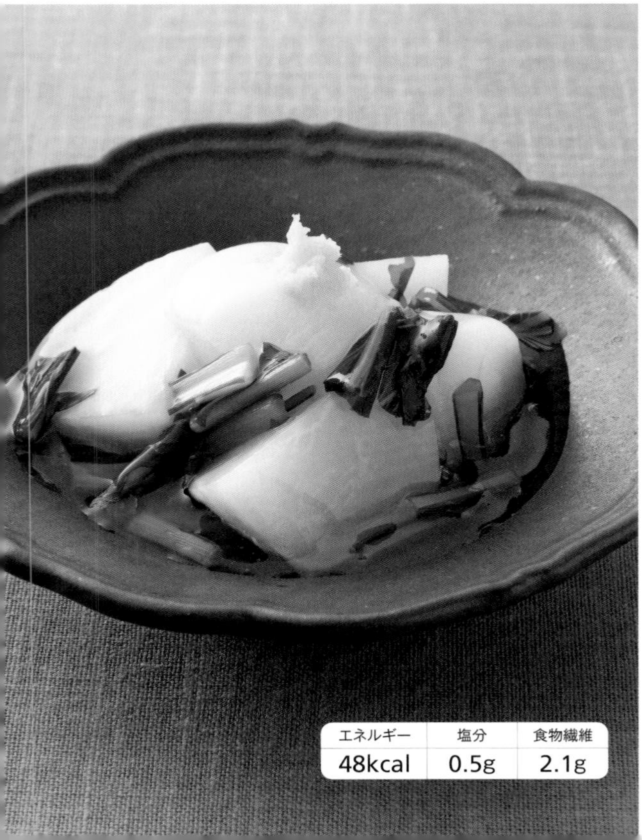

| エネルギー | 塩分 | 食物繊維 |
|---|---|---|
| 48kcal | 0.5g | 2.1g |

# かぶのあんかけ煮

作りおき　15分

**[材料（2人分）]**

| | |
|---|---|
| かぶ | 3個 |
| かぶの葉 | 40g |
| A だし汁 | ¾カップ |
| みりん | 小さじ2 |
| B しょうゆ | 小さじ½ |
| 塩 | 少々(0.3g) |
| 片栗粉 | 小さじ1 ½ |
| 水 | 大さじ1 |
| おろししょうが | 少々 |

**[作り方]**

準備

**1** **かぶ**は皮をむいてくし切りにし、**葉**は2cm長さに切る。

煮る

**2** 鍋に**A**、**かぶ**を入れふたをし、沸騰後に弱火にして8～10分ほど煮る。**葉**と**B**を加え2～3分煮る。分量の水で溶いた片栗粉でとろみをつけ、ひと煮立ちさせる。器に盛り、しょうがを添える。

# ゆでオクラとみょうがのごましょうゆかけ

かんたん　5分

**[材料（2人分）]**

| | |
|---|---|
| オクラ | 1袋 |
| みょうが | 1個 |
| A 白すりごま | 小さじ2 |
| だし汁 | 小さじ2 |
| しょうゆ | 小さじ1 |

**[作り方]**

準備　**1** オクラはがくをとり、表面を塩（分量外）でこする。洗い流してさっとゆで、乱切りにする。みょうがは縦半分に切り、斜めにせん切りにする。

仕上げる　**2** 1を混ぜて器に盛り、Aを混ぜ合わせかける。

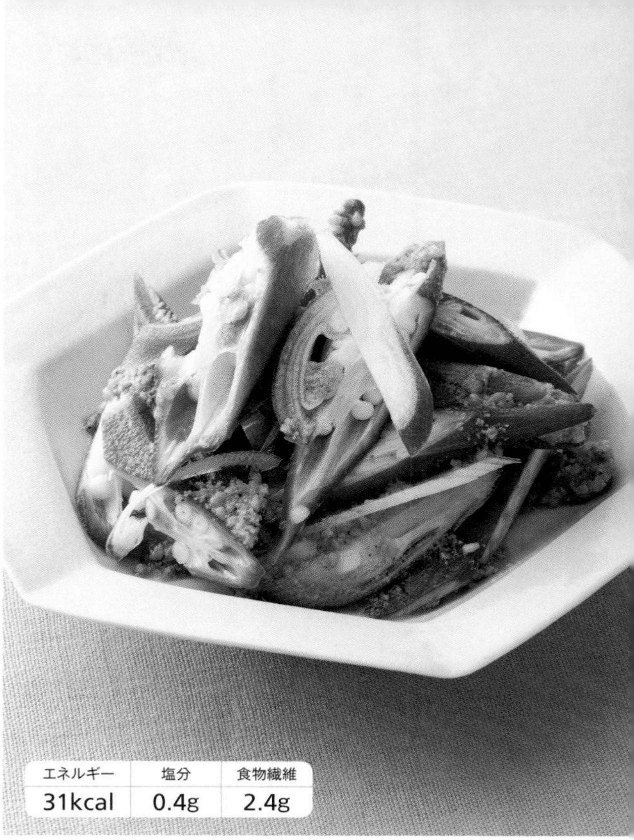

| エネルギー | 塩分 | 食物繊維 |
|---|---|---|
| 31kcal | 0.4g | 2.4g |

# ブロッコリーのごまからし和え

かんたん　作りおき　5分

**[材料（2人分）]**

| | |
|---|---|
| ブロッコリー | 120g |
| A 白すりごま | 小さじ1 |
| 練りからし | 小さじ⅕ |
| だし汁 | 小さじ2 |
| しょうゆ | 小さじ1 |
| 酢 | 小さじ½ |

**[作り方]**

ゆでる　**1** ブロッコリーは小房に分けてゆでる。

和える　**2** Aと1を和える。

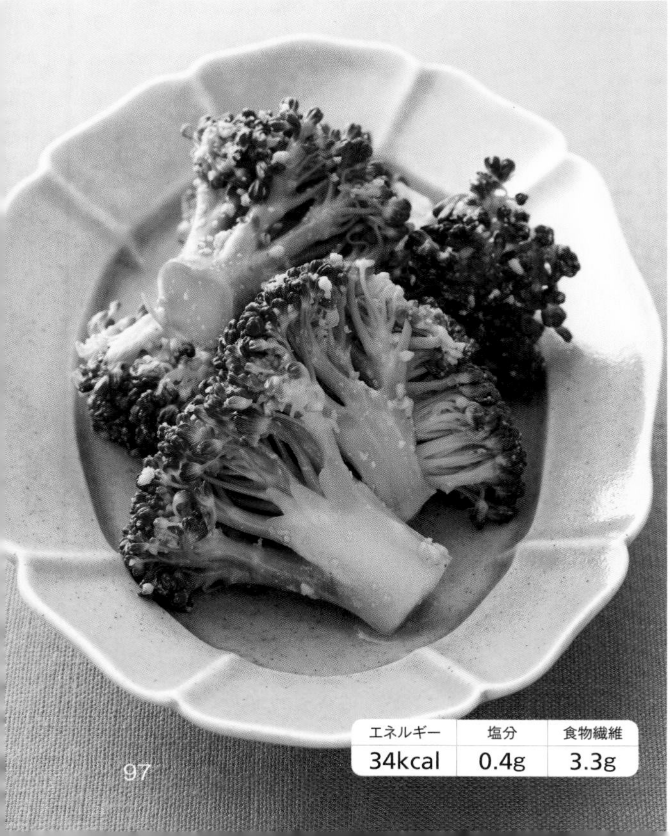

| エネルギー | 塩分 | 食物繊維 |
|---|---|---|
| 34kcal | 0.4g | 3.3g |

column
②

# 地域性を考えながら、減塩にとりくむ

同じ和食でも、地域によって食べるものは違います。食事療法は幼いころから培ってきた食習慣や味覚を変えることでもあるため、地域性を考えた対策が重要です。

全国ではもちろん、同じ県内でも食生活は違うもの。魚が手に入りやすい海側に暮らす人と、手に入りにくい山側に暮らす人とではDHAなどの摂取量に差があります。この違いは、病気の発症率などにも関係しています。

たとえば、漬物をよく食べる地域では、食卓から漬物をすべてなくすのではなく、食べる量や回数を減らすことで減塩できます。各地域の食文化を残しながら、減塩にとりくみましょう。

また、全国では各地域の特性を活かした減塩を実践しています。広島県では広島市内と呉市内の飲食店が、「こだわりのヘルシーグルメランチ」という低エネルギー（400～600kcal）、減塩（塩分2～3g）のランチを提供しています。また、呉市では2012年に「減塩サミットin呉2012」が開催され、減塩に関連する講演やトークショー、料理の実演、食材・加工食品の展示・販売などが行われました。2014年は広島市で開催されました。

また、栃木県では、自治医科大学と県の栄養士会が「とちぎのめぐみ」というとりくみを行っています。野菜は毎食、果物は1日1回、1日1回の魚料理、肉は脂身の少ない部位を食べるなど、県産の豊かな農産物を活かした高血圧対策です。

長野県では、全国的に見ても高い脳卒中の死亡率などを改善するため、1980年代から県をあげて減塩運動にとりくんでいます。

あなたの地域のとりくみもぜひチェックしてみましょう。

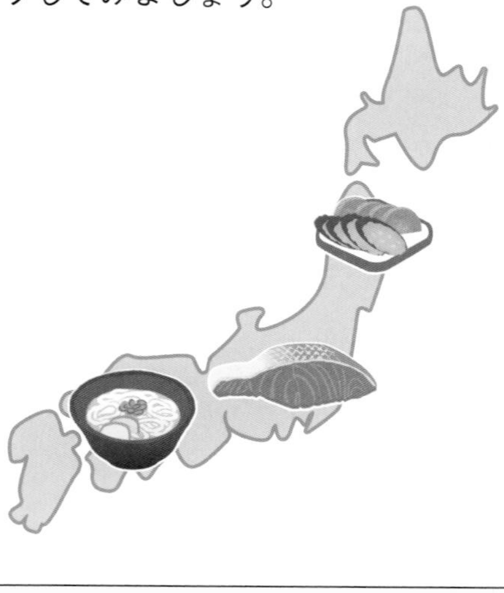

減塩でもみそ汁、
スープが楽しめる!

# 汁物・スープレシピ

野菜、きのこなど、食物繊維や
カリウムが豊富な食材を使い
低塩でもおいしいレシピに
仕上げています。
主菜によく合う12品を紹介します。

# ほうれん草となめこのみそ汁

かんたん　8分

**[材料（2人分）]**

| | |
|---|---|
| ほうれん草 | 60g |
| なめこ | 50g |
| だし汁 | 1 ¼カップ |
| みそ | 大さじ½ |

**[作り方]**

準備　**1** **ほうれん草**は3cm長さに切り、**なめこ**はさっと洗う。

煮る　**2** 鍋にだし汁を煮立て、**1**を加える。みそを溶き入れ、ひと煮立ちさせる。

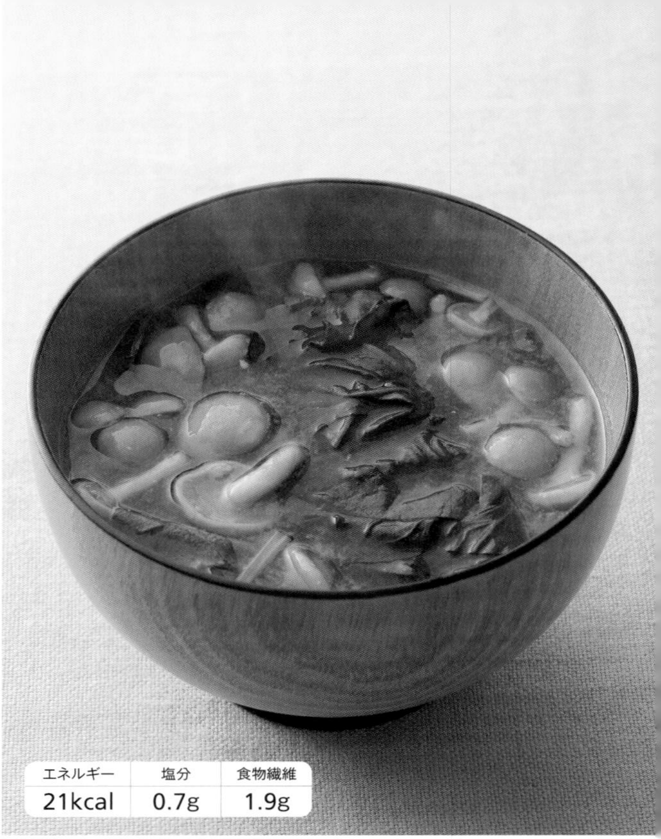

| エネルギー | 塩分 | 食物繊維 |
|---|---|---|
| 21kcal | 0.7g | 1.9g |

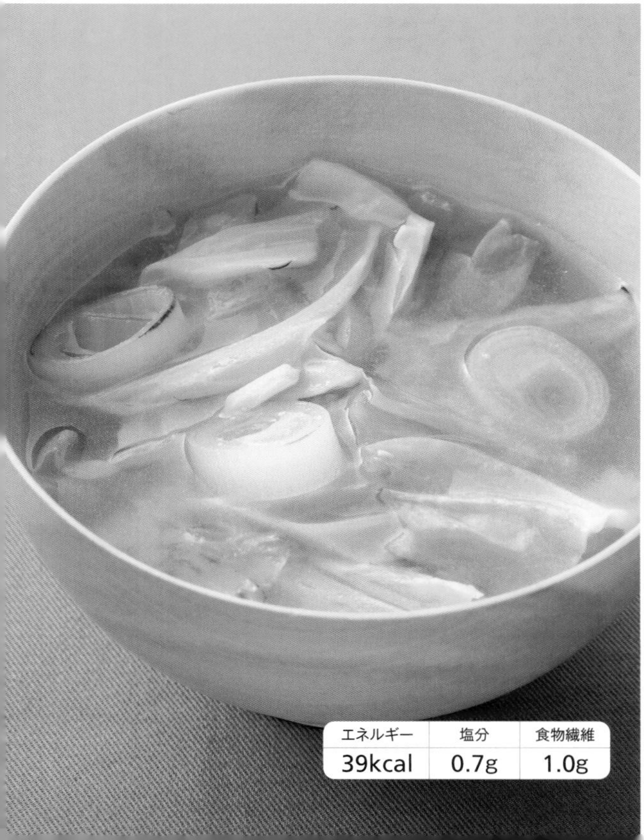

| エネルギー | 塩分 | 食物繊維 |
|---|---|---|
| 39kcal | 0.7g | 1.0g |

# 炒めキャベツのみそ汁

かんたん　8分

**[材料（2人分）]**

| | |
|---|---|
| キャベツ | 1枚 |
| 長ねぎ | ¼本 |
| ごま油 | 小さじ1 |
| だし汁 | 1 ¼カップ |
| みそ | 大さじ½ |

**[作り方]**

準備　**1** **キャベツ**は大きめの短冊切り、**ねぎ**は小口切りにする。

煮る　**2** 鍋に油を熱して**1**を炒め、だし汁を加える。沸騰したら弱火で3～4分ほど煮て、みそを溶き入れ、ひと煮立ちさせる。

# とろろ昆布汁

かんたん　8分

**[材料（2人分）]**

| | |
|---|---|
| さやえんどう | 10g |
| ミニトマト | 4個 |
| とろろ昆布 | 5g |
| だし汁 | 1 ¼カップ |
| しょうゆ | 小さじ½ |

**[作り方]**

準備　**1** **さやえんどう**はゆでて斜め切りにし、**ミニトマト**はへたをとって半分に切る。

仕上げる　**2** 器に**とろろ昆布**と**1**を入れ、熱いだし汁、しょうゆを加える。

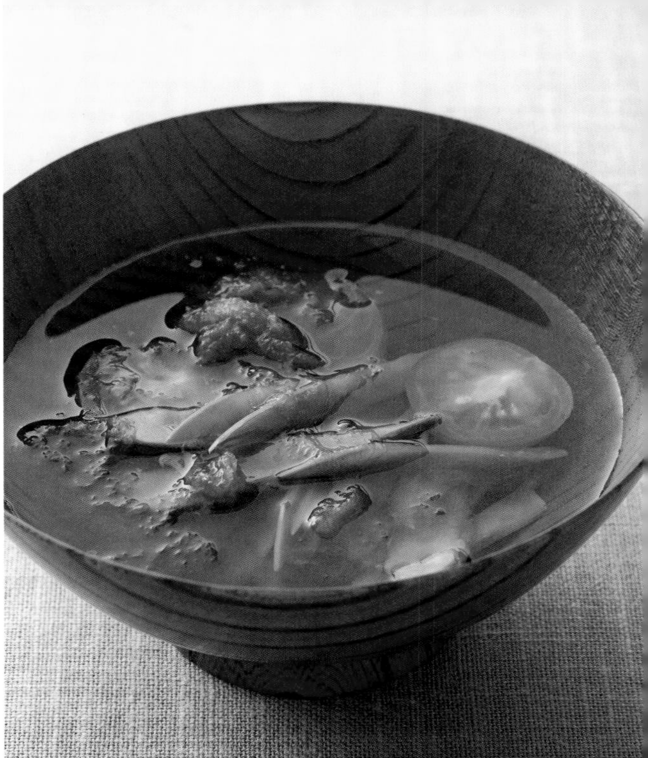

| エネルギー | 塩分 | 食物繊維 |
|---|---|---|
| 22kcal | 0.4g | 1.5g |

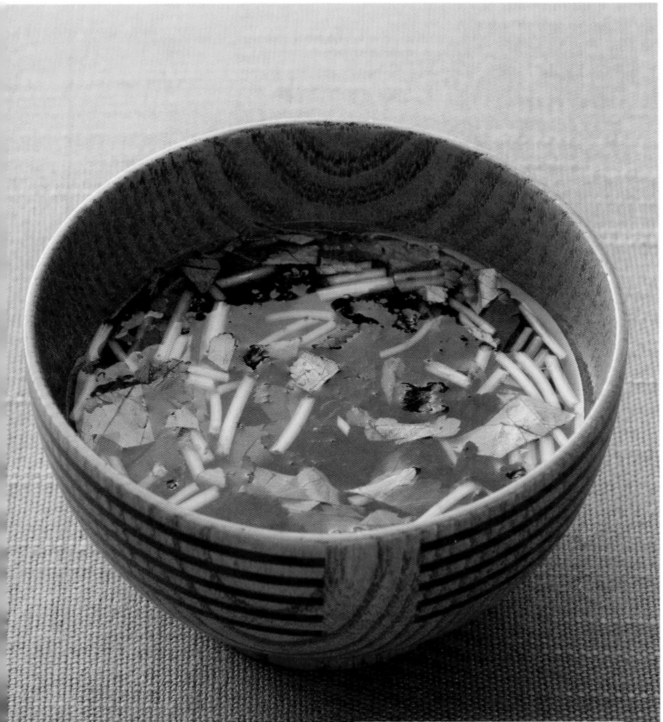

| エネルギー | 塩分 | 食物繊維 |
|---|---|---|
| 7kcal | 0.3g | 0.4g |

# 三つ葉と焼きのりのすまし汁

かんたん　5分

**[材料（2人分）]**

| | |
|---|---|
| 三つ葉 | 10g |
| 焼きのり | ½枚 |
| だし汁 | 1 ¼カップ |
| しょうゆ | 小さじ½ |

**[作り方]**

準備　**1** **三つ葉**は細かく刻み、**のり**は食べやすい大きさにちぎっておく。

仕上げる　**2** **1**を器に入れ、熱いだし汁、しょうゆを加え混ぜ合わせる。

# 小松菜と里いもの豆乳みそ汁

かんたん　10分

**[材料（2人分）]**

| | |
|---|---|
| 小松菜 | 40g |
| 里いも | 100g |
| だし汁 | 1カップ |
| みそ | 小さじ1 |
| 豆乳 | ½カップ |

**[作り方]**

準備　**1** **小松菜**は3cm長さに切り、**里いも**は皮をむき乱切りにする。

煮る　**2** だし汁と**里いも**を鍋に入れてふたをし沸騰させ、弱火でやわらかくなるまで煮る。**小松菜**を加え、豆乳、みそを溶き入れ、ひと煮立ちさせる。

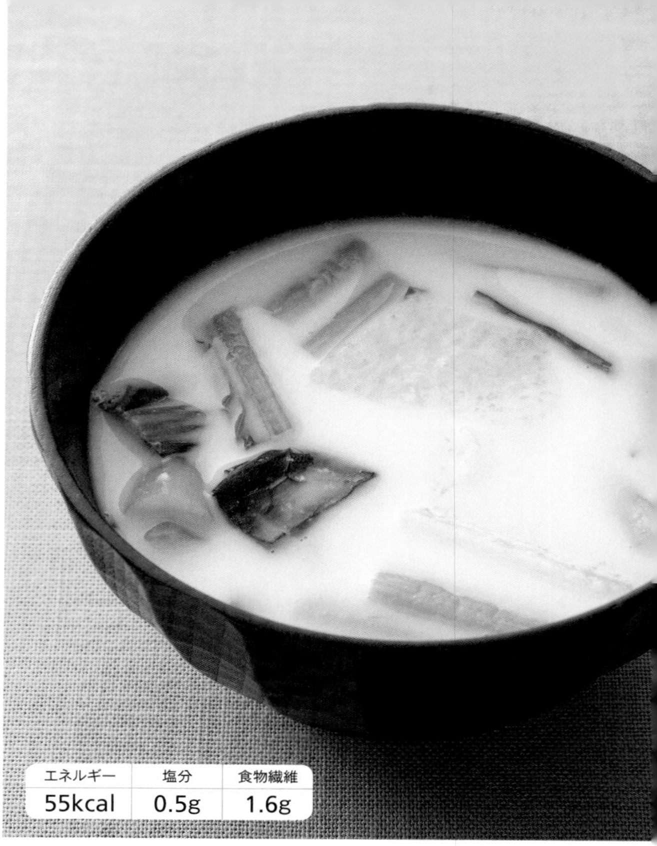

| エネルギー | 塩分 | 食物繊維 |
|---|---|---|
| 55kcal | 0.5g | 1.6g |

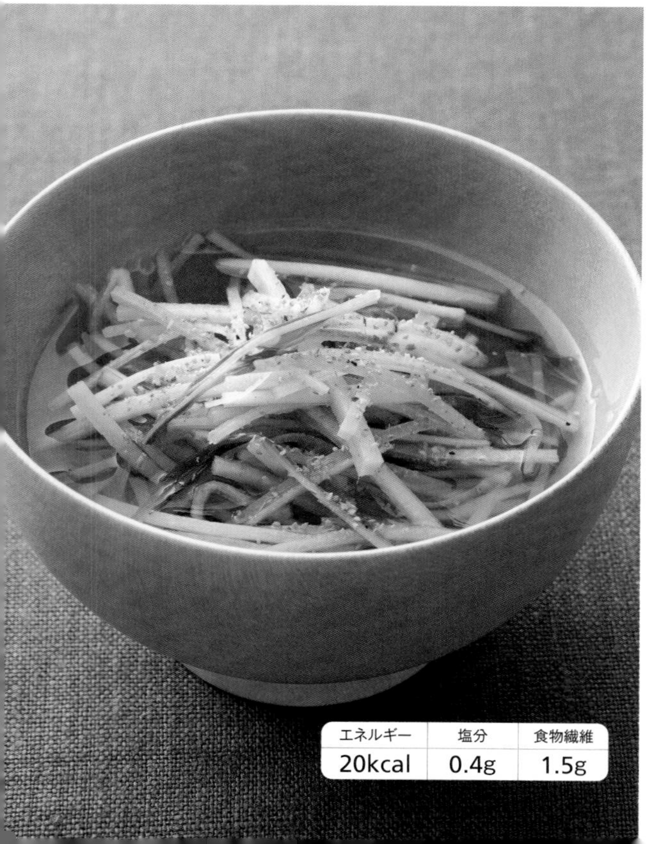

| エネルギー | 塩分 | 食物繊維 |
|---|---|---|
| 20kcal | 0.4g | 1.5g |

# 水菜、ごぼう、にんじんの沢煮椀

かんたん　8分

**[材料（2人分）]**

| | |
|---|---|
| 水菜 | 10g |
| ごぼう | 40g |
| にんじん | 20g |
| だし汁 | 1 ¼カップ |
| しょうゆ | 小さじ½ |
| 粉山椒 | 少々 |

**[作り方]**

準備　**1** **水菜**は3cmに切る。**ごぼう**、**にんじん**は細いせん切りにし、**ごぼう**は水にさらしておく。

煮る　**2** 鍋にだし汁を煮立て、**1**を入れさっと煮る。しょうゆを加えひと煮立ちさせ、器に盛り粉山椒をふる。

# かぶとベーコンのコンソメスープ

かんたん　10分

**[材料（2人分）]**

| | |
|---|---|
| かぶ | 1個 |
| かぶの葉 | 60g |
| ベーコン | ½枚 |
| A コンソメ | ¼個 |
| 　水 | 1 ¼カップ |
| 塩、あらびき黒こしょう | 各少々 |

**[作り方]**

準備　**1** かぶは皮をむいてくし切りにし、**葉**は2cm長さに切る。ベーコンはせん切りにする。

煮る　**2** 鍋に**A**とかぶ、ベーコンを入れてふたをし、沸騰したら弱火にし、やわらかくなるまで煮る。**かぶの葉**を加えさっと煮たら、塩、あらびき黒こしょうを加える。

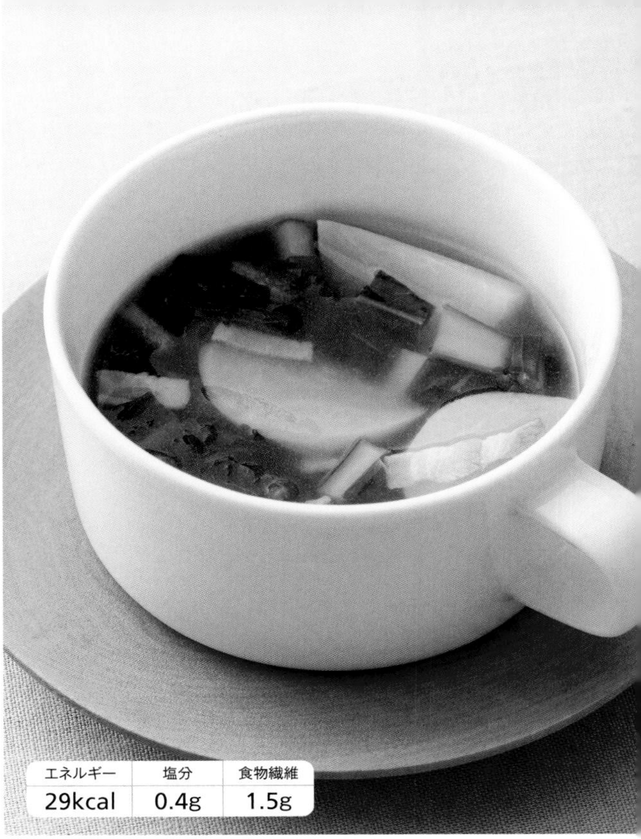

| エネルギー | 塩分 | 食物繊維 |
|---|---|---|
| 29kcal | 0.4g | 1.5g |

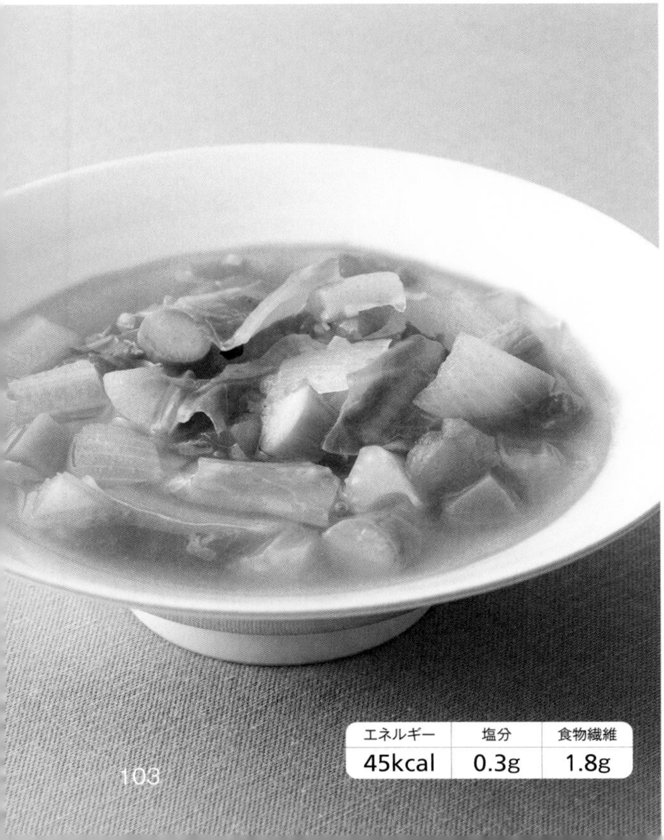

| エネルギー | 塩分 | 食物繊維 |
|---|---|---|
| 45kcal | 0.3g | 1.8g |

# ミネストローネ

作りおき　15分

**[材料（2人分）]**

| | |
|---|---|
| A トマト | ½個 |
| 　セロリ | 40g |
| 　玉ねぎ | 40g |
| 　にんじん | 30g |
| キャベツ | ½枚 |
| アスパラガス | 1本 |
| B にんにく（薄切り） | 1枚 |
| 　オリーブ油 | 小さじ1 |
| C 水 | 1 ½カップ |
| 　コンソメ | ¼個 |
| 塩・こしょう | 各少々（約0.3g） |

**[作り方]**

準備　**1** にんにくはみじん切り、**A**は1cmくらいの角切り、**キャベツ**は大きめの角切りにする。**アスパラガス**は硬い部分を切って小口切りにする。

煮る　**2** 鍋に**B**を入れ香りが出たら、**玉ねぎ**、**セロリ**、**にんじん**を入れ炒め、しんなりしたら**キャベツ**を加えて炒め合わせる。**トマト**、**C**を加えてふたをし、沸騰後に弱火で10分ほど煮る。**アスパラガス**、塩、こしょうを入れ、ひと煮立ちさせる。

# ブロッコリーと玉ねぎのカレーミルクスープ

かんたん　10分

**[材料（2人分）]**

| | |
|---|---|
| ブロッコリー | 60g |
| 玉ねぎ | 50g |
| バター | 小さじ1 |
| A コンソメ | ¼個 |
| 　水 | ¾カップ |
| B カレー粉 | 小さじ⅛ |
| 　牛乳 | ½カップ |

**[作り方]**

準備　**1** ブロッコリーは細かく切り、玉ねぎはみじん切りにする。

煮る　**2** 鍋にバターを溶かし、玉ねぎを炒める。**A**を入れてふたをし、沸騰後に弱火にして5分ほど煮る。ブロッコリーを加えてさらに4～5分ほど煮て、**B**を加えひと煮立ちさせる。

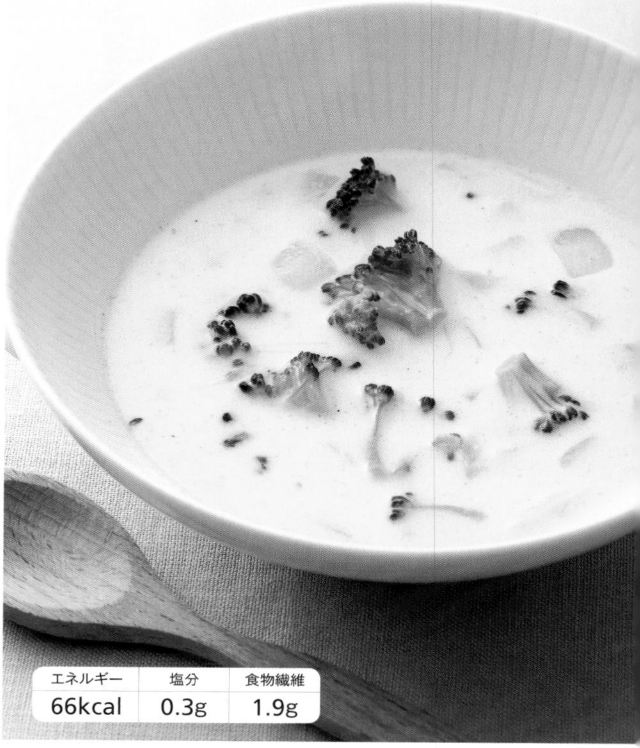

| エネルギー | 塩分 | 食物繊維 |
|---|---|---|
| 66kcal | 0.3g | 1.9g |

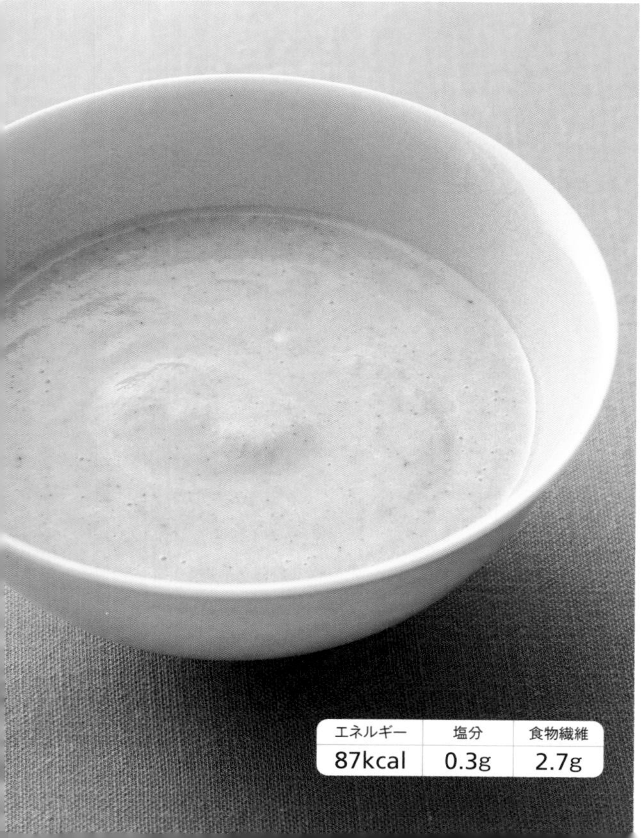

| エネルギー | 塩分 | 食物繊維 |
|---|---|---|
| 87kcal | 0.3g | 2.7g |

# ごぼうとしいたけのポタージュ

作りおき　20分

**[材料（2人分）]**

| | |
|---|---|
| ごぼう | 50g |
| しいたけ | 2枚 |
| 玉ねぎ | 20g |
| バター | 小さじ1 |
| にんにく(薄切り) | 1枚 |
| A コンソメ | ¼個 |
| 　水 | ¾カップ |
| 牛乳 | ¾カップ |
| こしょう | 少々 |

**[作り方]**

準備　**1** ごぼうは斜め薄切りにして水にさらし、しいたけは薄切り、玉ねぎはせん切りにする。

煮る　**2** 鍋にバターを溶かし玉ねぎ、にんにくを炒め、しいたけ、ごぼうを加えさらに炒める。**A**を加えてふたをし、沸騰後に弱火で15分ほど煮る。

仕上げる　**3** 2のあら熱をとりミキサーにかける。鍋に戻して牛乳を加えひと煮立ちさせ、こしょうを加える。

# わかめともやしのスープ

かんたん　8分

**[材料（2人分）]**

| | |
|---|---|
| カットわかめ | 小さじ1 |
| もやし | 80g |
| A 中華スープの素（顆粒） | 小さじ¼ |
| 水 | 1 ¼カップ |
| こしょう | 少々 |
| しょうゆ | 小さじ½ |
| 白炒りごま | 少々 |

**[作り方]**

準備　1 わかめは水にひたして戻しておく。

煮る　2 鍋にAを入れ煮立て、もやし、わかめを入れて煮る。こしょう、しょうゆを加え、ひと煮立ちさせ、器によそってごまをふる。

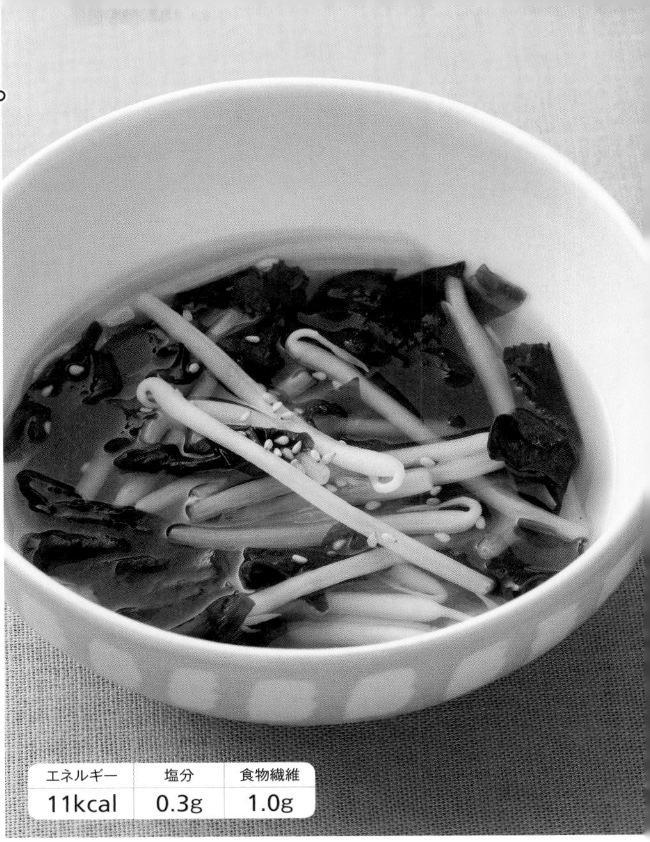

| エネルギー | 塩分 | 食物繊維 |
|---|---|---|
| 11kcal | 0.3g | 1.0g |

# スワンラータン

かんたん　作りおき　10分

**[材料（2人分）]**

| | |
|---|---|
| チンゲン菜 | 50g |
| えのきだけ | 80g |
| 長ねぎ | 3cm |
| しょうが（薄切り） | 1枚 |
| 赤唐辛子 | 1 ½本 |
| コーン（冷凍もしくは缶詰） | 40g |

| | |
|---|---|
| A 中華スープの素（顆粒） | 小さじ¼ |
| 水 | 1¼カップ |
| B しょうゆ | 小さじ½ |
| こしょう | 少々 |
| C 片栗粉 | 小さじ½ |
| 水 | 小さじ1 |
| 酢 | 小さじ2 |
| ごま油 | 小さじ½ |

**[作り方]**

準備　1 チンゲン菜は太めのせん切りにし、えのきだけは長さを半分に切る。ねぎ、しょうがはせん切りに、赤唐辛子は輪切りにする。

煮る　2 鍋にAを煮立て、1とコーンを入れ、ひと煮立ちさせる。Bを加えてCでとろみをつけ、酢、ごま油を加える。

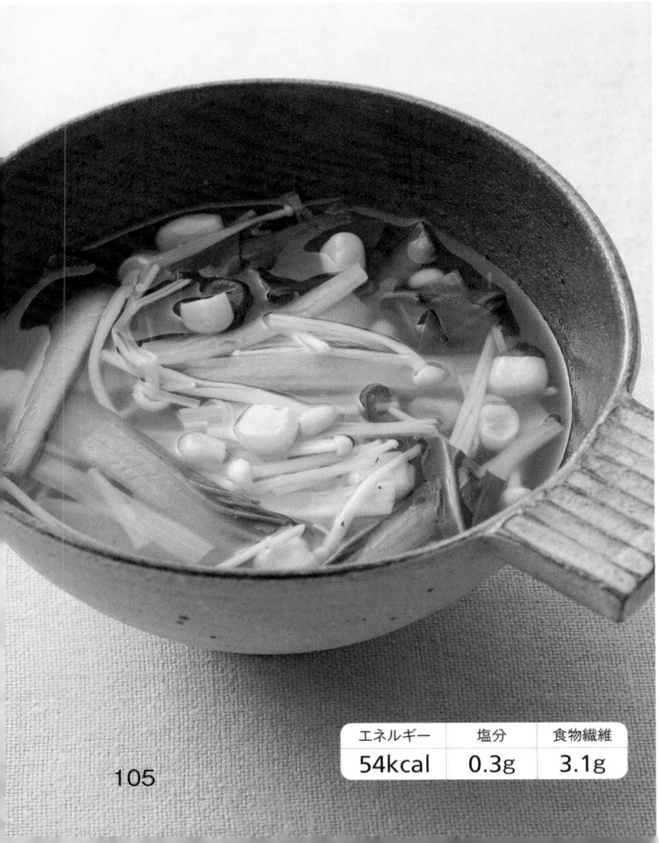

| エネルギー | 塩分 | 食物繊維 |
|---|---|---|
| 54kcal | 0.3g | 3.1g |

column ③

# 加工食品を食べるコツ

漬物、魚の干物、たらこ、ベーコンやチーズなど、日々の食卓では加工食品がふんだんに使われています。保存と味つけを目的として大量の塩分が含まれているため、加工食品を使うとすぐに１日６ｇ未満の食塩摂取量をオーバーしてしまいます。

高血圧予備軍の人も、毎日のように食べていると食塩をとりすぎてしまうため、注意が必要です。

まずは加工食品の食塩含有量を知ることです。おもな加工食品の食塩含有量をまとめました。干物や漬物、梅干しは一般的な数値です。地域や家庭、メーカーにより個々の塩分量は異なるため、買う際に確認しましょう。

食べる際には食塩のとりすぎにならないよう、分量を減らしたり、減塩タイプのものを使ったりします。「加工食品はNG」と厳しくカットするとストレスになるため、ほかの食事とも調整して上手に食べましょう。

**＜おもな加工食品の食塩含有量＞**

| 加工食品 | 塩分 |
|---|---|
| ほっけ（開き干し）100g（可食部） | 3.6g |
| まあじ・開き干し 100g（可食部） | 1.7g |
| たらこ 30g | 1.4g |
| ロースハム 15g | 0.3g |
| ベーコン 15g | 0.3g |
| 梅干し 25g | 4.6g |
| きゅうりのぬか漬け 50g | 2.7g |

資料：日本食品標準成分表 2020 年版（八訂）

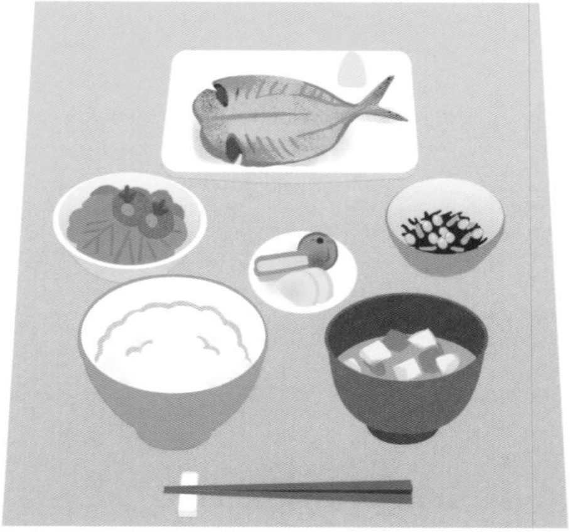

さくっと食べたい
忙しいときに作りたい！

# 麺・丼・ワンプレートレシピ

ごはん、麺などとおかずがいっしょに
食べられるワンプレート。
薄味でも、食材、作り方を工夫して
しっかりした味を楽しめる16品です。

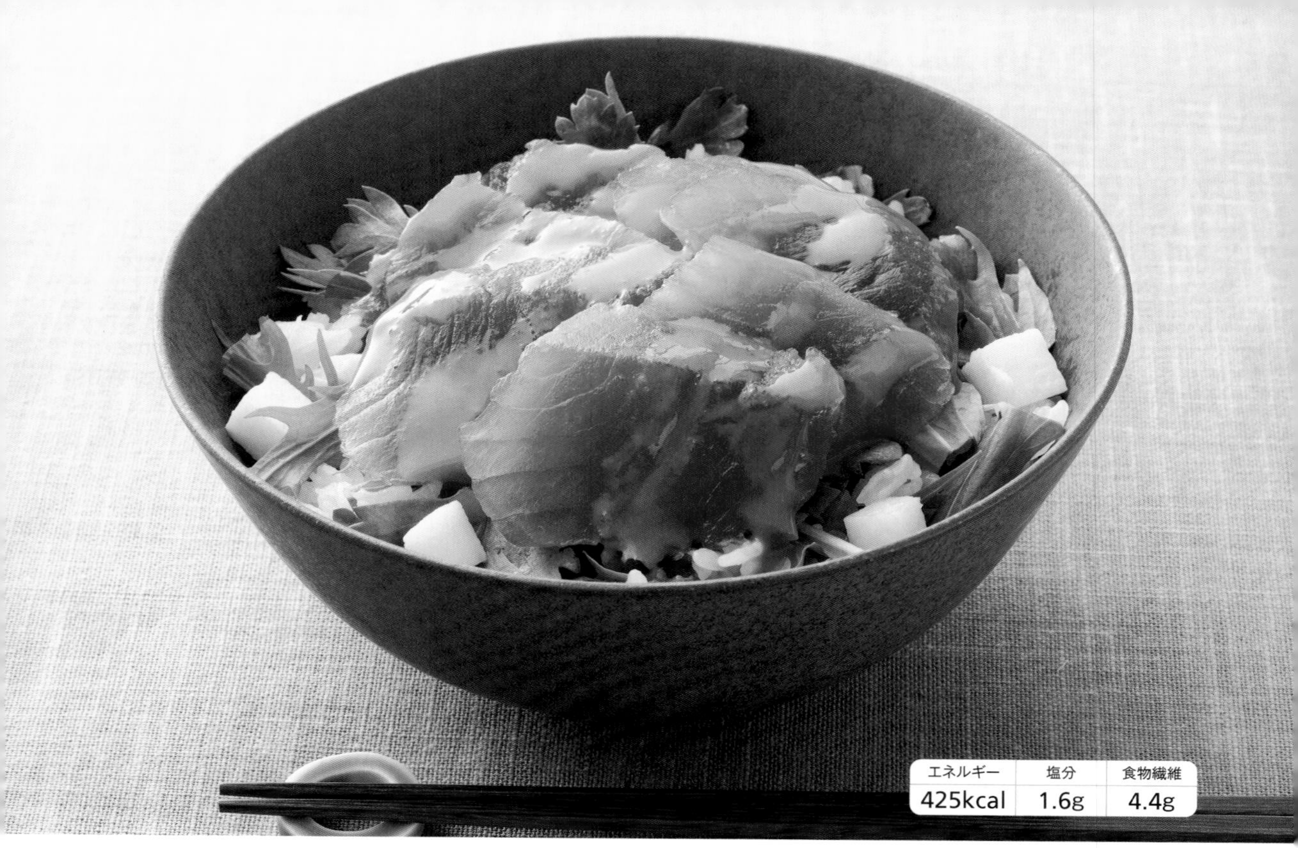

| エネルギー | 塩分 | 食物繊維 |
|---|---|---|
| 425kcal | 1.6g | 4.4g |

たっぷりの野菜でボリューム満点

# 野菜混ぜ鉄火丼

かんたん　10分（ごはんを冷ます時間はのぞく）

**[材料（2人分）]**

| | |
|---|---|
| ごはん（熱いもの） | 300g |
| しょうが | 5g |
| A 酢 | 大さじ2 |
| 砂糖 | 小さじ1 |
| 塩 | 小さじ⅙ |
| 春菊（葉の部分） | 20g |
| 水菜 | 40g |
| 長いも | 100g |
| まぐろ赤身（刺し身） | 160g |
| B しょうゆ | 小さじ2 |
| 白練りごま | 小さじ2 |
| みりん | 小さじ1 |

**[おすすめ献立例]**

＋ほうれん草とエリンギのバターしょうゆ炒め

→p.87

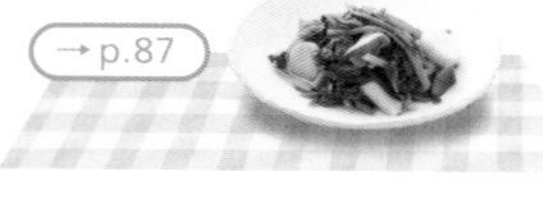

**[作り方]**

準備

**1** しょうがはみじん切りにして**A**と混ぜ、熱い**ごはん**と混ぜ合わせ冷ます。2cm長さに切った**春菊**の葉と**水菜**、角切りにした**長いも**を加え、さっくり混ぜる。

仕上げる

**2** 器に**1**を盛り、薄切りにした**まぐろ**を並べ**B**を混ぜ合わせかける。

**減塩のコツ!**

たれに練りごまを入れて、香りとコクをプラスします。ごまは減塩にぜひ使いたい食材です。

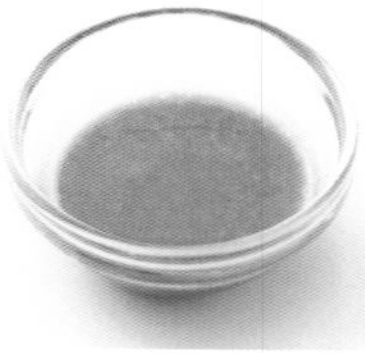

だしのうま味で塩分控えめに

# きのこ入り親子丼

かんたん　10分

**[材料（2人分）]**

| | |
|---|---|
| ごはん | 300g |
| 長ねぎ | ½本 |
| しめじ | ½パック |
| 豆苗 | ½パック |
| 鶏むね肉（皮なし） | 100g |
| A だし汁 | 大さじ5 |
| みりん | 小さじ2 |
| しょうゆ | 大さじ1 |
| 卵 | 2個 |

**[作り方]**

準備　1 **ねぎ**は斜め切りにし、**しめじ**は小房に分ける。**豆苗**は長さを3等分にし、**鶏肉**はそぎ切りにする。

煮る　2 小さめのフライパンにAを煮立て、1を入れてふたをし中火で煮る。割りほぐした**卵**を回し入れ、ふたをして火を止め、好みの固さにとじる。

仕上げる　3 器に**ごはん**を盛り、2を汁ごとのせる。

**[おすすめ献立例]**

＋きゅうりと焼きのりのわさび酢和え

→p.87

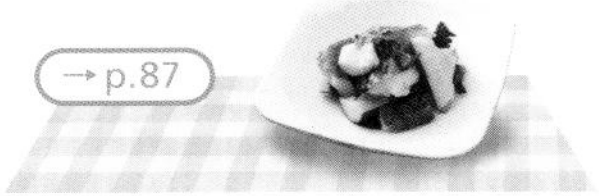

**減塩のコツ!**

豆苗とだし汁のうま味がポイントです。うま味の強い食材をいっしょに使うことで、より効果が高まります。

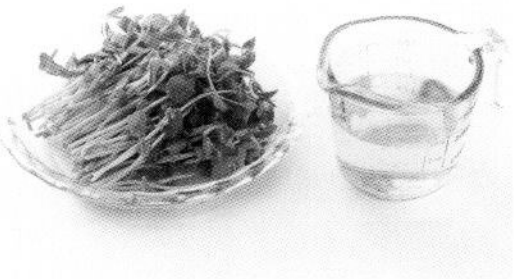

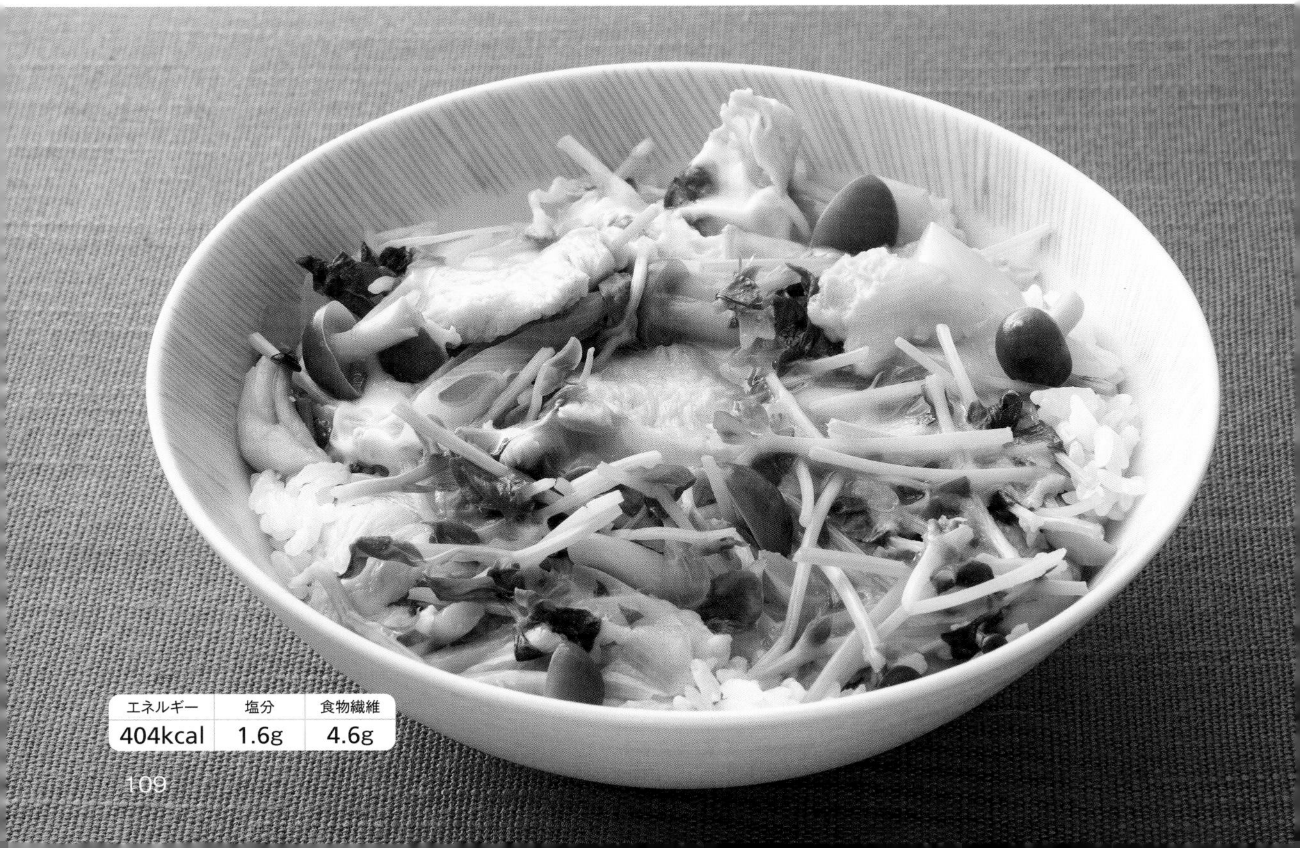

| エネルギー | 塩分 | 食物繊維 |
|---|---|---|
| 404kcal | 1.6g | 4.6g |

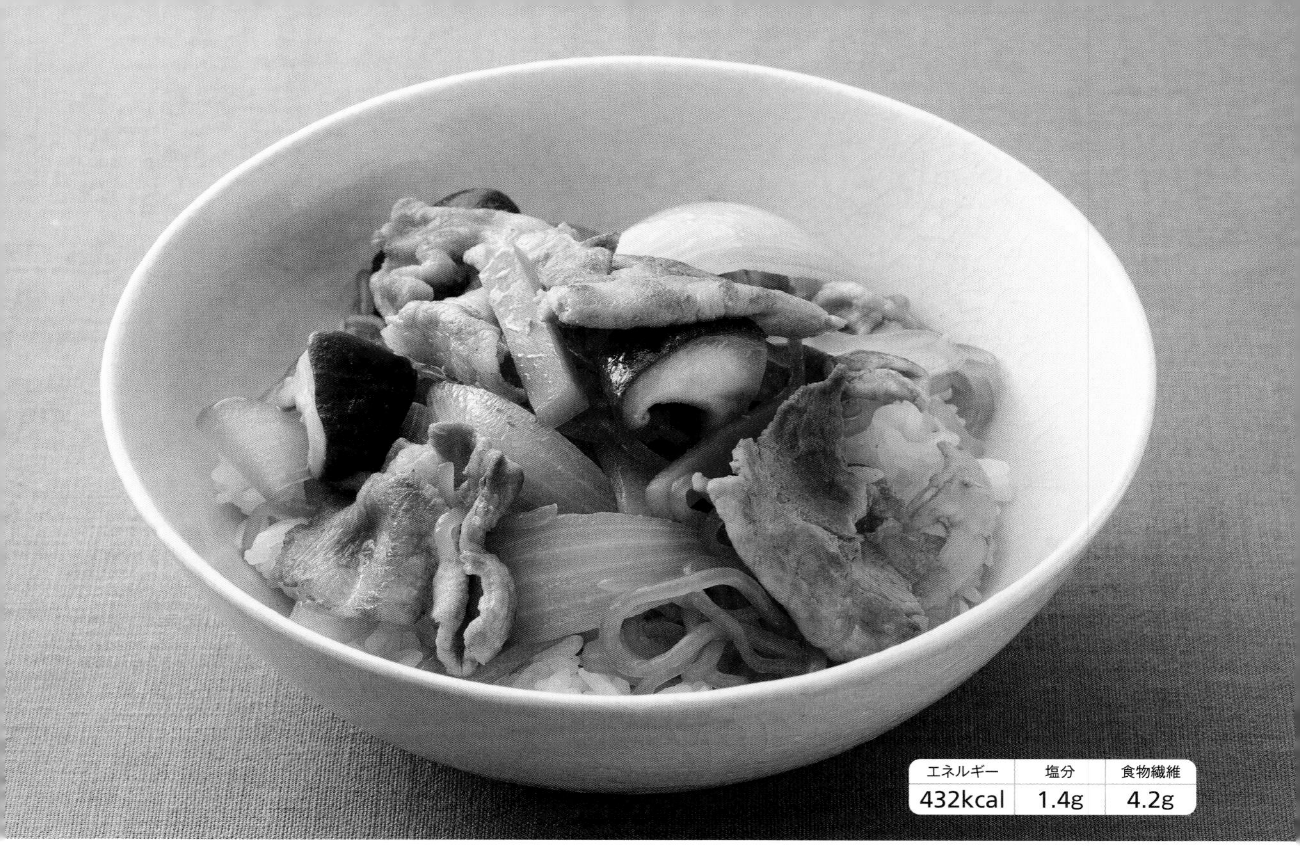

| エネルギー | 塩分 | 食物繊維 |
|---|---|---|
| 432kcal | 1.4g | 4.2g |

味がしっかりしみて満足感◎

# 豚丼 15分

**[材料（2人分）]**

| | |
|---|---|
| ごはん | 300g |
| しらたき | 100g |
| 玉ねぎ | ¼個 |
| にんじん | 40g |
| しいたけ | 2枚 |
| 豚薄切り肉 | 160g |
| ごま油 | 小さじ2 |
| A だし汁 | 大さじ4 |
| しょうゆ | 大さじ1 |
| 砂糖 | 小さじ2 |
| 酒 | 大さじ1 |

**[作り方]**

準備
**1** **しらたき**はゆでて食べやすく切り、**玉ねぎ**はくし切り、**にんじん**は拍子木切り、**しいたけ**はイチョウ切り、**豚肉**はひと口大に切る。

炒める
**2** フライパンに油を熱し強火で**豚肉**を炒め、**玉ねぎ**、**しいたけ**、**にんじん**を加え炒め合わせる。**しらたき**と**A**を加え、中火で汁気をからめるように煮る（写真）。

仕上げる
**3** 器に**ごはん**を盛り、**2**をのせる。

**[おすすめ献立例]**

＋小松菜の梅おかか和え

→p.84

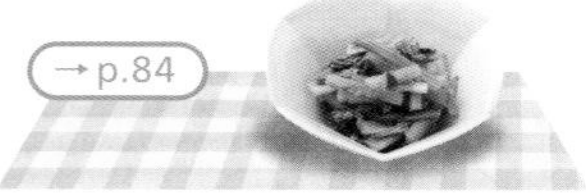

**減塩のコツ!**

ごま油で具をしっかり炒めることで香りとコクを引き出します。炒めることで、味もしみこみやすくなります。

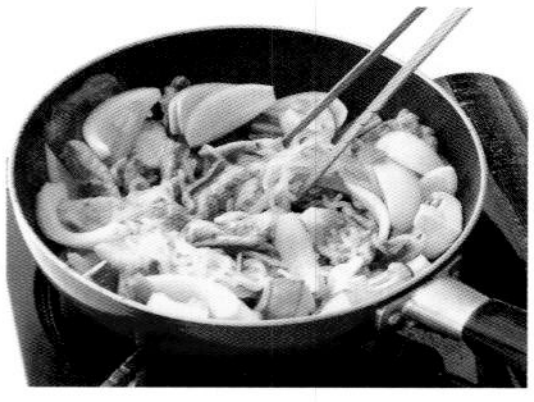

野菜も肉もとれる優秀メニュー

# 和風オムライス

20分

**[材料（2人分）]**

| | |
|---|---|
| ごはん（温かいもの） | 300g |
| ブロッコリー | 100g |
| 長ねぎ | ½本 |
| 牛薄切り肉 | 80g |
| こしょう | 少々 |
| オリーブオイルa | 小さじ1 |
| A しょうゆ | 小さじ2 |
| 塩・こしょう | 各少々（約0.3g） |
| バター | 大さじ½ |
| 卵 | 2個 |
| 砂糖 | 小さじ½ |
| オリーブオイルb | 小さじ1 |
| かつおぶし | 少々 |

**[作り方]**

準備

**1** **ブロッコリー**は小房に分けてラップで包み、電子レンジ（600W）で1分30秒加熱し細かく刻む。ねぎはあらみじん切り、**牛肉**は細かく切ってこしょうを混ぜる。

炒める

**2** フライパンに油aを熱してねぎ、**牛肉**を炒め、温かい**ごはん**を加え炒め合わせる。**ブロッコリー**、**A**を加えて炒め合わせ、仕上がりにバターを加え混ぜ合わせる。

焼く

**3** **卵**をほぐして砂糖を加え混ぜる。小さめのフライパンに油bをひいて熱し、半量の卵を薄くのばす。半量の**2**を入れ、包みながら焼く。残りも同様に焼く。器に盛り、かつおぶしをふりかける。

**[おすすめ献立例]**

＋かぶとベーコンのコンソメスープ

→p.103

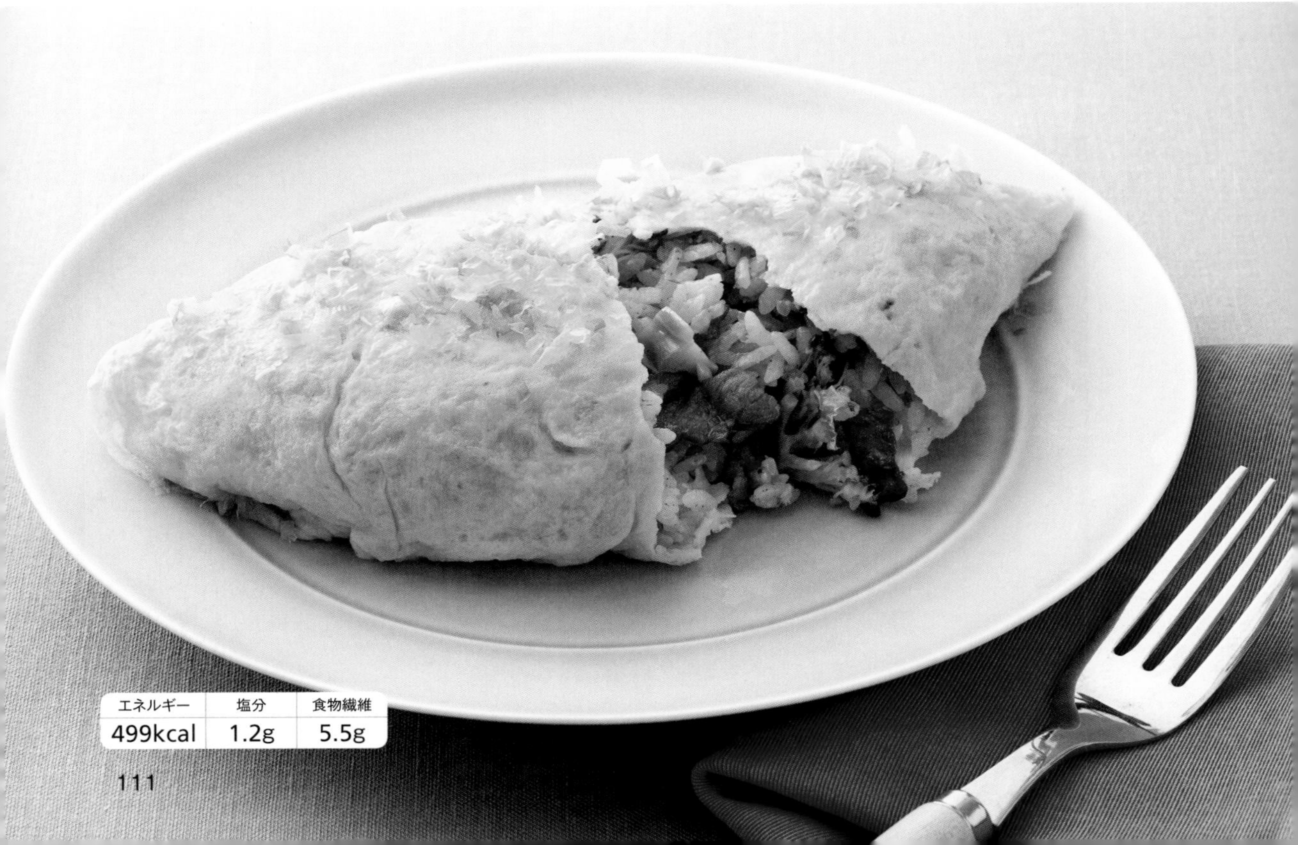

| エネルギー | 塩分 | 食物繊維 |
|---|---|---|
| 499kcal | 1.2g | 5.5g |

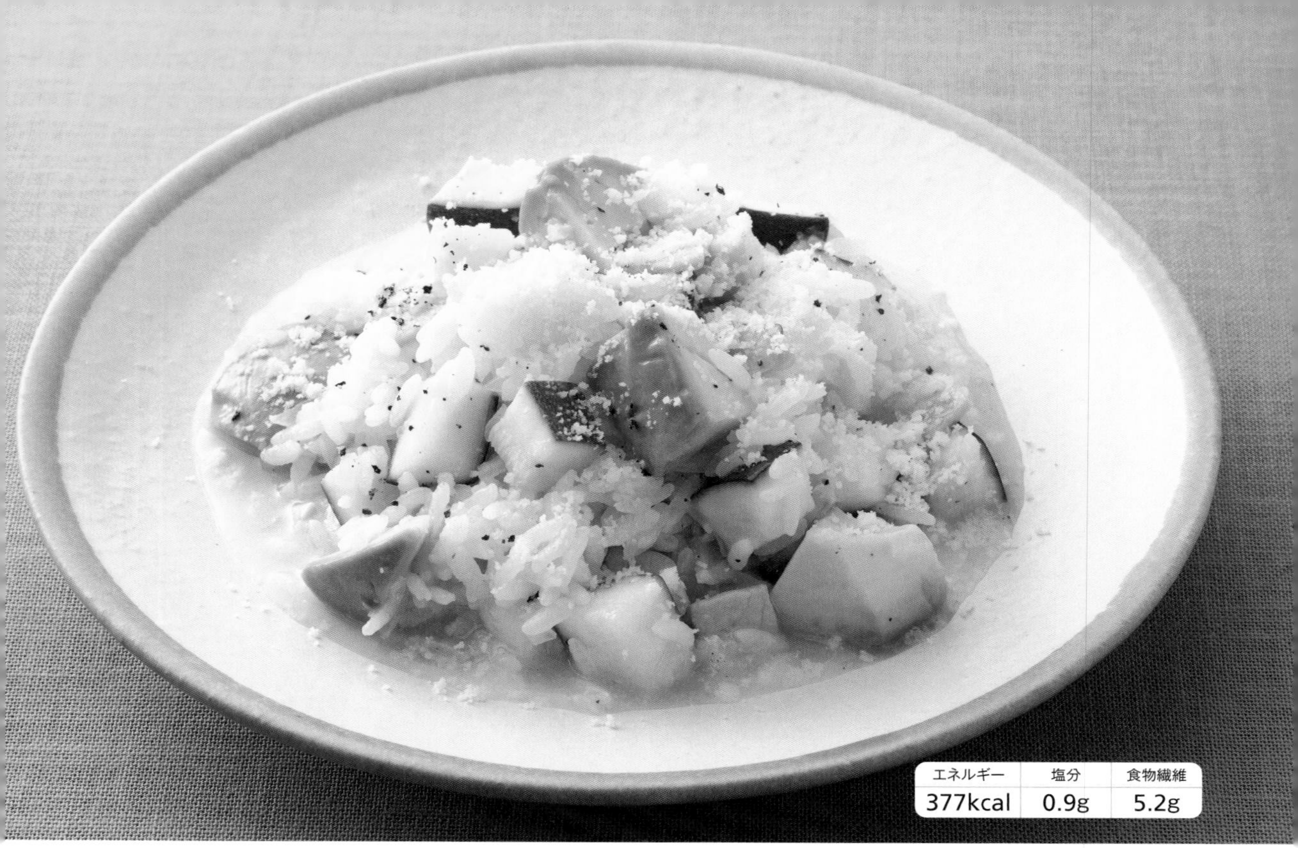

| エネルギー | 塩分 | 食物繊維 |
|---|---|---|
| 377kcal | 0.9g | 5.2g |

アボカドの緑が目にもおいしい

# リゾット

かんたん　10分

**[材料（2人分）]**

| | |
|---|---|
| ごはん | 300g |
| 玉ねぎ | ¼個 |
| にんにく | ¼かけ |
| ハム | 20g |
| ズッキーニ | ½本 |
| アボカド | ½個 |
| オリーブ油 | 小さじ1 ½ |
| A 水 | 1 ½カップ |
| コンソメ | ¼個 |
| こしょう | 少々 |
| 塩 | 2つまみ（約0.6g） |
| パルメザンチーズ | 小さじ4 |

**[おすすめ献立例]**

＋和風お刺し身サラダ

→p.56

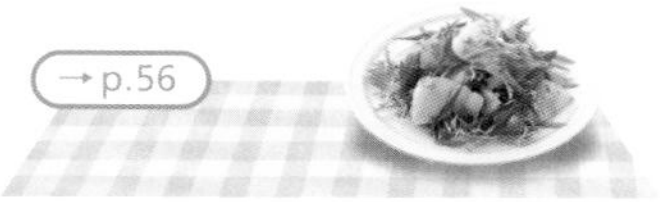

**[作り方]**

準備

**1** **玉ねぎ**、**にんにく**はみじん切り、**ハム**、**ズッキーニ**は角切り、**アボカド**は乱切りにする。

煮る

**2** 鍋に油とにんにくを入れ、香りが出たら**玉ねぎ**を加え中火で炒める。**ズッキーニ**、**ハム**、**アボカド**、**ごはん**も加えて炒め合わせて**A**を入れ、沸騰したら弱火で4～5分煮る。塩、半量のチーズを混ぜ合わせる。

仕上げる

**3** 器に盛り、残りのチーズをかける。

**減塩のコツ！**

アボカドのコクを上手に使いましょう。カリウムも多く含むので、高血圧の人にうれしい食材です。

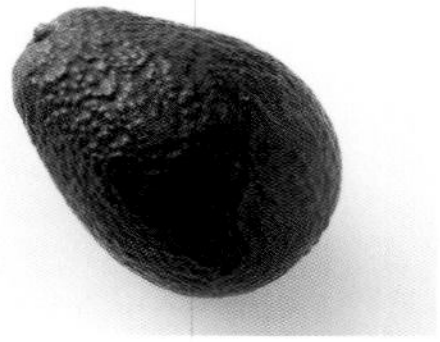

小松菜とじゃこの食感がよいアクセント

# 納豆チャーハン

かんたん　10分

**[材料（2人分）]**

| | |
|---|---|
| ごはん（熱いもの） | 300g |
| 長ねぎ | ½本 |
| ちりめんじゃこ | 10g |
| 小松菜 | 150g |
| 納豆 | 2パック |
| ごま油 | 大さじ1 |
| A しょうゆ | 小さじ2 |
| 七味唐辛子 | 少々 |
| 塩 | 少々（約0.3g） |
| 焼きのり | ¼枚 |

**[作り方]**

準備　**1** ねぎはみじん切りにし、**じゃこ**は熱湯をかけておく。**小松菜**はラップで包んで電子レンジ（600W）で1分30秒加熱し、1cm長さに切る。

炒める　**2** フライパンに油を熱し、**じゃこ**、ねぎを炒め、**ごはん**、**小松菜**を加え炒め合わせる。**納豆**を加えて炒め、**A**で調味する。

仕上げる　**3** 器に盛り、**焼きのり**をもんで散らす。

**[おすすめ献立例]**

＋とろろ昆布汁

→p.101

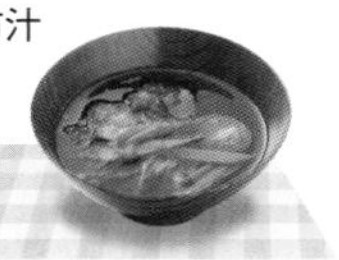

**減塩**のコツ！

納豆のコクも減塩を助けてくれます。納豆はカリウムやマグネシウムも豊富な優秀食材です。

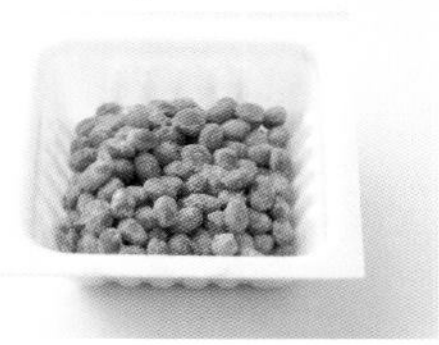

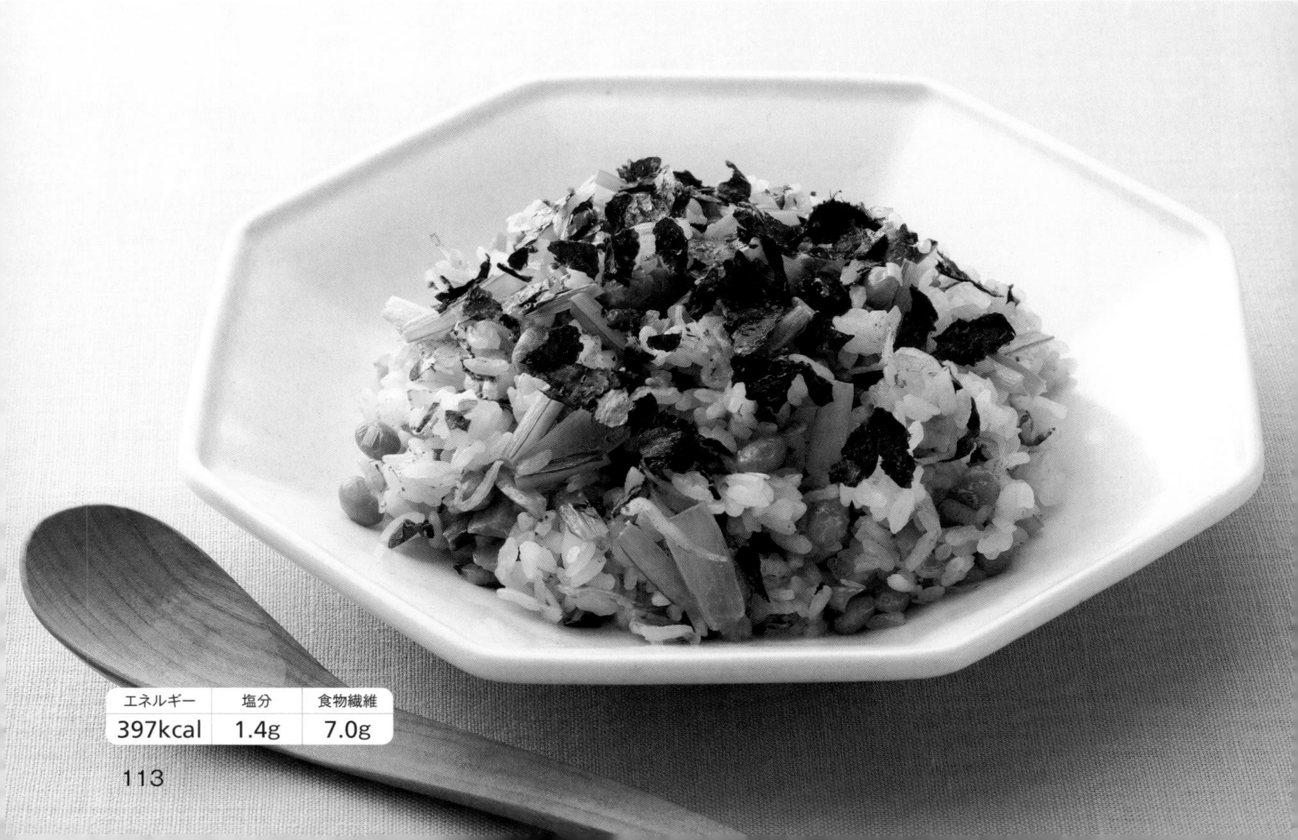

| エネルギー | 塩分 | 食物繊維 |
|---|---|---|
| 397kcal | 1.4g | 7.0g |

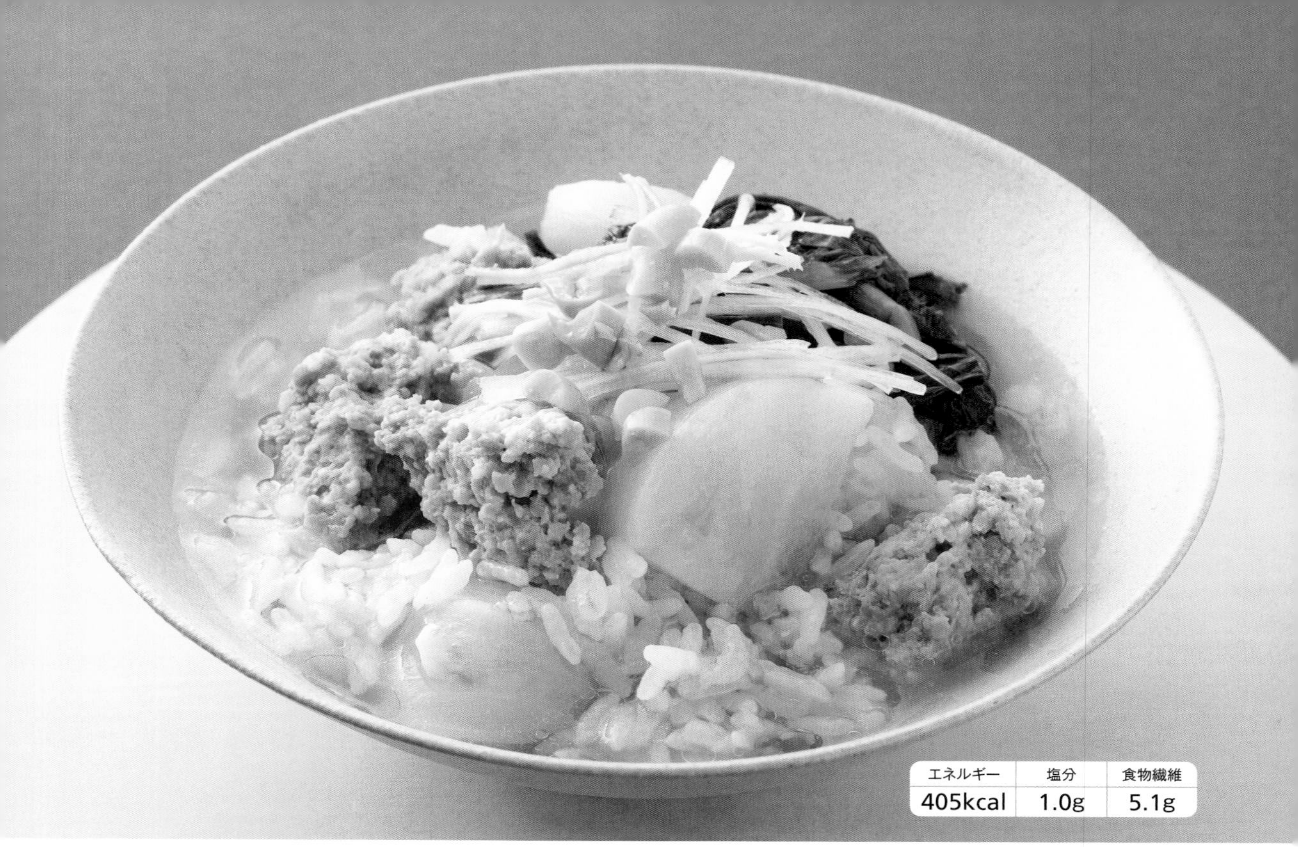

| エネルギー | 塩分 | 食物繊維 |
|---|---|---|
| 405kcal | 1.0g | 5.1g |

鶏肉のだしがきいたスープで食べる

# かぶと鶏肉の中華風雑炊

20分

**[材料（2人分）]**

| | |
|---|---|
| ごはん | 250g |
| かぶ | 2個 |
| かぶの葉 | 80g |
| 酒 | 大さじ1 |
| 水 | 2 ½カップ |
| 鶏ひき肉（むねひき肉） | 160g |
| ごま油 | 小さじ1 |
| A しょうゆ | 小さじ2 |
| 酢 | 小さじ1 |
| 長ねぎ | 3cm |
| しょうが | ½かけ |
| ピーナッツ | 6粒 |

**[おすすめ献立例]**

＋ほうれん草とパプリカのナムル

→p.90

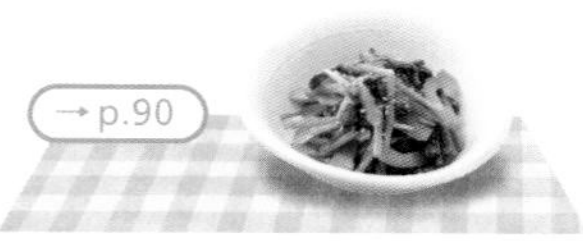

**[作り方]**

準備

1 かぶはくし切りにし、**葉**は2cm長さに切る。**しょうが**はせん切りにする。**長ねぎ**は芯をとってせん切りにして水にさらし、**ピーナッツ**はあらく刻んでおく。

煮る

2 鍋に水を煮立て、**かぶ**、酒、ひと口大にまとめた**ひき肉**を入れて（写真）ふたをし、沸騰後に弱火で10分ほど煮る。**ごはん**、**かぶの葉**を加えてさらに7〜8分煮る。

仕上げる

3 器に2を盛り、**ねぎ**と**しょうが**、**ピーナッツ**を添え、ごま油とAをかける。

**減塩のコツ！**

鶏ひき肉でだしをとり、スープに使います。ごはんがうまみを吸って、薄味でもおいしく。

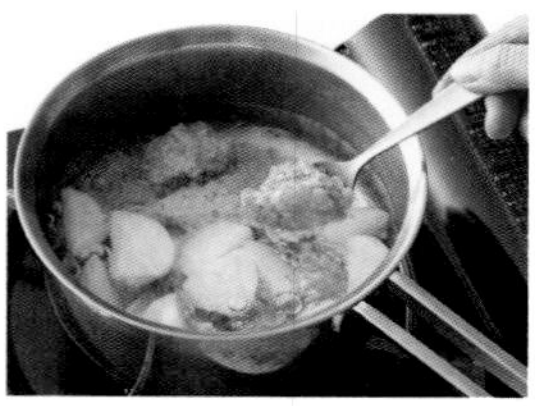

ぴりっとした辛味ではしが進む

# 麻婆味中華丼

15分

**[材料（2人分）]**

| | |
|---|---|
| ごはん | 300g |
| 豚もも薄切り肉 | 160g |
| A こしょう | 少々 |
| 片栗粉 | 小さじ1 |
| チンゲン菜 | 大1株（150g） |
| にんじん | 30g |
| もやし | 100g |
| ごま油 | 小さじ2 |
| B 長ねぎ | ¼本 |
| にんにく | ¼かけ |
| 豆板醤 | 小さじ¼ |
| C 中華スープの素（顆粒） | 小さじ¼ |
| 水 | ¾カップ |
| しょうゆ | 小さじ2 ½ |
| 酒 | 大さじ1 |
| 片栗粉 | 大さじ½ |
| 水 | 大さじ1 |

**[作り方]**

準備

1 **豚肉**はひと口大に切り、Aと混ぜ合わせる。Bのねぎ、にんにくはみじん切り、**チンゲン菜**は3～4cm長さに切り、**にんじん**は太めのせん切りにする。

炒める

2 フライパンに油を熱して強火で**豚肉**を炒め、Bを加え炒めて香りを出す。**もやし**、**チンゲン菜**、**にんじん**を入れて炒め合わせ、Cを加え煮立てる。分量の水で溶いた片栗粉を加えて混ぜ、とろみがつくまで煮る。

仕上げる

3 器に**ごはん**と2を盛り合わせる。

**[おすすめ献立例]**

＋三つ葉と焼きのりのすまし汁

→p.101

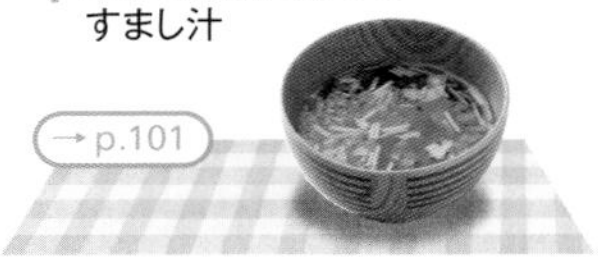

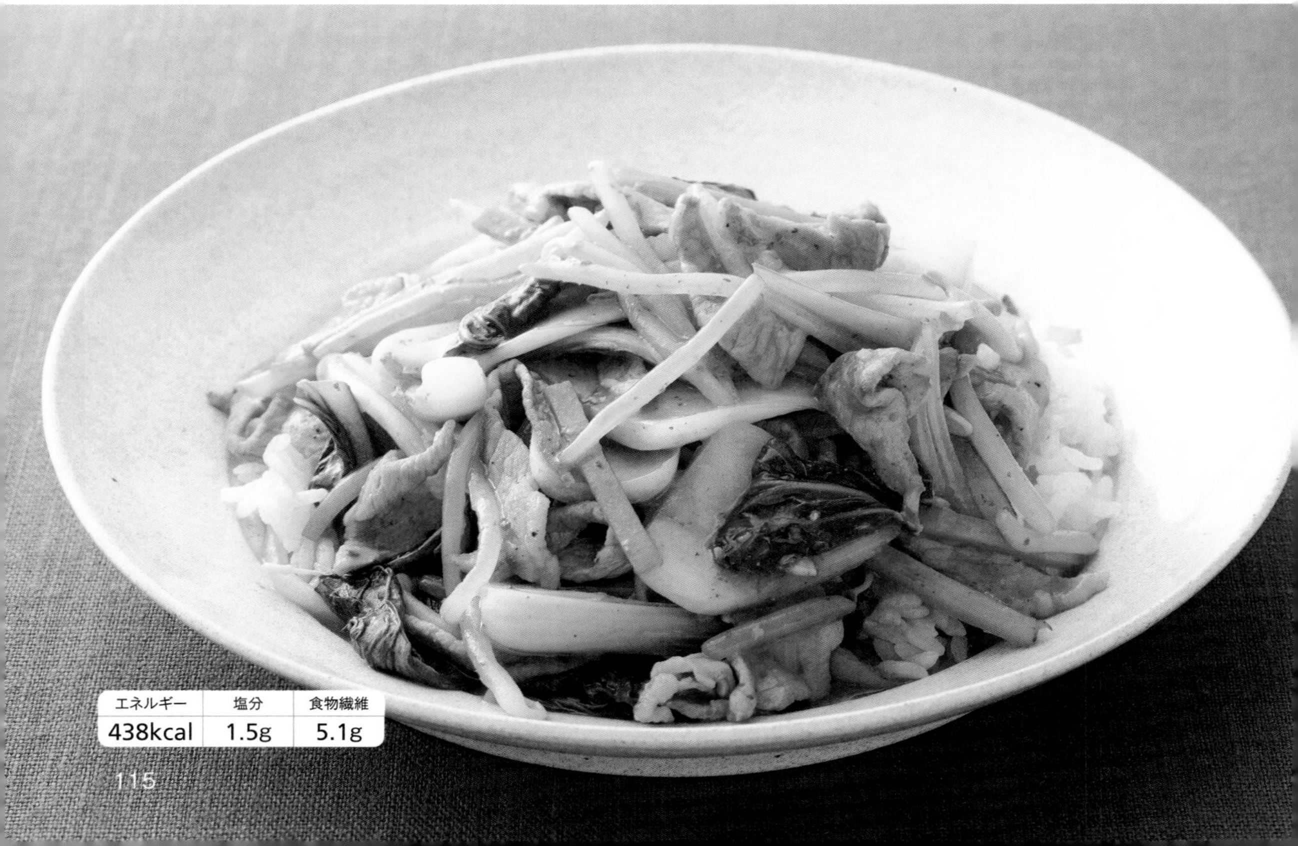

| エネルギー | 塩分 | 食物繊維 |
|---|---|---|
| 438kcal | 1.5g | 5.1g |

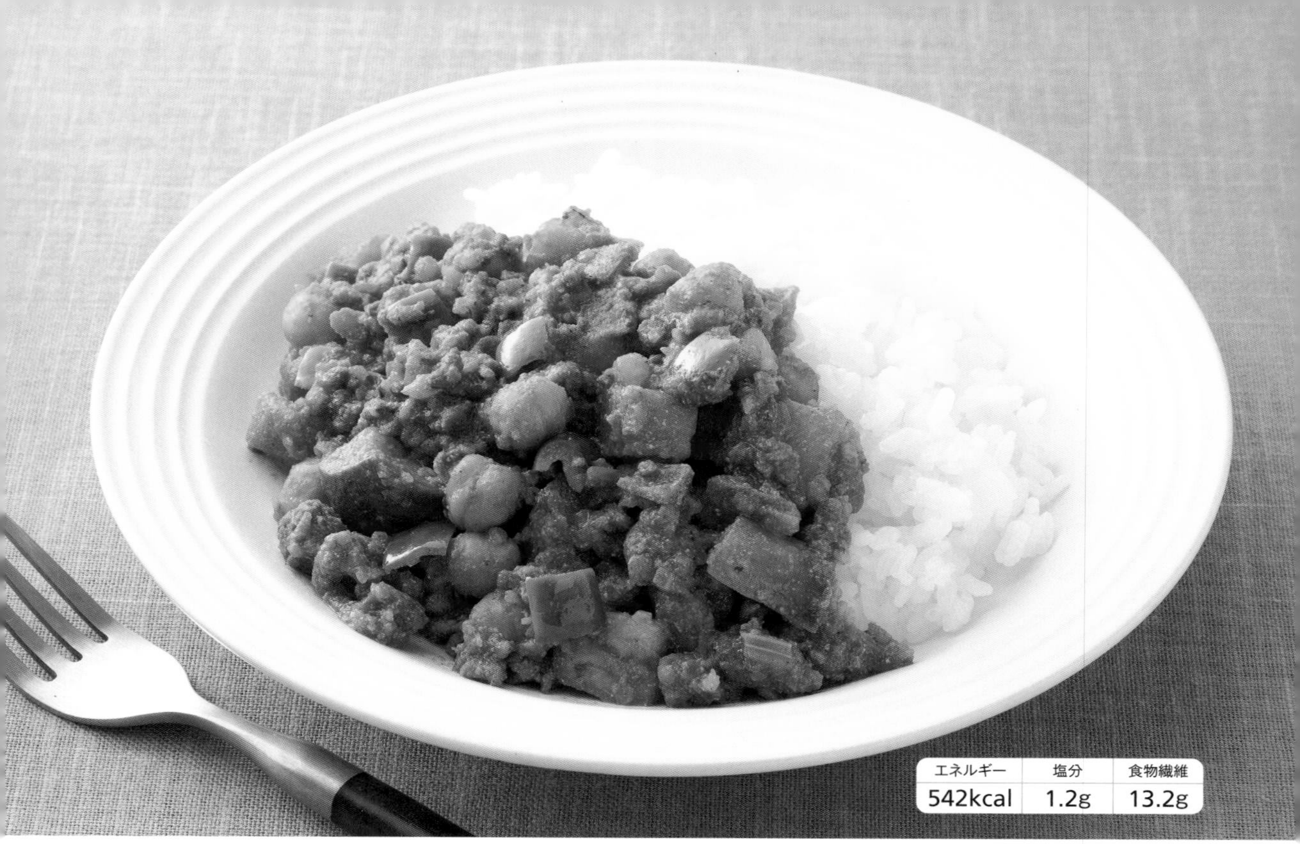

| エネルギー | 塩分 | 食物繊維 |
|---|---|---|
| 542kcal | 1.2g | 13.2g |

ピリッとした辛味とコクで満足感アップ

# キーマカレー

作りおき 15分

**[材料(2人分)]**

| | |
|---|---|
| ごはん | 300g |
| 玉ねぎ | ¼個 |
| しょうが·にんにく | 各½かけ |
| ピーマン | 1個 |
| セロリ | ¼本 |
| なす | 1個 |
| オリーブオイル | 大さじ½ |
| 牛赤身ひき肉 | 100g |
| A カレー粉 | 大さじ1 ½ |
| トマト缶(カットタイプ) | 200g |
| プレーンヨーグルト | 100g |
| ガルバンゾ(ひよこ豆·ゆでたもの) | 100g |
| トマトケチャップ | 小さじ2 |
| コンソメ | ¼個 |
| ローリエ | 1枚 |
| 塩 | 小さじ⅛ |
| こしょう | 少々 |

**[作り方]**

準備

1 **玉ねぎ**、しょうが、にんにくはみじん切り、**ピーマン**、**セロリ**、**なす**は角切りにする。

煮る

2 フライパンに油を熱し、**玉ねぎ**、にんにく、しょうがを強火で炒める。**ひき肉**を入れてさらに炒め、**セロリ**、**なす**を加え炒める。Aを入れて沸騰させ、ふたをして弱火で10分煮る。塩、こしょうで味をととのえ、**ピーマン**を加えひと煮立ちさせる。

仕上げる

3 器に**ごはん**と2を盛り合わせる。

**[おすすめ献立例]**

＋水菜のカリカリじゃこかけ

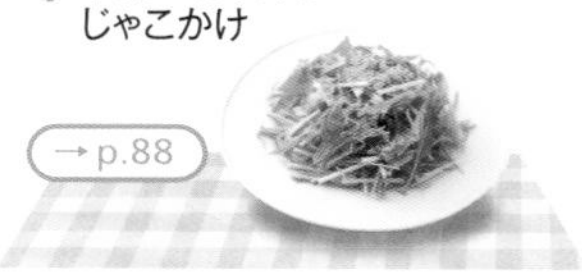

→p.88

**減塩のコツ!**

カレー粉の辛味を活用しましょう。ピリッとした辛味で、塩はほんの少量使うだけで満足感のある味に。

懐かしい味がうれしい一品

# きのこナポリタン

15分

**［材料（2人分）］**

| | |
|---|---|
| スパゲティ（乾麺） | 160g |
| 玉ねぎ | ¼個 |
| ピーマン | 2個 |
| にんにく（薄切り） | 1枚 |
| エリンギ | 1本 |
| しめじ | ½パック（50g） |
| 豚薄切り肉 | 160g |
| こしょう | 少々 |
| オリーブオイル・バター | 各小さじ1 |
| A トマトケチャップ | 大さじ2 |
| 無塩トマトジュース | ½カップ |
| 塩 | 小さじ¼ |
| こしょう | 少々 |
| パルメザンチーズ | 小さじ2 |

**［おすすめ献立例］**

＋白菜のしょうがドレッシング和え →p.93

**［作り方］**

準備

1 **玉ねぎ**は太めのせん切り、**ピーマン**は輪切り、にんにくはみじん切りにする。**エリンギ**は軸を輪切りにし、かさの部分を薄切りにする。**しめじ**は小房に分け、**豚肉**はひと口大に切り、こしょうをふる。**スパゲティ**は塩を入れずにゆでておく。

炒める

2 フライパンにオリーブオイル、バターを入れて熱し、豚肉を強火で炒める。**玉ねぎ**、にんにく、**エリンギ**、しめじ、**ピーマン**を加えて炒め合わせ、スパゲティとAを加え炒め合わせる。

仕上げる

3 器に盛り、チーズをふる。

**減塩のコツ！**

きのこはカリウム、食物繊維などの栄養とうまみがたっぷりの食材です。減塩料理に活用しましょう。

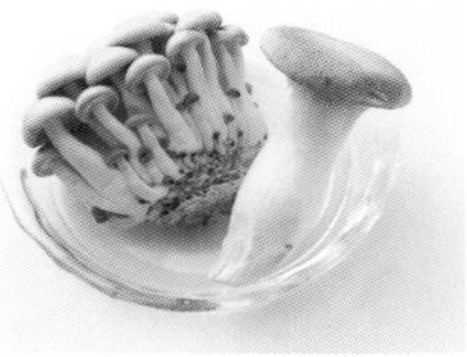

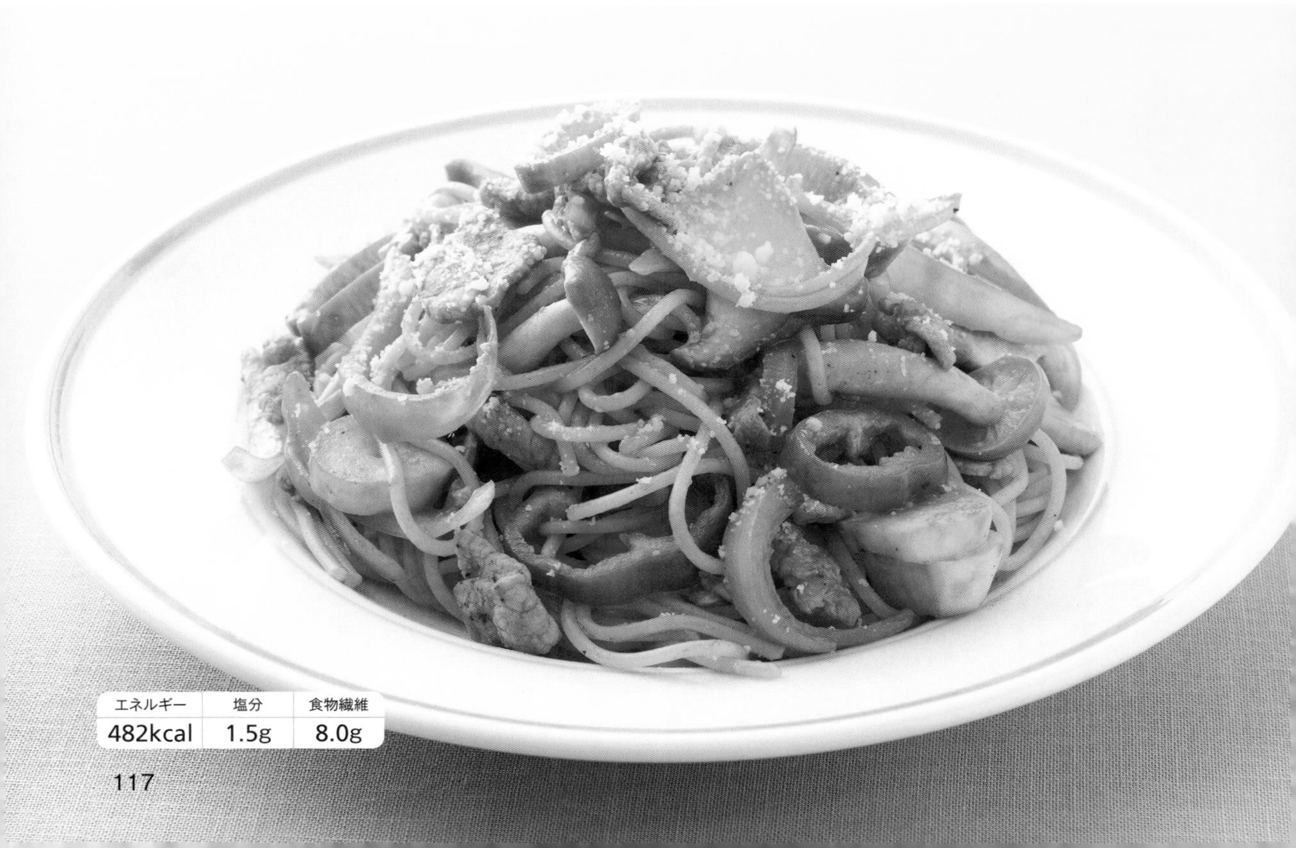

| エネルギー | 塩分 | 食物繊維 |
|---|---|---|
| 482kcal | 1.5g | 8.0g |

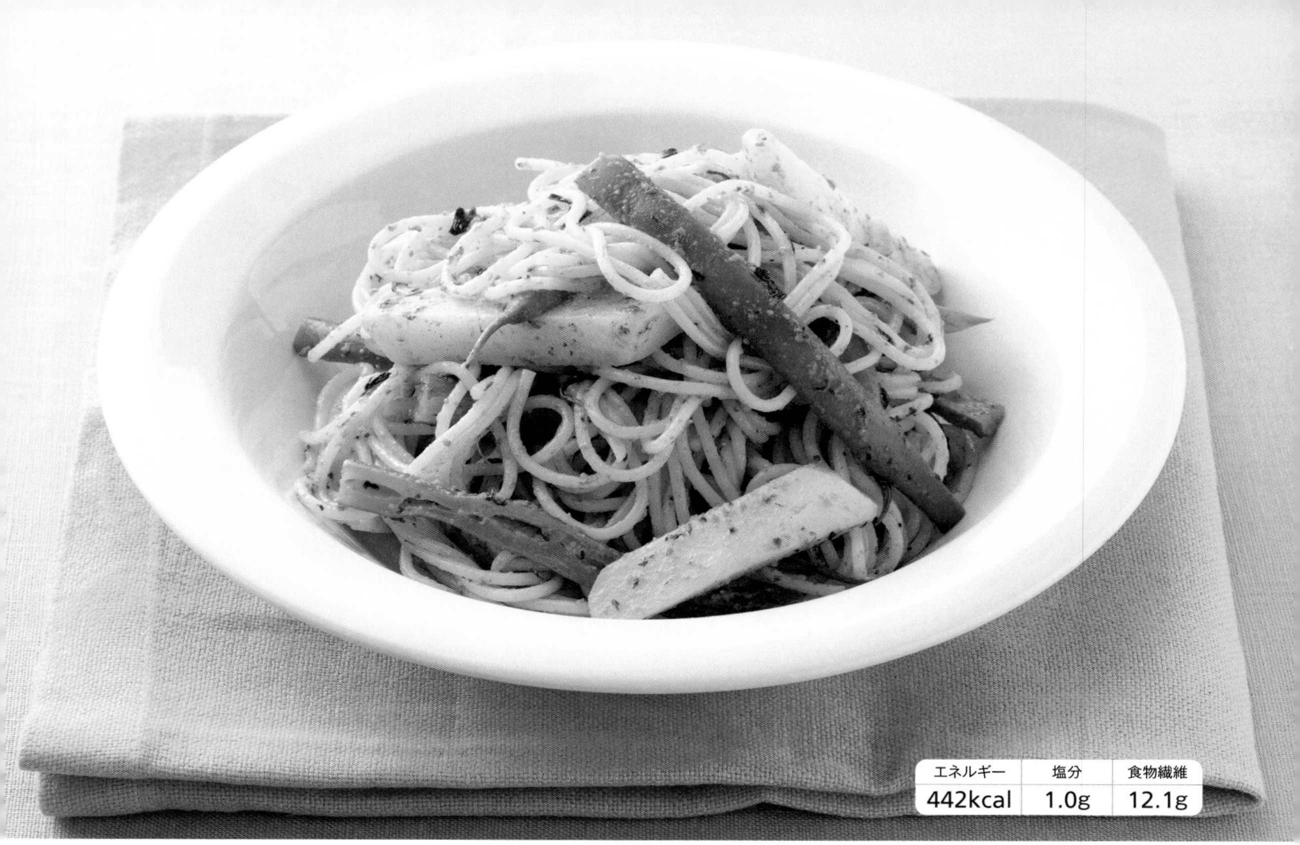

| エネルギー | 塩分 | 食物繊維 |
|---|---|---|
| 442kcal | 1.0g | 12.1g |

バジルの香りとくるみのコクで減塩

# バジルスパゲティ

作りおき　15分　（ソースは冷蔵庫で２日間保存可能）

**［材料（２人分）］**

| | |
|---|---|
| スパゲティ（乾麺） | 120g |
| くるみ | 20g |
| にんにく（薄切り） | １枚 |
| バジル（葉） | 20g |
| A パルメザンチーズ | 大さじ２ |
| オリーブ油 | 小さじ１ |
| 塩 | 小さじ¼ |
| こしょう | 少々 |
| じゃがいも | １個 |
| さやいんげん | 60g |

**［作り方］**

準備
1 すり鉢に炒ったくるみ、にんにくを入れてすりつぶし、刻んだ**バジル**を加えてさらにすりつぶす。**A**を加え、すり合わせる。**じゃがいも**は太めの拍子木切りにして水にさらし、**さやいんげん**はへたを切り落とし斜め切りにしておく。

ゆでる
2 鍋に湯を沸かし、**じゃがいも**、**スパゲティ**をゆでる（塩は入れない）。ゆで上がる２分前に**さやいんげん**を加え、いっしょにゆで上げる。

混ぜる
3 2の水気をきり、1のソースと混ぜ合わせる。

**［おすすめ献立例］**

＋鶏肉のトマト煮

→p.48

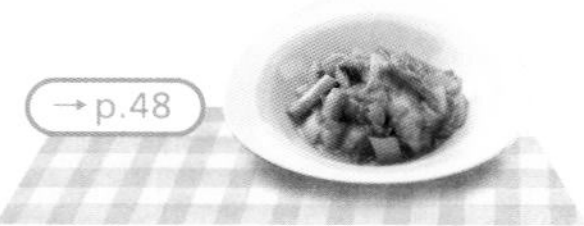

**減塩のコツ！**

バジルの香りをきかせて、薄味をカバー。料理に合わせて、いろいろなハーブを使い分けましょう。

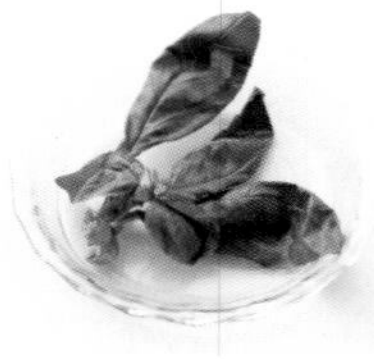

カレー味のあんをからめて食べる

# カレーあんかけうどん

15分

**［材料（2人分）］**

| | |
|---|---|
| ゆでうどん | 2玉 |
| 豚薄切り肉 | 160g |
| こしょう | 少々 |
| キャベツ | 2枚 |
| 玉ねぎ | ¼個 |
| サラダ油 | 小さじ2 |
| A だし汁 | ½カップ |
| みりん | 小さじ2 |
| しょうゆ | 小さじ2 |
| B カレー粉 | 小さじ1 |
| 片栗粉 | 大さじ½ |
| 水 | 大さじ½ |

**［おすすめ献立例］**

＋ゆでアスパラガスのチーズオイル和え

→p.95

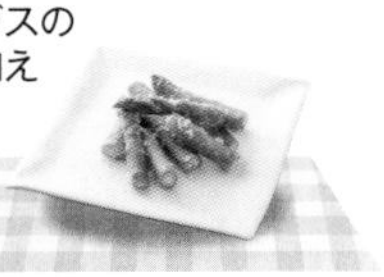

**［作り方］**

準備

1 **豚肉**はひと口大に切ってこしょうをふり、**キャベツ**はザク切り、**玉ねぎ**は太めのせん切りにする。**うどん**は湯に通しておく。

炒める

2 フライパンに油を熱し**豚肉**を炒め、**玉ねぎ**、**キャベツ**を加え炒める。Aを入れ煮立て、弱火で2～3分煮て、Bを混ぜて加えとろみをつける。

仕上げる

3 うどんの水気をきって器に盛り、2をかける。

**減塩のコツ！**

キャベツの甘みも減塩を助けてくれます。カリウムやカルシウムも含むため、積極的にとりたい食材です。

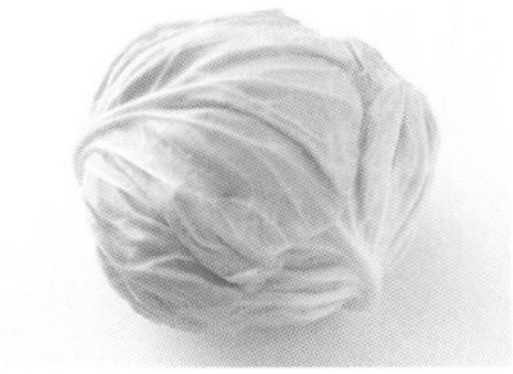

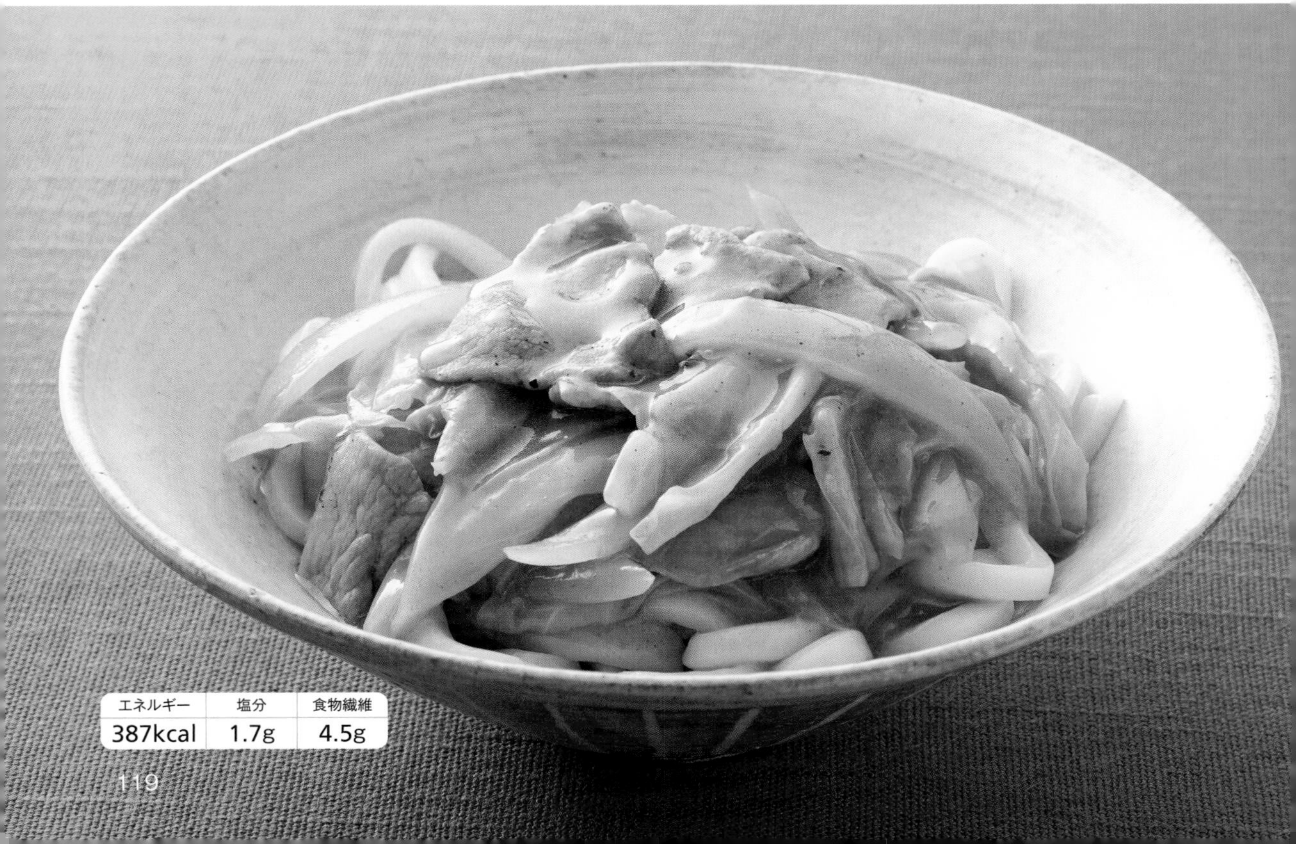

| エネルギー | 塩分 | 食物繊維 |
|---|---|---|
| 387kcal | 1.7g | 4.5g |

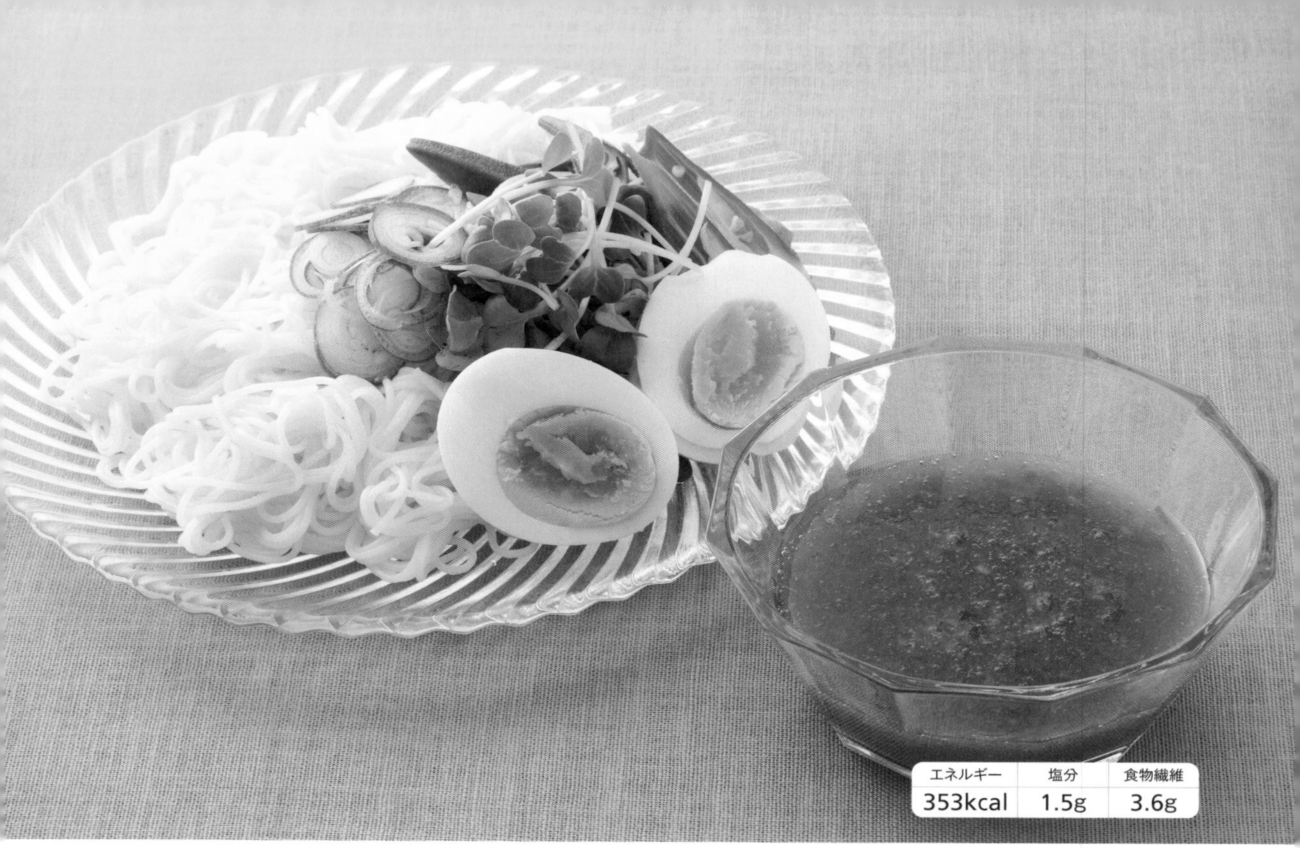

| エネルギー | 塩分 | 食物繊維 |
|---|---|---|
| 353kcal | 1.5g | 3.6g |

トマトのうま味と酸味で塩分OFF

# トマトつゆそうめん

15分（冷やす時間はのぞく）

**[材料（2人分）]**

| | |
|---|---|
| そうめん（乾麺） | 3束（150g） |
| A だし汁 | ½カップ |
| みりん | 小さじ1 |
| しょうゆ | 小さじ1 ½ |
| トマト | 1個 |
| 酢 | 小さじ1 |
| オクラ | 4本 |
| ゆで卵 | 2個 |
| みょうが | 1個 |
| かいわれ大根 | ½パック |

**[作り方]**

準備

1 Aをひと煮立ちさせ、冷やしておく。**トマト**をすりおろし（写真）、酢とAを混ぜ合わせてたれを作る。

2 **そうめん**はゆでて流水で洗い、水気を切る。**オクラ**はさっとゆでて乱切りにし、**ゆで卵**は半分に切る。

仕上げる

3 小口切りにした**みょうが**、根元を切り落とした**かいわれ大根**と2を器に盛り合わせる。1を器にとり、添える。

**[おすすめ献立例]**

＋さつまいものきんぴら

→p.127

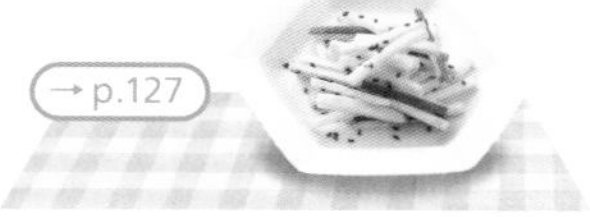

**減塩のコツ!**

たれにトマトのすりおろしを使って、トマトの酸味とうま味をまるごと活かします。

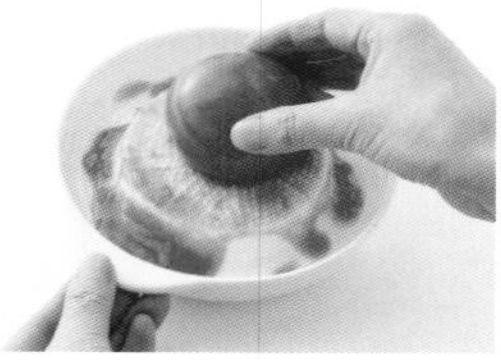

まろやかなたれが具と麺にからんでおいしい

# 豆乳ごまだれそば

15分

**［材料（2人分）］**

| | |
|---|---|
| そば（乾麺） | 150g |
| 鶏むね肉（皮なし） | 160g |
| A 酒 | 小さじ1 |
| 　しょうが（薄切り） | 3枚 |
| 水菜 | 60g |
| 万能ねぎ | 2本 |
| B 豆乳 | ½カップ |
| 　だし汁 | 大さじ2 |
| 　白練りごま | 大さじ1 |
| 　しょうゆ | 大さじ1 |
| 　みりん | 小さじ1 |

**［作り方］**

準備

1 **鶏肉**はAと合わせラップをし、電子レンジ（600W）で3分加熱する。冷めたら太めにさいておく。**水菜**は3cm長さに切り、**ねぎ**は長めの小口切りにする。**そば**はゆでて流水で洗い、水気をしっかりきる。

仕上げる

2 そば、水菜、ねぎを混ぜ合わせて器に盛り、鶏肉をのせる。Bを混ぜ合わせ回しかける。食べるときに全体を混ぜる。

**［おすすめ献立例］**

＋ズッキーニとミニトマトのカレー炒め

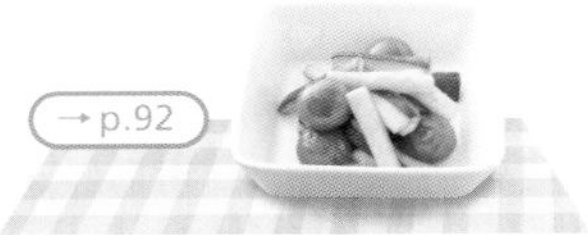

→p.92

**減塩のコツ！**

豆乳のコクをたれにプラス。豆乳のたんぱく質には、血中のコレステロールを減らしてくれる働きもあります。

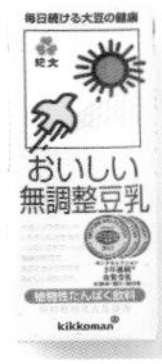


| エネルギー | 塩分 | 食物繊維 |
|---|---|---|
| 437kcal | 1.6g | 4.6g |

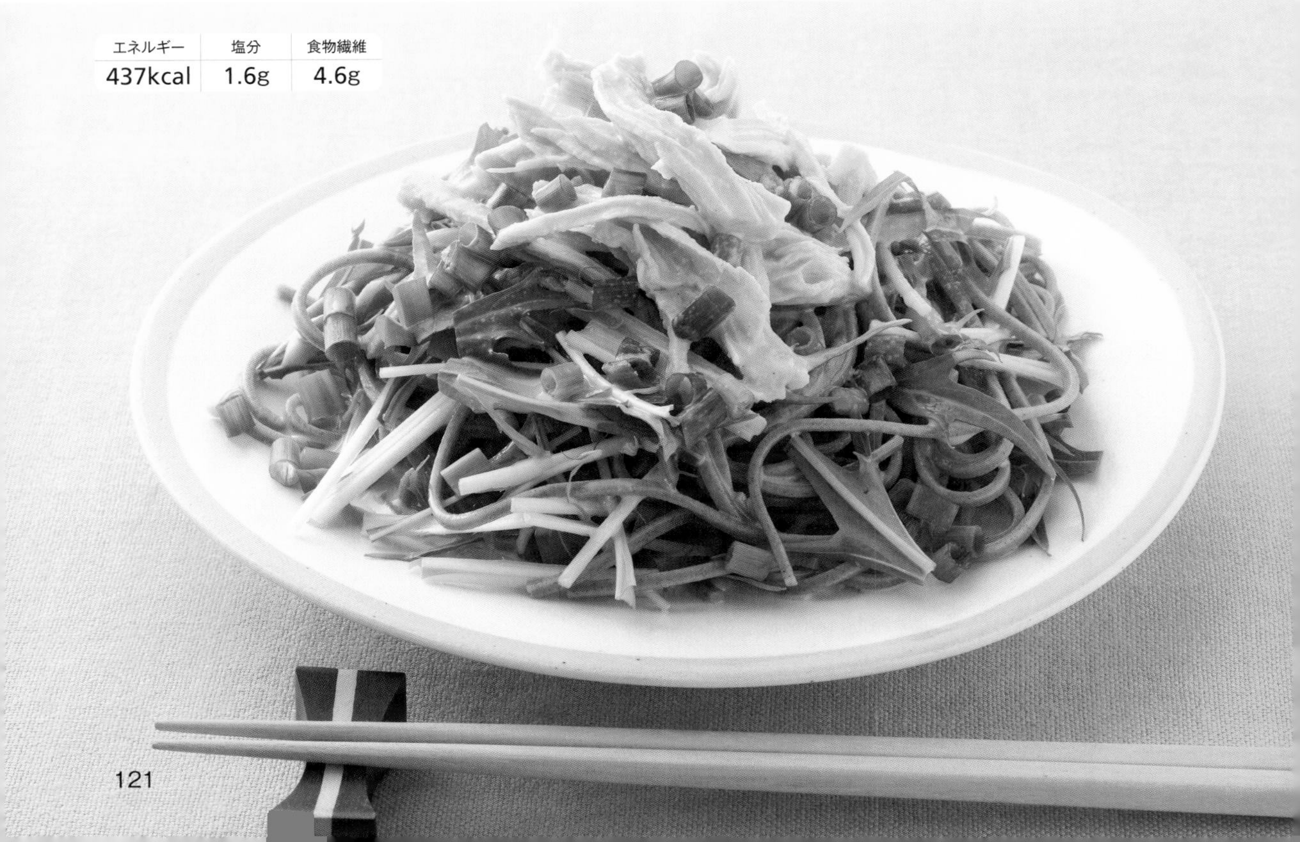

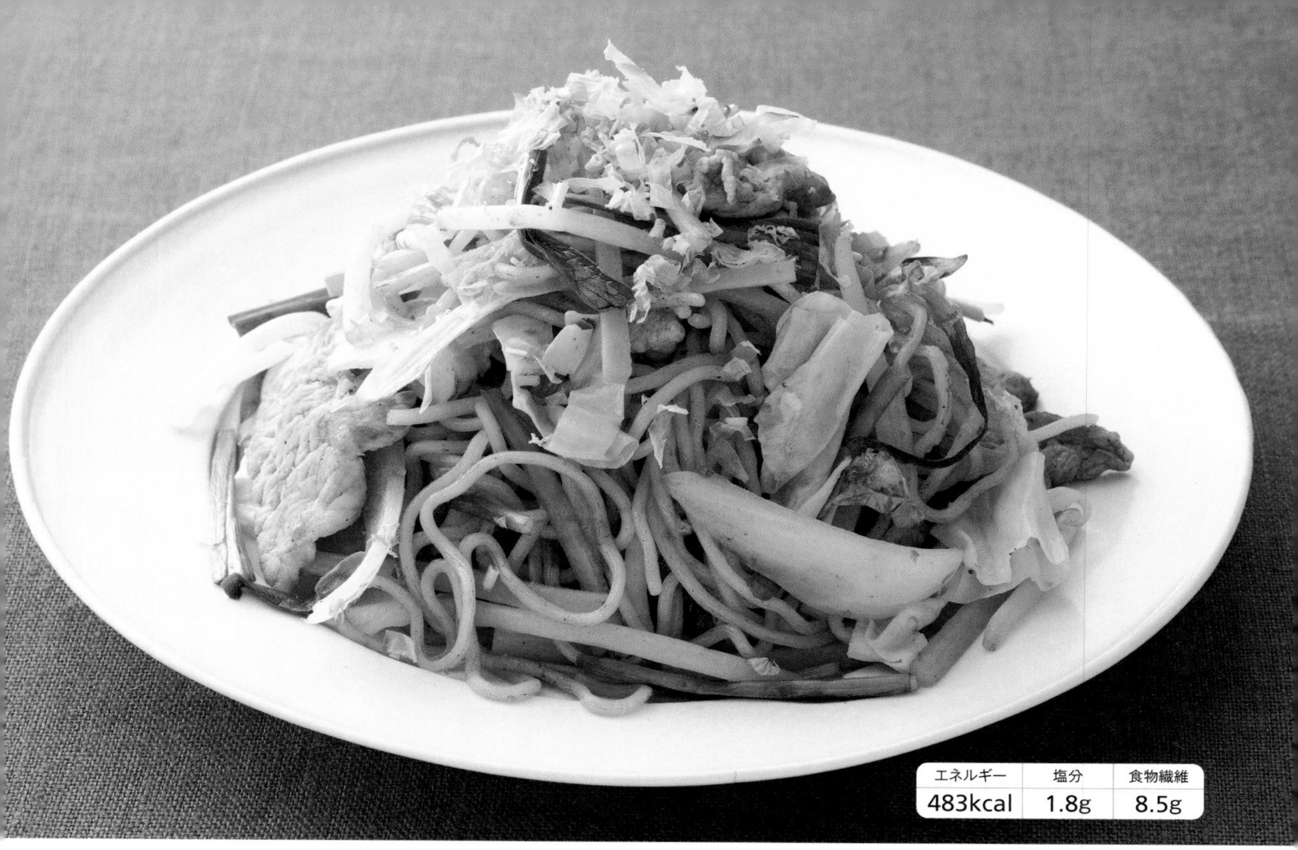

| エネルギー | 塩分 | 食物繊維 |
|---|---|---|
| 483kcal | 1.8g | 8.5g |

おかかと野菜のうまみがたっぷり

# おかか風味焼きそば

かんたん　15分

**[材料（2人分）]**

| | |
|---|---|
| 蒸し中華麺 | 2玉 |
| 豚薄切り肉 | 160g |
| 　こしょう | 少々 |
| ニラ | ½束 |
| にんじん | 40g |
| 玉ねぎ | 40g |
| キャベツ | 2枚 |
| もやし | 100g |
| サラダ油 | 小さじ2 |
| A ウスターソース | 大さじ1 |
| 　しょうゆ | 小さじ1 |
| かつおぶし（小袋） | ½袋（2g） |

**[作り方]**

準備

1 **中華麺**は袋ごと電子レンジ（600W）で2分加熱してほぐしておく。**豚肉**はひと口大に切り、こしょうをふる。**ニラ**は3cm長さに切り、**にんじん**、**玉ねぎ**は太めのせん切り、**キャベツ**はザク切りにする。

炒める

2 フライパンに油の半量を熱して**豚肉**を炒め、**にんじん**、**玉ねぎ**、**キャベツ**、**もやし**を炒めてとり出す。残りの油を足してフライパンを熱し、麺を入れて炒め、**A**を加え炒め合わせる。とり出した具と**ニラ**を加え炒め合わせかつおぶしをのせる。

**[おすすめ献立例]**

＋三つ葉と焼きのりのすまし汁

→p.101

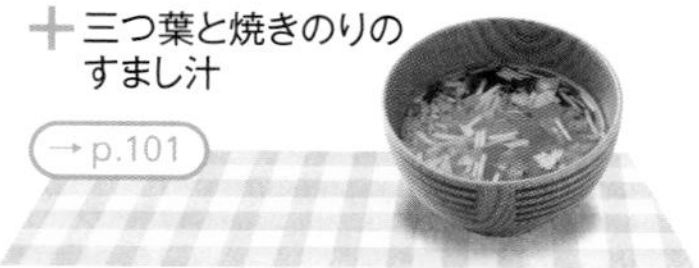

**減塩のコツ!**

香りとうまみがたっぷりのニラを使います。最後に加えてさっと炒めれば、シャキシャキした食感に。

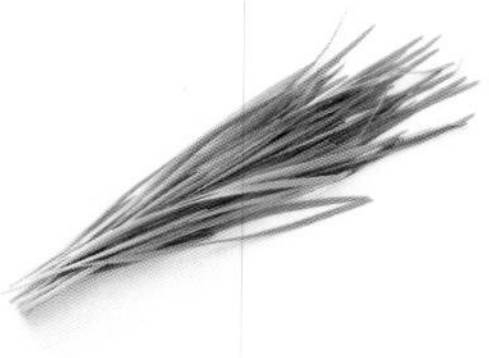

減塩でもラーメンが食べられます

# 塩ラーメン

50分

**[材料（2人分）]**

| | |
|---|---|
| 中華麺 | 2玉 |
| 鶏手羽先 | 4本 |
| 水 | 3 ½カップ |
| A しょうが（薄切り） | 3枚 |
| 長ねぎ（青い部分） | 5cm |
| B ナンプラー | 小さじ1 |
| しょうゆ | 小さじ½ |
| 塩・こしょう | 各少々（0.3g） |
| 厚揚げ | 100g |
| レタス | 2枚 |
| 三つ葉 | 5g |
| レモン（輪切り） | 2枚 |
| 長ねぎ | 3cm |
| 赤唐辛子（輪切り） | 少々 |

**[おすすめ献立例]**

＋もやし、きゅうりの中華酢和え →p.96

**[作り方]**

準備

1 鍋に水と洗った**手羽先**、Aを入れ火にかけ、沸騰したら弱火にし40分ほど煮る。**手羽先**、しょうが、ねぎをとり出す。**手羽先**は皮と骨をとりのぞき、身をほぐしておく。

2 1の煮汁を計量し、450ccを鍋に入れ、Bを加えひと煮立ちさせスープをつくる。**厚揚げ**は魚焼きグリルなどで焼いて角切りにし、**レタス**はちぎり、**三つ葉**は3cm長さに切る。**レモン**は半月切りにする。**ねぎ**はせん切りにして、水にさらして水気をきり、白髪ねぎにする。

仕上げる

3 **麺**はゆでて水気をしっかりきる。器に**麺**を入れてスープを注ぎ、**レタス**、**レモン**、**三つ葉**、**鶏肉**、**白髪ねぎ**、**厚揚げ**、**赤唐辛子**を添える。

**減塩のコツ！**

手羽先でだしをとり、うま味を引き出します。うま味たっぷりのスープにすることで、塩分を抑えることができます。

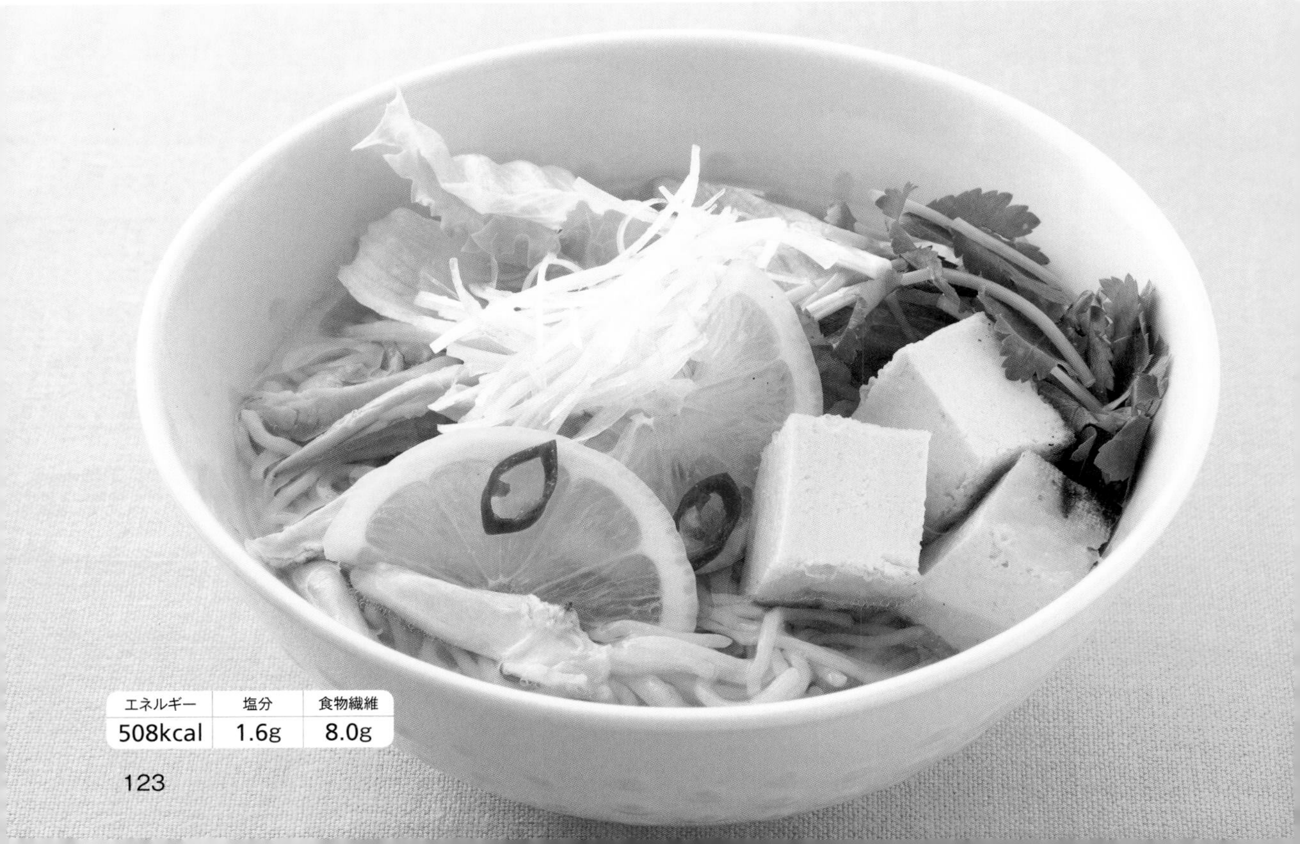

| エネルギー | 塩分 | 食物繊維 |
|---|---|---|
| 508kcal | 1.6g | 8.0g |

column 4

# 意外に食塩が多く含まれる食品

意外な食品に食塩が多く含まれていたということがあります。漬物や梅干し、干物など、見るからに食塩が多く含まれる食品は控えていても、知らずに食べていた食品で塩分をとりすぎていたということのないようにしましょう。

その代表が練り物です。ちくわ1本30gで、なんと0.6gの食塩が含まれています。ヘルシーそうなはんぺんも、1枚100gとして1.5gの食塩を含みます。おでんなど、煮込むことで煮汁の塩分がプラスされます。どうしても食べたい際は調理法に工夫が必要です。

主食にも食塩が含まれています。うどんは、生うどんより干しうどんのほうが多く含まれますが、ゆでることで多少抜けます。パスタは麺自体には食塩が含まれないので、ゆでる際の塩を控えます。

パンは、減塩の商品が販売されているので、活用しましょう。

## パン

1食分の分量で1g前後の食塩が含まれる

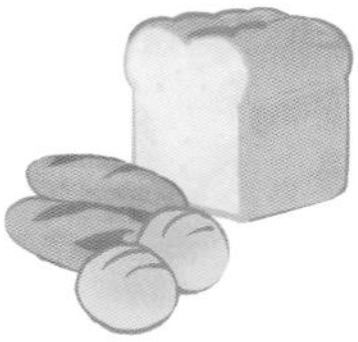

| | |
|---|---|
| 食パン・6枚切り1枚 60g | 塩分0.7g |
| フランスパン 60g | 塩分1.0g |

## 練り物

煮汁の塩分も吸収するので調理法に注意する

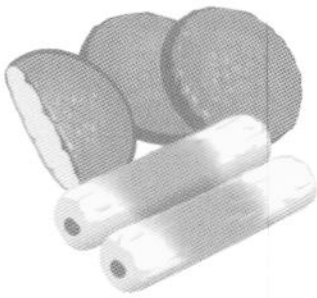

| | |
|---|---|
| さつま揚げ 70g | 塩分1.3g |
| はんぺん 100g | 塩分1.5g |

## うどん・そうめん

乾麺はより塩分が高い。ゆでることで多少抜ける

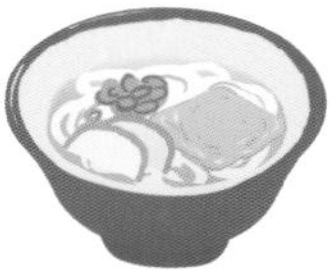

| | |
|---|---|
| ゆでうどん 250g | 塩分0.8g |
| 干しうどん・乾 80g | 塩分3.4g |
| 手延べそうめん・乾 50g | 塩分2.9g |

※麺のみの塩分です

## チーズ

ナチュラルチーズよりプロセスチーズのほうが多い

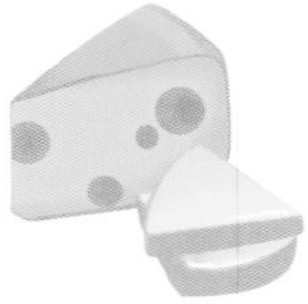

| | |
|---|---|
| パルメザンチーズ 小さじ1 | 塩分0.1g |
| プロセスチーズ 20g | 塩分0.6g |
| クリームチーズ 20g | 塩分0.1g |

資料：日本食品標準成分表2020年版（八訂）

摂取エネルギー、塩分に
余裕があるときのもう一品！

# もう一品（低塩／デザート）レシピ

摂取エネルギー、塩分に余裕が
あるとき、もう一品追加したいときに
便利で、さらに低塩なレシピを12品。
甘いデザートのレシピも6品紹介します。

# しいたけのにんにく炒め

かんたん　作りおき　5分

**[材料（2人分）]**

| | |
|---|---|
| しいたけ | 4枚 |
| にんにく | ½かけ |
| オリーブ油 | 小さじ1 |
| あらびき黒こしょう | 少々 |

**[作り方]**

準備　**1** **しいたけ**は1cm幅に切り、にんにくはみじん切りにする。

炒める　**2** フライパンに油とにんにくを入れて中火にかけ、香りが出たら**しいたけ**を加えて炒め、黒こしょうを加える。

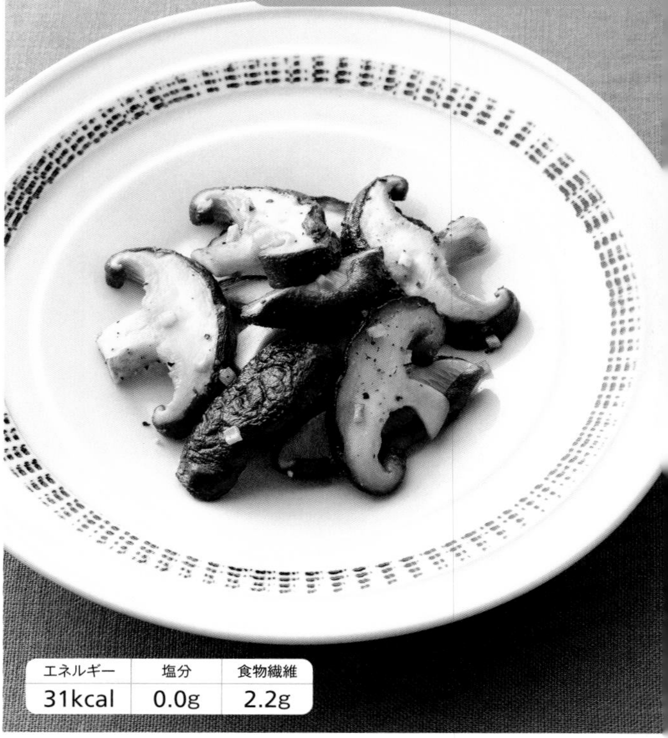

| エネルギー | 塩分 | 食物繊維 |
|---|---|---|
| 31kcal | 0.0g | 2.2g |

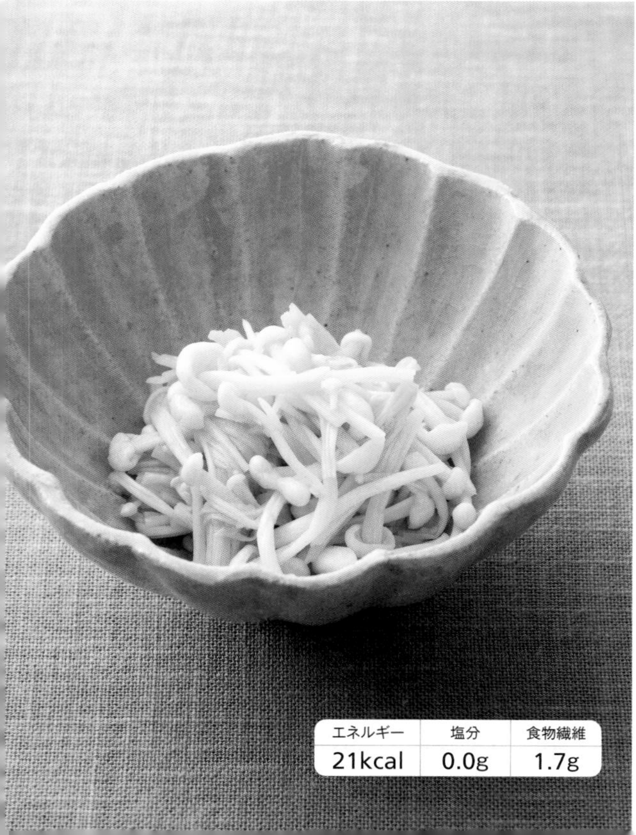

| エネルギー | 塩分 | 食物繊維 |
|---|---|---|
| 21kcal | 0.0g | 1.7g |

# えのきのしょうが酢和え

かんたん　作りおき　5分

**[材料（2人分）]**

| | |
|---|---|
| えのきだけ | 80g |
| しょうが | ½かけ |
| A 酢 | 小さじ2 |
| 　砂糖 | 小さじ½ |

**[作り方]**

準備　**1** **えのきだけ**はペーパータオルに包み、電子レンジ（600W）で1分加熱し、長さを半分に切る。

和える　**2** すりおろしたしょうがとAを混ぜて、1と和える。

# わかめの煮びたし

かんたん　5分

**[材料（2人分）]**

| | |
|---|---|
| カットわかめ | 大さじ1 |
| 万能ねぎ | 20g |
| だし汁 | ¼カップ |
| A しょうゆ | 小さじ¼ |
| ごま油 | 小さじ½ |

**[作り方]**

準備　**1** **わかめ**は水で戻し、**ねぎ**は3cm長さに切る。

煮る　**2** 鍋にだし汁を煮立て、**1**を入れてひと煮立ちさせ、**A**を加える。

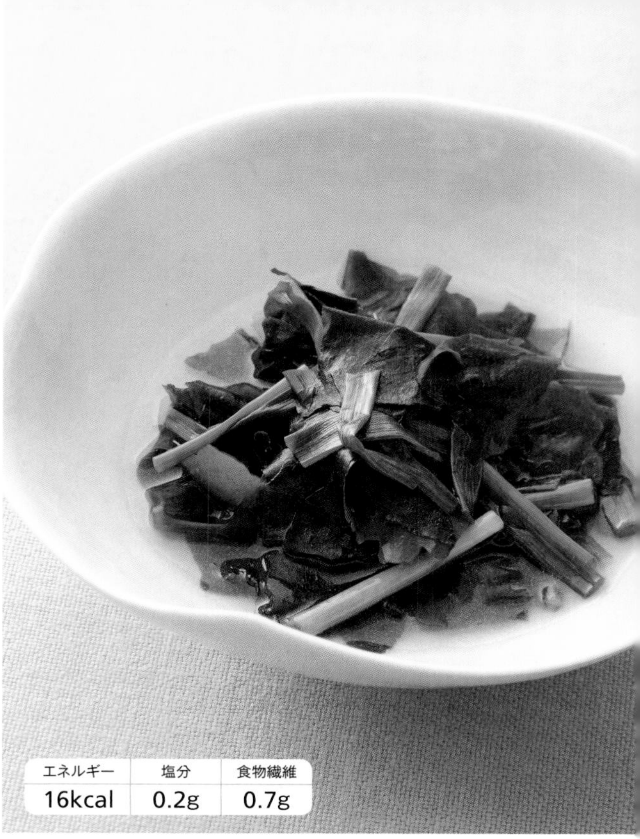

| エネルギー | 塩分 | 食物繊維 |
|---|---|---|
| 16kcal | 0.2g | 0.7g |

# さつまいものきんぴら

かんたん　作りおき　8分

**[材料（2人分）]**

| | |
|---|---|
| さつまいも | 100g |
| サラダ油 | 小さじ1 |
| A みりん | 小さじ1 |
| 黒炒りごま | 少々 |

**[作り方]**

準備　**1** **さつまいも**は太めのせん切りにし、水にさらしておく。

炒める　**2** フライパンに油を熱し、水気をきった**1**を入れ、中火から弱火で炒めて火をとおす。**A**を加え炒め合わせる。

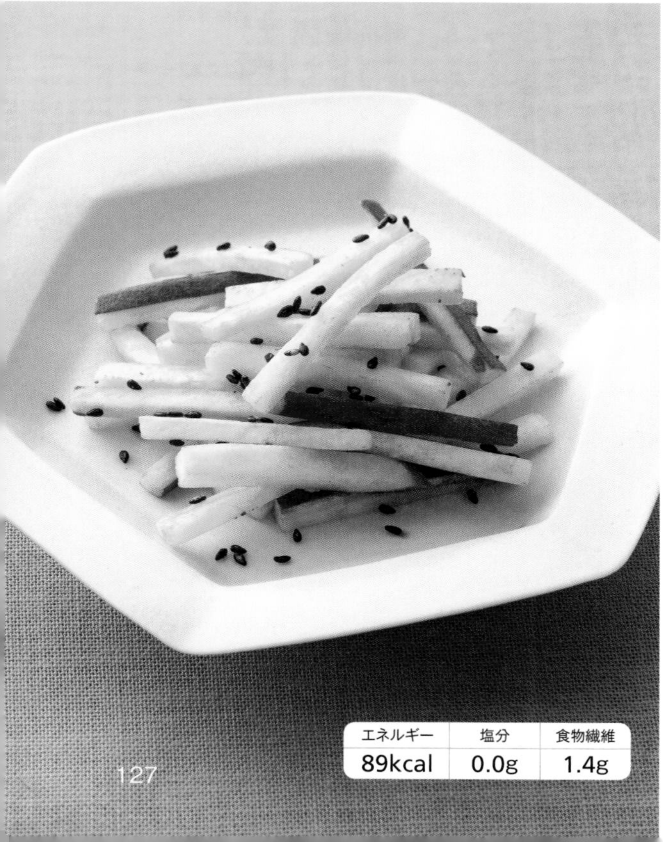

| エネルギー | 塩分 | 食物繊維 |
|---|---|---|
| 89kcal | 0.0g | 1.4g |

# かぼちゃのハチミツレモン煮

作りおき　13分

**[材料（2人分）]**

| | |
|---|---|
| かぼちゃ（正味） | 150g |
| レモン（輪切り） | 1枚 |
| A 水 | ¼カップ |
| 　ハチミツ | 小さじ1 |

**[作り方]**

準備　**1** かぼちゃは種とわたをとってひと口大に切り、レモンはイチョウ切りにする。

煮る　**2** 鍋にAと1を入れて混ぜ、ふたをして沸騰させ、弱火で10分ほど煮る。

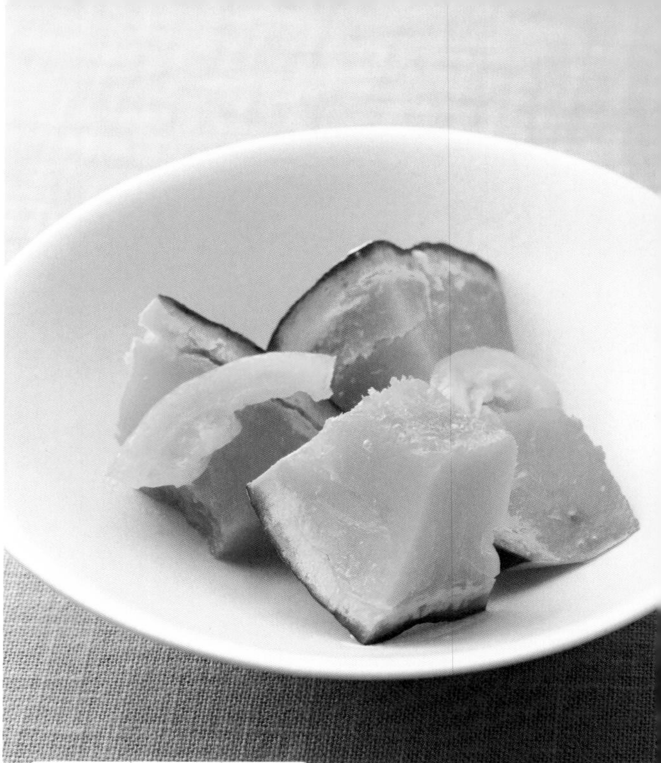

| エネルギー | 塩分 | 食物繊維 |
|---|---|---|
| 73kcal | 0.0g | 2.8g |

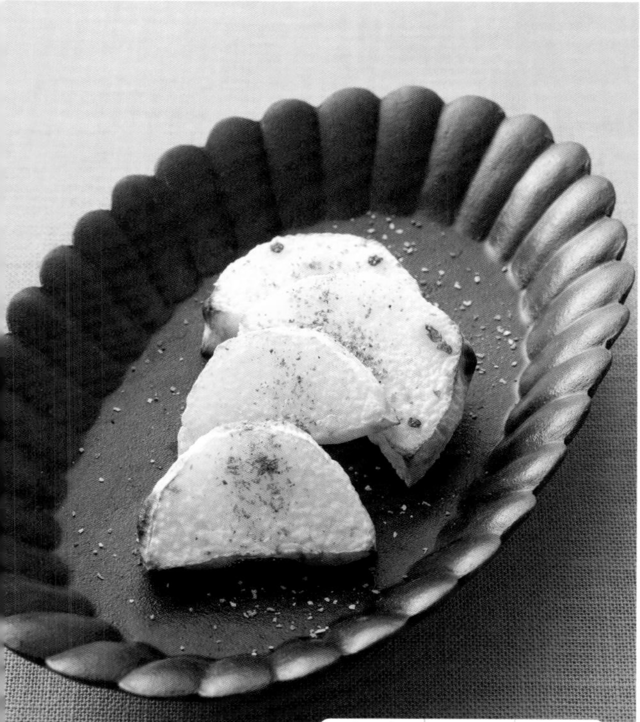

| エネルギー | 塩分 | 食物繊維 |
|---|---|---|
| 44kcal | 0.0g | 0.7g |

# 焼き長いも

かんたん　作りおき　8分

**[材料（2人分）]**

| | |
|---|---|
| 長いも | 150g |
| 粉山椒 | 少々 |

**[作り方]**

準備　**1** 長いもは皮をむき、半月切りにする。

焼く　**2** 1を魚焼きグリルで焼き、粉山椒をふる。

# ゆで里いものマヨのり和え

かんたん　作りおき　10分

**[材料（2人分）]**

| | |
|---|---|
| 里いも | 200g |
| A 青のり | 小さじ⅛ |
| 　マヨネーズ | 小さじ2 |

**[作り方]**

準備　1 **里いも**は皮をむき、乱切りにしてゆでる。

和える　2 Aと1を和える。

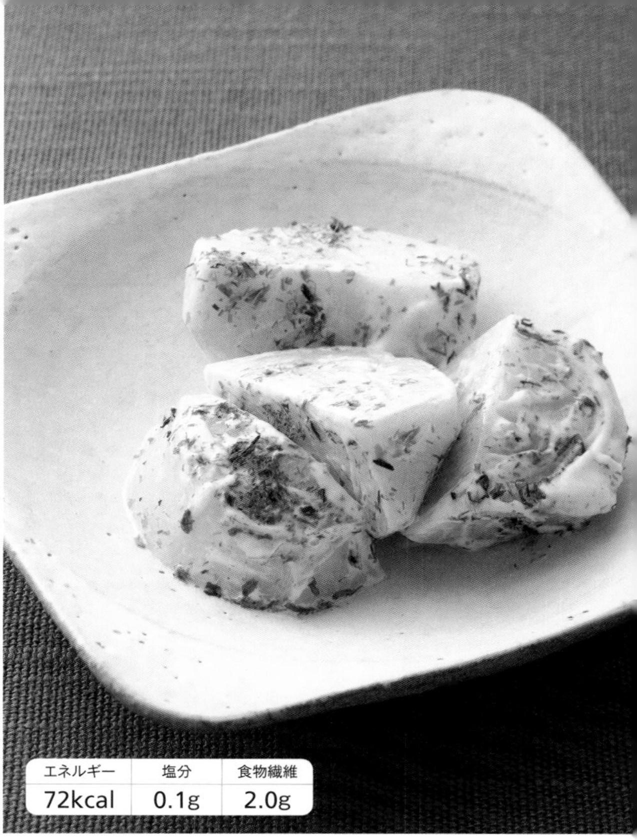

| エネルギー | 塩分 | 食物繊維 |
|---|---|---|
| 72kcal | 0.1g | 2.0g |

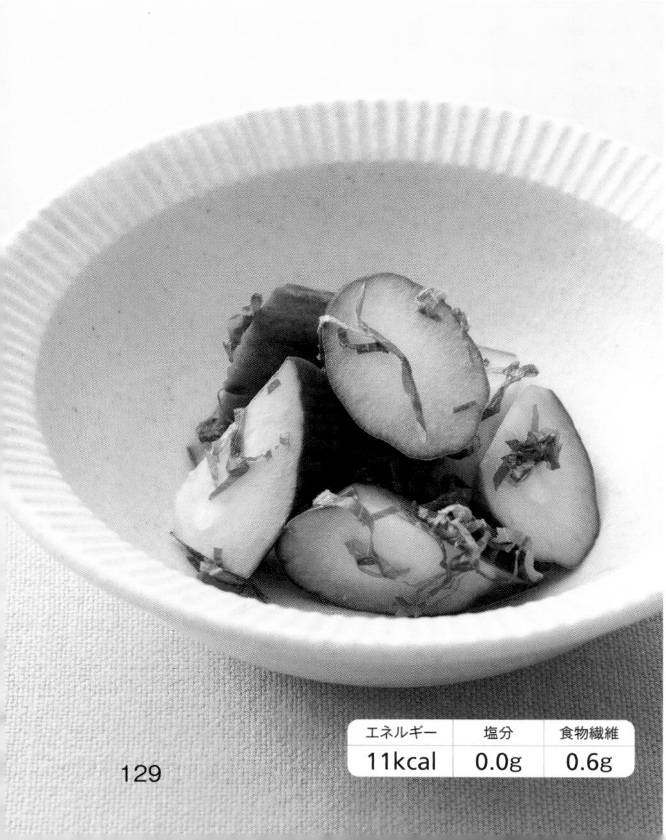

| エネルギー | 塩分 | 食物繊維 |
|---|---|---|
| 11kcal | 0.0g | 0.6g |

# きゅうりとしその葉の酢和え

かんたん　5分

**[材料（2人分）]**

| | |
|---|---|
| きゅうり | 1本 |
| しその葉 | 2枚 |
| A 酢 | 小さじ2 |
| 　砂糖 | 小さじ¼ |

**[作り方]**

仕上げる　1 **きゅうり**は乱切り、**しその葉**はせん切りにしてAと混ぜ合わせる。

# なめこのおろし和え

かんたん　8分

**[材料（2人分）]**

| | |
|---|---|
| なめこ | 50g |
| 大根 | 100g |
| A 酢 | 小さじ2 |
| 砂糖 | 小さじ½ |

**[作り方]**

準備　**1** なめこはさっとゆで、大根はおろして水気をきっておく。

和える　**2** Aと1を和える。

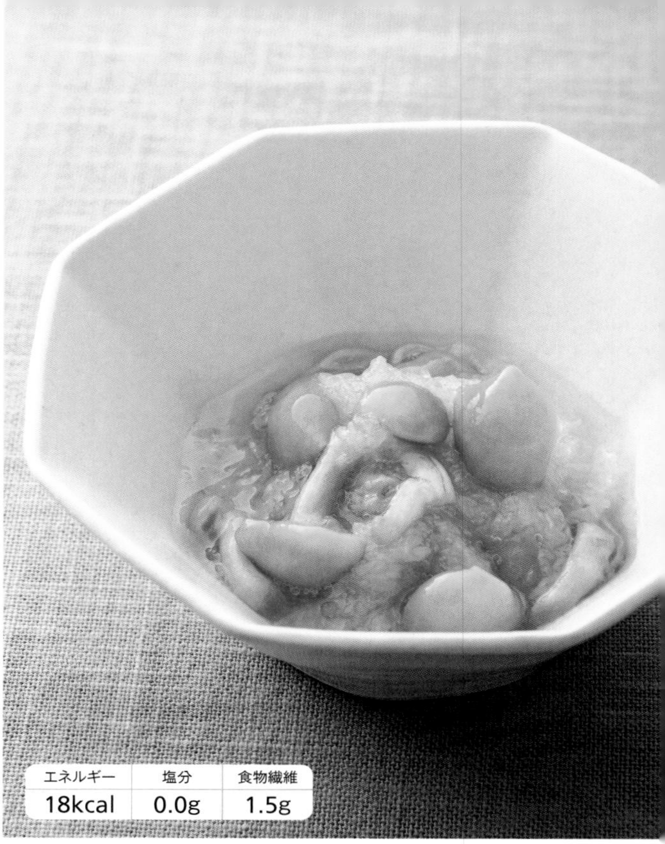

| エネルギー | 塩分 | 食物繊維 |
|---|---|---|
| 18kcal | 0.0g | 1.5g |

# ひじきとしらたきのおかか煮

作りおき　15分（戻す時間はのぞく）

**[材料（2人分）]**

| | |
|---|---|
| ひじき（乾物） | 大さじ2 |
| しらたき | 100g |
| A だし汁 | ¼カップ |
| 砂糖 | 小さじ1 |
| B しょうゆ | 小さじ½ |
| かつおぶし（小袋） | ¼袋（1g） |

**[作り方]**

準備　**1** ひじきは水にひたして戻し、しらたきはゆでて食べやすく切っておく。

煮る　**2** 鍋にAと1を入れてふたをし、沸騰したら弱火にして10分ほど煮る。Bを加えてさらに2～3分煮る。

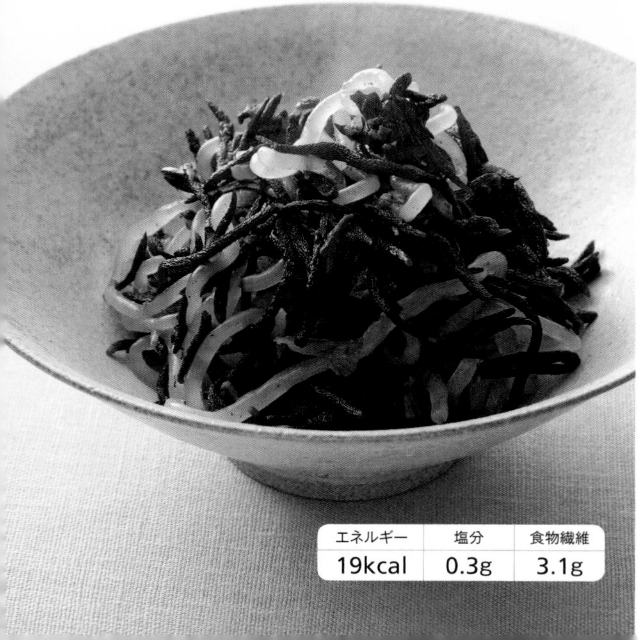

| エネルギー | 塩分 | 食物繊維 |
|---|---|---|
| 19kcal | 0.3g | 3.1g |

# 切り干し大根とひじきの南蛮漬け

かんたん　作りおき　8分　（戻す時間はのぞく）

**[材料（2人分）]**

| | |
|---|---|
| 切り干し大根（乾物） | 20g |
| ひじき（乾物） | 大さじ½ |
| A 赤唐辛子（輪切り） | ½本 |
| だし汁 | 大さじ2 |
| 酢 | 大さじ1 |
| 砂糖 | 小さじ½ |

**[作り方]**

準備　1 **切り干し大根**と**ひじき**は水にひたして戻し、さっとゆでる。

混ぜる　2 Aと1を混ぜ合わせる。

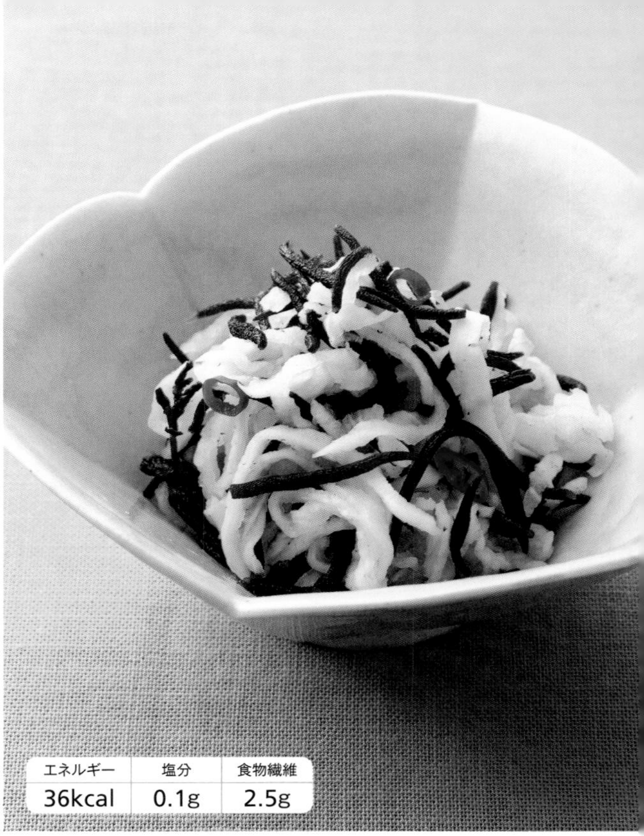

| エネルギー | 塩分 | 食物繊維 |
|---|---|---|
| 36kcal | 0.1g | 2.5g |

# 焼きまいたけのレモンだし漬け

かんたん　作りおき　8分

**[材料（2人分）]**

| | |
|---|---|
| まいたけ | ½パック |
| A だし汁 | 大さじ2 |
| レモン汁 | 小さじ½ |
| しょうゆ | 小さじ¼ |
| レモン（輪切り） | 1枚 |

**[作り方]**

焼く　1 **まいたけ**は小房に分けてフライパンなどで焼く。

混ぜる　2 1とA、イチョウ切りにした**レモン**を混ぜ合わせる。

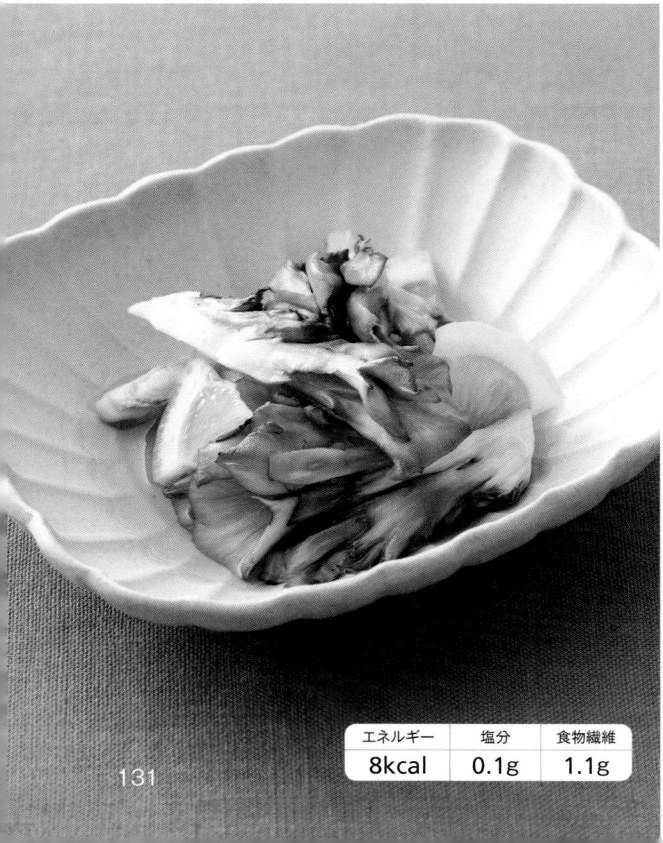

| エネルギー | 塩分 | 食物繊維 |
|---|---|---|
| 8kcal | 0.1g | 1.1g |

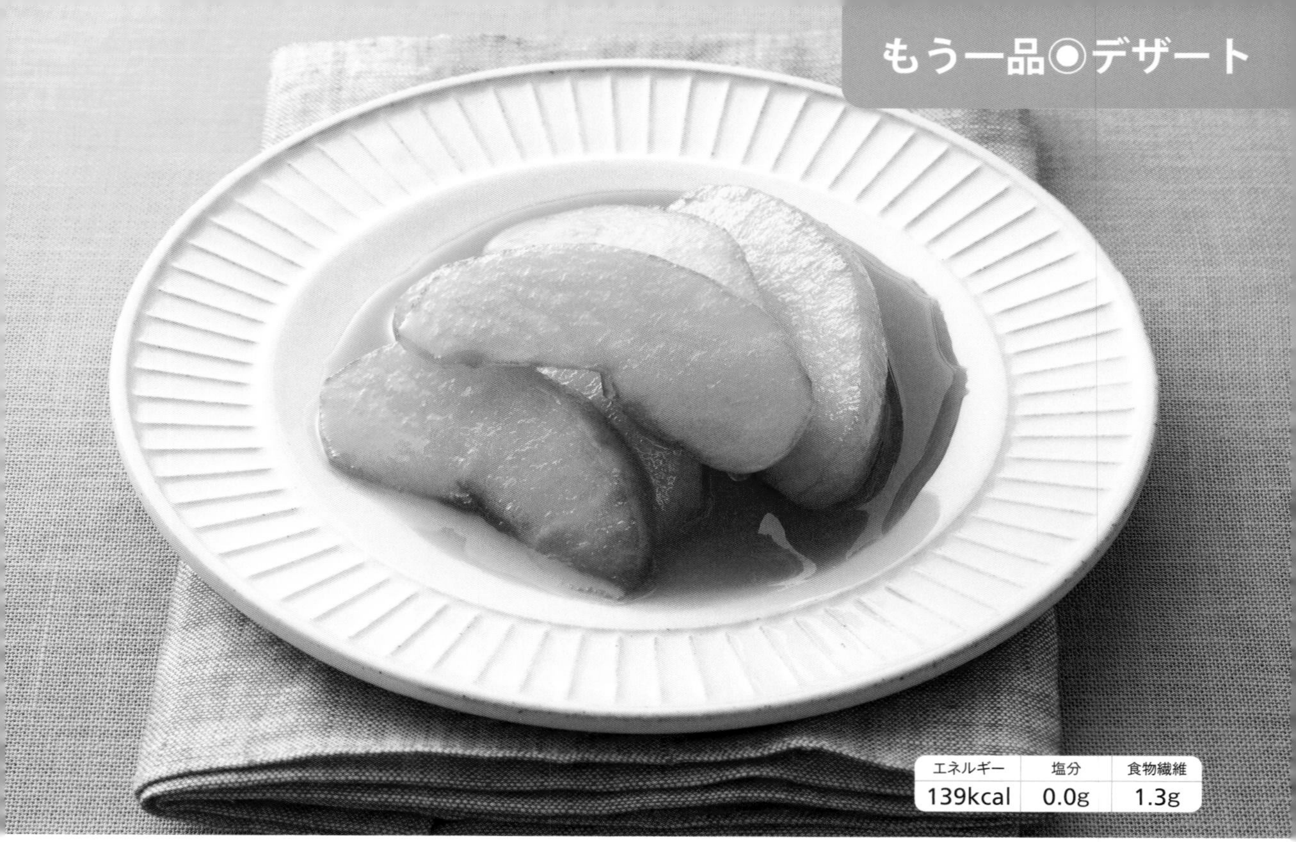

| エネルギー | 塩分 | 食物繊維 |
|---|---|---|
| 139kcal | 0.0g | 1.3g |

香ばしいカラメルとりんごの酸味が相性抜群

# りんごのカラメルソテー

かんたん　作りおき　10分

**[材料（2人分）]**

| | |
|---|---|
| りんご | 1個 |
| グラニュー糖 | 大さじ3 |
| バター | 小さじ1 |
| ラム酒 | 小さじ1 |

**[作り方]**

準備
1 **りんご**はくし切りにして芯をとり、皮をむく。

焼く
2 フライパンにグラニュー糖を入れて中火にかけカラメルを作り、バター、**りんご**を入れ混ぜ合わせる。ふたをして弱火で4～5分煮る。仕上げにラム酒を加え混ぜる。

さつまいものやさしい甘みが主役

# さつまいもプリン

作りおき　20分

**［材料（4個分）］**

| | |
|---|---|
| さつまいも | 150g |
| A 卵 | 1個 |
| 卵黄 | 1個 |
| 砂糖 | 40g |
| 牛乳 | ½カップ |
| バニラエッセンス | 少々 |
| B 砂糖 | 大さじ3 |
| 水 | 大さじ1 |
| 湯 | 大さじ2 |

**［作り方］**

準備　1 **さつまいも**は皮を厚めにむいてひと口大に切り、水にさらす。ポリ袋に入れて電子レンジ（600W）で2分30秒加熱して、麺棒などでたたいてつぶす。

混ぜる　2 ボウルにAを混ぜ、砂糖を加えて混ぜ合わせる。温めた**牛乳**を加えて混ぜ、1とバニラエッセンスを加えて混ぜ合わせる。

蒸す　3 2を器に入れて蒸気の上がった蒸し器に入れ、強火で3分、弱火にして12 ～ 15分蒸す。

仕上げる　4 小さめの鍋にBを入れ中火にかけて焦がす。火を止めて湯を入れ、カラメルを溶かし混ぜ合わせる。蒸し上がったプリンにかける。

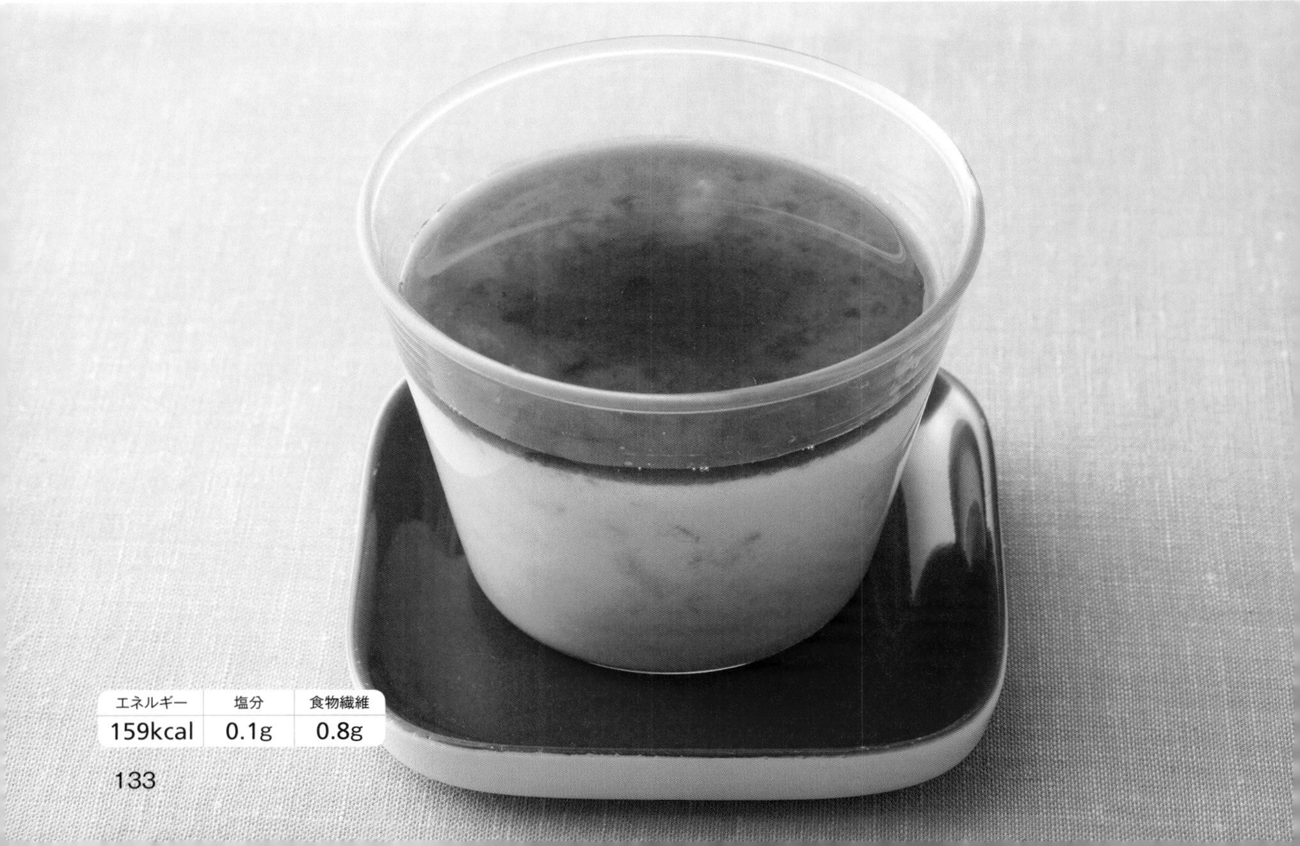

| エネルギー | 塩分 | 食物繊維 |
|---|---|---|
| 159kcal | 0.1g | 0.8g |

# あんずシロップかけ寒天

かんたん　作りおき　10分（漬ける時間、冷やす時間はのぞく）（あんずシロップ煮は保存可能）

**［材料（２人分）］**

| | |
|---|---|
| 干しあんず | 8個 |
| A 砂糖a | 40g |
| 　水 | 1カップ |
| B 粉寒天 | 小さじ½ |
| 　水 | 1 ½カップ |
| 砂糖b | 小さじ2 |

**［作り方］**

準備　1 あんずは熱湯をかけておく。鍋にAを入れて混ぜ、煮立ったらあんずを加え、沸騰したら火を止める。冷まして容器に入れ、冷蔵庫で一晩おく。

煮る　2 鍋にBを入れて混ぜ、中火にかける。混ぜながら沸騰させ、弱火で3分煮る（この間も混ぜ合わせる）。砂糖bを加え煮溶かし、容器に入れて冷やし固める。

仕上げる　3 2を角切りにし、1のシロップ、あんずをかける。

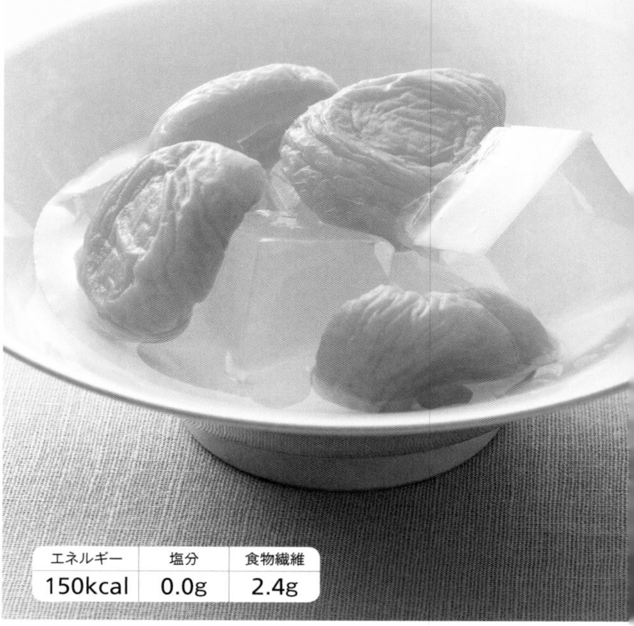

| エネルギー | 塩分 | 食物繊維 |
|---|---|---|
| 150kcal | 0.0g | 2.4g |

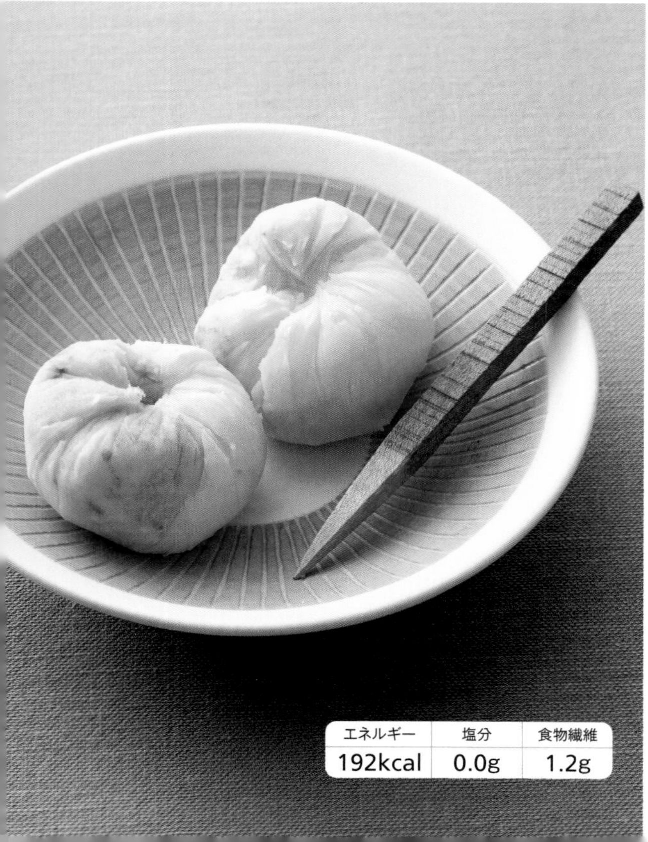

| エネルギー | 塩分 | 食物繊維 |
|---|---|---|
| 192kcal | 0.0g | 1.2g |

# 山いもきんとん

作りおき　15分（作りおきは冷凍保存する）

**［材料（２人分）］**

| | |
|---|---|
| 山いも | 200g |
| A 砂糖 | 40g |
| 　みりん | 大さじ1 |
| 抹茶 | 少々 |
| 食紅 | 少々 |

**［作り方］**

準備　1 山いもは皮をむいて、ひと口大に切る。ポリ袋に入れ電子レンジ（600W）で4分加熱し、熱いうちにつぶす。

練る　2 1を鍋に入れてAを混ぜ合わせ、中火から弱火にかけて練りあげ、半分に分ける。

仕上げる　3 湯（分量外）で溶いた抹茶、水（分量外）で溶いた食紅をそれぞれに入れて染める。4つに分けて2色ずつひと組にし、ラップで包み茶巾にしぼる。

# やわらか水ようかん

かんたん　作りおき　10分（冷やす時間はのぞく）（作りおきは冷蔵で2日まで）

**［材料（3個分）］**

| | |
|---|---|
| こしあん | 200g |
| A 粉寒天 | 小さじ¼ |
| 水 | 1 ¼カップ |
| 砂糖 | 大さじ1 ½ |

**［作り方］**

煮る　**1** 鍋に**A**を入れて混ぜ、中火にかける。混ぜながら煮て、沸騰したら弱火にし3分ほど混ぜながら煮る。砂糖を加えて煮溶かし、**こしあん**を加えて混ぜ、ひと煮立ちさせる。

冷やす　**2** あら熱をとり、軽くとろみがついたら器に入れ、冷やし固める。

※とろみがつかないうちに容器に入れると分離するので注意

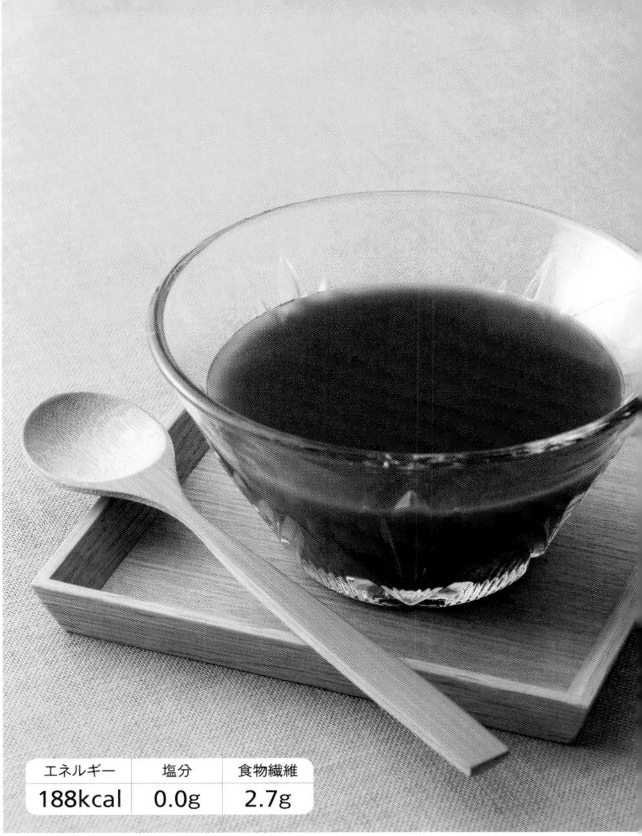

| エネルギー | 塩分 | 食物繊維 |
|---|---|---|
| 188kcal | 0.0g | 2.7g |

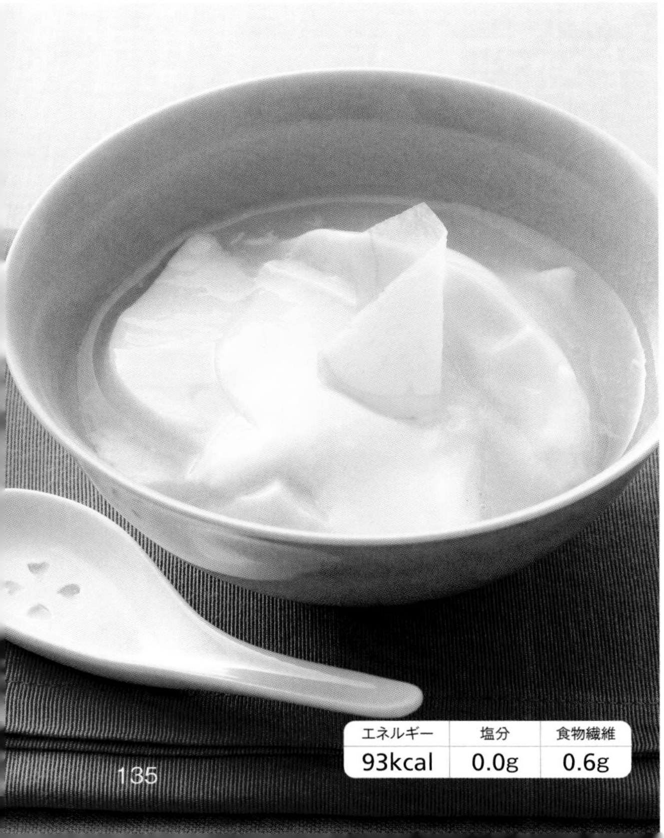

| エネルギー | 塩分 | 食物繊維 |
|---|---|---|
| 93kcal | 0.0g | 0.6g |

# 豆乳杏仁豆腐

作りおき　15分（冷やす時間はのぞく）（作りおきは2日まで）

**［材料（2人分）］**

| | |
|---|---|
| 豆乳 | 1カップ |
| A 水 | ¼カップ |
| 粉寒天 | 小さじ¼ |
| 砂糖 | 小さじ1 |
| アーモンドエッセンス | 少々 |
| B 水 | ¾カップ |
| 砂糖 | 20g |
| しょうが（薄切り） | 4枚 |

**［作り方］**

煮る　**1** 鍋に**A**を入れて混ぜ、中火にかける。混ぜながら沸騰させ、弱火で3分煮る（この間も混ぜ合わせる）。砂糖を入れて煮溶かし、**豆乳**を加えて混ぜる。ひと煮立ちさせて火を止め、アーモンドエッセンスを入れる。容器に入れて冷やし固める。

仕上げる　**2** **B**を鍋に入れてひと煮立ちさせ、冷まして シロップを作る。大きめのスプーンで器に**1**をすくい入れ、シロップをかける。

column
5

# 外食と上手につき合うコツ

高塩分、高エネルギーの外食は、基本的には控えたいものですが、がまんしすぎるとストレスになってしまいます。料理の選び方や食べ方を工夫して、上手に外食とつき合いましょう。

基本は、自分の適正エネルギー量と摂取塩分量に抑えること。３食に配分し、昼に外食や市販の弁当を食べる場合は、朝晩の食事の量や塩分をより抑えるなどしてやりくりします。

ファストフードや揚げ物は避ける、麺類ならつけ麺にするなど、店やメニュー選びの段階で高エネルギー、高塩分のものをカットします。バランスのよい定食を選ぶようにして、漬物や佃煮などの加工食品、汁物は残して塩分を減らします。エネルギーが多い場合は、主食の量で調節を。好きなメニューの塩分量とエネルギー量を覚えておくのもよいでしょう。

### 外食するときのポイント

- ファストフードや揚げ物の店は避ける
- 丼やパスタなどの「単品」ではなく「定食」を選ぶほうがベター
- 食塩が多く含まれる漬物や加工食品、汁物は残す
- 麺類はつけ麺にする
- 主食の量で摂取エネルギー量を調節する

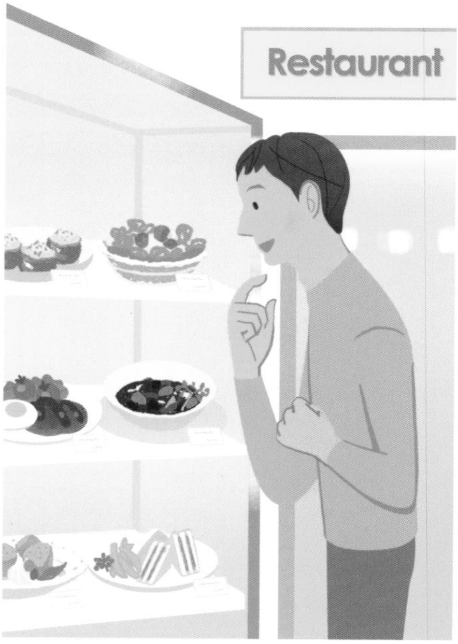

高血圧って、どんな病気?

# 高血圧の基礎知識

血圧が上がるしくみや
高血圧の基準、
生活改善の方法など、
高血圧を治療するうえで
欠かせない基礎知識を紹介します。

# 高血圧の基準と血圧が上がるしくみ

## どこからが高血圧か

　高血圧の基準は、日本高血圧学会の「高血圧治療ガイドライン２０１９」で定められています。

## 高血圧の基準

| | 収縮期血圧 | 拡張期血圧 |
|---|---|---|
| 診察室血圧 | 140mmHg～ | 90mmHg～ |
| 家庭血圧 | 135mmHg～ | 85mmHg～ |
| 24時間血圧 | 130mmHg～ | 80mmHg～ |

日本高血圧学会「高血圧治療ガイドライン 2019」

「診察室血圧」は収縮期血圧が140mmHg以上、拡張期血圧が90mmHg以上、「家庭血圧」は収縮期血圧が135mmHg以上、拡張期血圧が85mmHg以上になったら高血圧と診断されます。「24時間血圧」は収縮期血圧が130mmHg以上、拡張期血圧が80mmHg以上が高血圧の基準です。

　診察室血圧と家庭血圧の数値に差がある場合は、家庭血圧をもとに診断します。診察室血圧とは医療機関で計測した数値で、家庭血圧とは家庭用血圧計で計測した数値です。24時間血圧とは、携帯型の自動血圧計を使って、いつもどおりの生活をしながら24時間血圧を計測します（詳しくはＰ143を参照）。

## 血圧は健康度の指標

　血圧とは、心臓から血液が送り出されたり、心臓に戻ってきたりするときに血管に加わる圧力のことです。心臓はポンプのように働き、全身へ血液をめぐらせています。

　心臓が収縮して血液を送り出すとき、血管への圧力がもっとも強くなります。これが収縮期血圧です。全身から血液を戻すために心臓が拡張するとき、血管に加わる圧力はもっとも弱くなります。これが拡張期血圧です。

　一般的には、収縮期血圧は上、拡張期血圧は下とも呼ばれます。

　血圧、つまり血管にかかる圧力の強さは、血管の状態や血液の質と量などによって変化します。

　人間の生命維持に欠かすことのできない血液の流れ、その健康度の指標となるのが血圧なのです。

## 血圧はなぜ上がるのか

　高血圧には大きく２つに分けて、本態性高血圧と二次性高血圧があります（詳しくはＰ144を参照）。

　このうち、高血圧の人の大部分が分類

## ■血圧が上がるしくみ

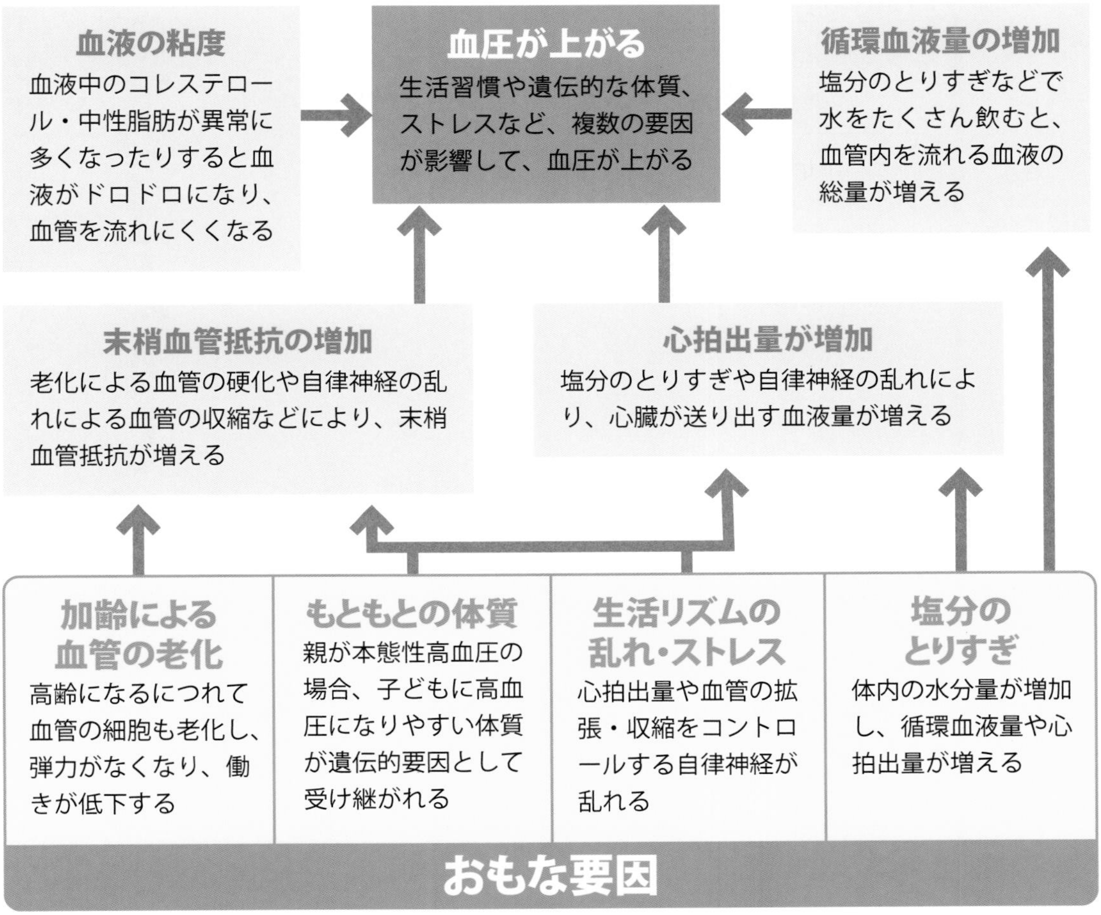
血液の粘度
血液中のコレステロール・中性脂肪が異常に多くなったりすると血液がドロドロになり、血管を流れにくくなる
血圧が上がる
生活習慣や遺伝的な体質、ストレスなど、複数の要因が影響して、血圧が上がる
循環血液量の増加
塩分のとりすぎなどで水をたくさん飲むと、血管内を流れる血液の総量が増える
末梢血管抵抗の増加
老化による血管の硬化や自律神経の乱れによる血管の収縮などにより、末梢血管抵抗が増える
心拍出量が増加
塩分のとりすぎや自律神経の乱れにより、心臓が送り出す血液量が増える
加齢による血管の老化
高齢になるにつれて血管の細胞も老化し、弾力がなくなり、働きが低下する
もともとの体質
親が本態性高血圧の場合、子どもに高血圧になりやすい体質が遺伝的要因として受け継がれる
生活リズムの乱れ・ストレス
心拍出量や血管の拡張・収縮をコントロールする自律神経が乱れる
塩分のとりすぎ
体内の水分量が増加し、循環血液量や心拍出量が増える
おもな要因

されるのが本態性高血圧です。明確な原因がなく、塩分のとりすぎや肥満、ストレス、加齢や遺伝的な体質などが関係して起こります。

では、血圧はどのようなしくみで上がるのでしょうか。心臓が収縮して血管に送り出す血液の量を心拍出量といいます。塩分をとりすぎるとこの心拍出量が増え、血圧が上がるのです。

また、本来しなやかな血管が加齢によって硬くなると、末梢血管抵抗が高まります。末梢血管とは、全身に広がる血管のこと。血管が硬く狭くなると抵抗が高まって血が流れにくくなり、その結果血圧が上昇します。

さらに、心拍数や血管の拡張・収縮をコントロールしている自律神経の乱れによって末梢血管抵抗や心拍出量が増えるほか、遺伝的な体質が高血圧の要因となることもあります。

心拍出量と末梢血管抵抗のほかにも、血液の粘度や循環する血液の量などの血液の状態が、高血圧には深く関わっているのです。

## 放置は厳禁！
# 高血圧は動脈硬化のもと

### 高血圧が血管を傷つける

高血圧には、これといった症状がありません。そのため、高血圧と診断されても治療の必要性を感じない人もいるでしょう。しかし、症状がないといってもそれは軽症のうちだけ。

頭痛や肩こり、息切れ、めまいなどの症状は、重症化のサインです。治療をせずに高血圧を放っておいたために、ひそかに動脈硬化が進行して、心筋梗塞や脳卒中などのリスクが高まっているかもしれません。

では、なぜ高血圧が動脈硬化をひき起こすのでしょうか。血管は外膜、中膜、内膜の三層構造を持つ、血管壁で構成されています。血圧が高い状態が続くと、血管壁に強い圧力が加わり、内膜の表面にある内皮細胞が傷つきます。これが動脈硬化のもとです。

### 動脈硬化にはおもに２つのタイプがある

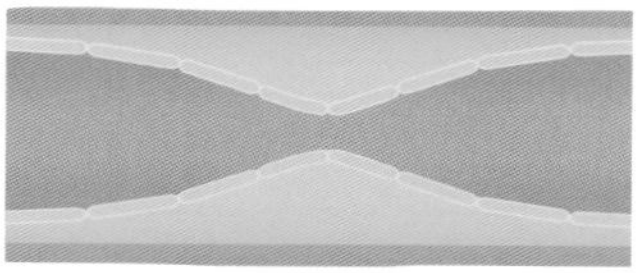

**細動脈硬化**

内皮細胞の働きが低下することで細い動脈が硬化し、血流が悪くなる

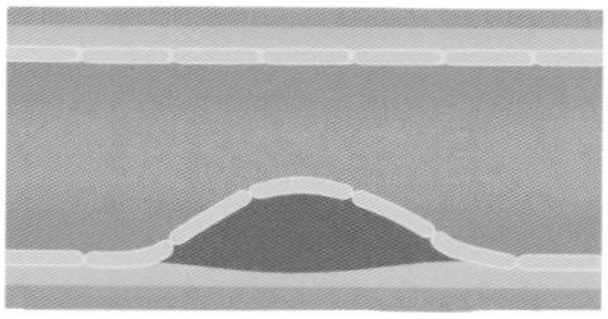

**粥状動脈硬化**

太い動脈の血管壁にLDLコレステロールなどが入りこみ、厚く硬くなる

### 動脈硬化が病気の原因に

内皮細胞が傷つくと、細胞の働きが低下し、血管の抵抗が強くなります。血管の抵抗が増すと「細動脈硬化」を引き起こし、血流が悪化。細動脈とは毛細血管に血液を送りこむ、枝分かれした細い血管です。目や腎臓などの血管に多く起こりますが、脳内で硬化が進行すると、脳出血につながることも。

一方、心臓や脳の太い血管を中心に起こるのが、「粥状《じゅくじょう》動脈硬化」です。内皮細胞についた傷から、血管壁にＬＤＬコレステロール、いわゆる悪玉コレステロールやカルシウムなどが入り込みます。これがドロドロの状態で固まることで血管壁が厚くなります。それにより血管内が狭くなることで、血液の流れが悪化。この粥状動脈硬化が、心筋梗塞や脳卒中の原因になるのです。

動脈は血液を全身に送り出します。動脈硬化が起こると、心筋梗塞や脳卒中などの心血管系の病気だけでなく、腎硬化症などさまざまな病気をひき起こします。

## ■血圧が高い状態が続くと動脈硬化が進む

**心血管疾患**
脳卒中や心筋梗塞など、脳や心臓の病気のリスクが高まる

**動脈硬化**
高血圧による血管の傷がもとで、動脈硬化になる。頭痛や肩こりなどの症状があるころには進行している

**高血圧**
高血圧の基準値（→ P138）にあてはまる

**高血圧予備軍**
高血圧の基準値より 5 ～ 10mmHg ほど低い数値。「血圧が高め」な状態

**正常血圧**
家庭血圧も診察室血圧も正常な範囲の数値

**悪循環におちいる**
高血圧が動脈硬化を進行させ、動脈硬化がさらに高血圧を悪化させる

**突然、心臓や脳の病気の発作が…**
血圧測定の結果が正常な範囲なのに、実は血圧が高い「仮面型高血圧（→ P145）」。この場合、高血圧の自覚がないまま、ひそかに動脈硬化が進んでいる可能性もある

**生活改善をはじめよう**
予備軍のうちに生活習慣を改めることで、血圧の上昇を抑えることができる。食塩のとりすぎや、徹夜など無理をすることは禁物

## 高血圧の放置は禁物

内皮細胞は血管の弾性を保つ一酸化窒素や、プロスタサイクリンなどを分泌しています。高血圧はこれらの分泌も低下させるため、より動脈硬化が進むのです。高血圧によって動脈硬化が進み、さらに高血圧が悪化するという悪循環におちいってしまいます。

動脈硬化は脳や心臓、腎臓などの病気をひき起こします。心血管系の病気の発作は、早朝に血圧が上がる際に多発するため、早朝高血圧（→P145）とわかったら、すぐに治療をはじめます。

また、動脈硬化で腎機能が低下し腎不全にまで至ってしまうと、人工透析が必要になることも。心筋梗塞や脳卒中は命に関わる病気であるだけでなく、重い後遺症が残ります。脳卒中が認知症の原因となりうるなど、動脈硬化が引き起こす病気は、命は助かってもその後の人生に大きな影響を与える恐ろしいものばかりです。高血圧は放置せず、早急に治療を始める必要があります。

# 治療の第一歩！血圧を測る習慣をつける

## 自分の血圧を把握する

血圧は変動しやすく、医療機関での測定だけでは、正確な状態を把握しにくいもの。そのため、診察と治療には継続的な血圧測定と記録が大切なのです。家庭での血圧測定を習慣にすると、日々の血圧の変動がわかり、自分の血圧の状態を把握できます。

## 正しい血圧測定の方法

家庭血圧は、基本的には朝晩2回、決まった時間と場所で、同じ手順で測ります。テーブルに血圧計を置いて、イスに座るのが基本。座ってから1、2分待つと体が落ち着いて誤差が減ります。素肌にカフ（腕帯）を指が1本入るくらいの間隔をあけて腕に巻きましょう。冬は薄手のシャツ1枚くらいであれば着用可能です。心臓と同じ高さにカフがあるか確認し、スイッチを入れます。途中で位置がずれないように注意します。

カフを巻いたまま数値をメモしてもう一度測定し、2回計測した数値の平均を

## 朝晩の血圧を記録しよう

| | 朝 | 晩 |
|---|---|---|
| 4/1 | | |
| | | |
| | | |
| | | |

### 計測の基本

**①血圧計は上腕部で測るものにする**
カフを巻くなど、上腕部の血圧を測るもので行う

**②時間、回数を決めて測る**
朝晩決まった時間に２回ずつ計測し、平均値を記録する。朝は起床後１時間以内、排尿後、朝食・服薬の前に測る

**③場所、環境を決めて測る**
場所を決めて、静かで暑すぎず寒すぎないところで計測する。カフの位置を心臓の高さに保てるようにする

### 数値から見えてくるもの

血圧を５日以上記録したら、分析をしてみよう

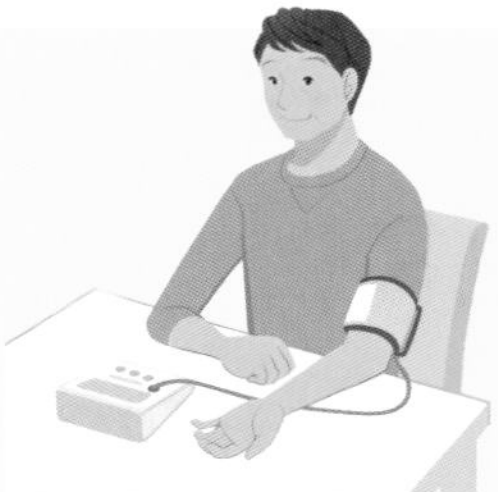

**●朝のほうが高い**
連続して朝の血圧が高い場合、早朝高血圧の可能性がある。医師に相談して、24 時間測定を実施してみよう

**●ME 差**
朝（Morning）の平均値から晩（Evening）の平均値を引いた値。ME 差 15mmHg 以上の人は、心臓肥大が進行している可能性がある。正常血圧でも、ME 差が大きい人は心臓肥大が進むこともあるため、早めに医師に相談を

**●脈圧**
収縮期血圧（上）から拡張期血圧（下）をひいた値。動脈硬化の進行度の目安となる。80mmHg 以上の場合は、要注意。医療機関を受診しよう

## 家庭血圧と24時間血圧からタイプがわかる

**家庭血圧**

家庭で血圧測定し、結果を分析することで、高血圧や病気のサインがわかります。血圧が高く、数値が安定しない人は、医師に相談してください

＋

**24時間血圧**

携帯型の血圧計を用いて、医師の指示のもと１日かけて血圧を測定します。仕事や食事はいつもどおりに行うことが可能。検査費用は３割負担の場合、700円ほど。早朝血圧や夜間血圧もわかります

↓

**自分の高血圧のタイプがわかる**

（→P144）

### 夜間血圧が家庭で測れる

朝晩の血圧測定だけでは把握できないのが、夜間や早朝など特定の時間の血圧の上昇や変動です。24時間血圧測定を実施するのが一番ですが、家庭でも夜間血圧が測定可能になっています。

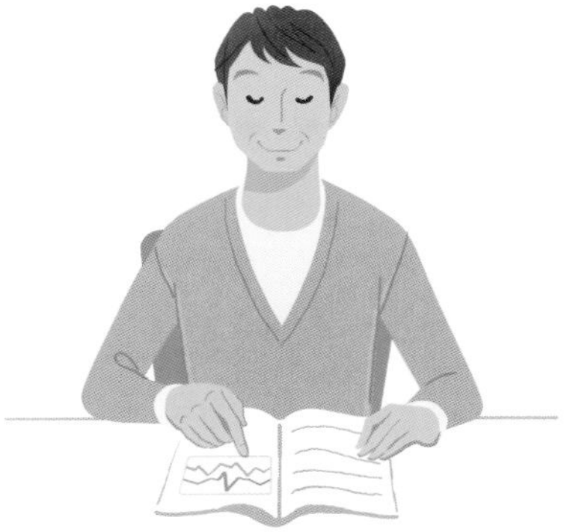

記録します。1回しか計測できなかった場合は1回の数値を記入しましょう。1週間（少なくとも5日間）続けることで分析が可能になります。結果をグラフ化するのもおすすめです。視覚的に見やすく、治療の効果もわかりやすくなります。

### 24時間血圧測定でより詳しく状態を知る

診察室血圧と家庭血圧の分析で把握できない部分は、24時間血圧測定（ABPM）で知ることができます。24時間血圧からは、深夜や早朝などの特定の時間にだけ血圧が上がるタイプや白衣型、仮面型など、診察室血圧と家庭血圧からは見えない「隠れ高血圧」が見えてきます。高血圧で、数値が不安定な人は、主治医か専門医に相談してみましょう。

自分の高血圧の状態を知ることで、薬の種類や用い方、食事療法や生活改善の方法、さらには治療の効果の判定などの診断・治療に役立ちます。家庭での測定だけでなく、24時間測定も活用することで、治療に活かしましょう。

# 自分がどれかを知っておきたい
# 高血圧のタイプ

## 約9割が本態性高血圧

　高血圧は「本態性高血圧」と「二次性高血圧」の2つのタイプに大別されます。このうち本態性高血圧は、高血圧の人の約9割を占めています。中高年の人が健康診断などで高血圧を指摘される場合、多くは本態性高血圧です。

　高血圧になりやすい体質の遺伝や塩分のとりすぎ、肥満、ストレス、運動不足や飲酒・喫煙などの生活習慣など、複合的な要因がからみあって起こります。また、加齢による動脈硬化も大きな原因のひとつです。

　治療では、食事療法や生活習慣の改善が重要なポイント。自分のタイプに合わせて、食事療法や生活改善、薬物療法を組み合わせて治療しましょう。食事療法が薬物療法の効果を高めるため、総合的な対処が必要です。

**本態性高血圧**

明確な原因のない高血圧。遺伝的な体質や塩分のとりすぎや肥満、ストレス、生活習慣などが複合的に関係している。中高年に多い

↓

**食事療法 ＋ 生活改善**

**二次性高血圧**

病気が原因で起こる高血圧。原因となる病気では、慢性腎臓病がとくに重要。若い人に比較的多く見られる

原因となる病気
- ●慢性腎臓病
- ●副腎や甲状腺の病気
- ●睡眠時無呼吸症候群
- ●妊娠や薬の副作用なども

↓

**原因となる病気の治療**

　一方、二次性高血圧は、他の病気が原因で起こるものです。「腎性高血圧」や「腎血管性高血圧」など腎臓病が原因となるもの、甲状腺などの病気に由来する「内分泌性高血圧」、大血管疾患によるもの、脳腫瘍や妊娠中毒症などによるものなどがあります。

　中高年に多い本態性高血圧に比べ、二次性高血圧は比較的若い人に見られます。突然、前触れもなく高血圧になるという特徴も。原因疾患を治すことで、高血圧の治療につながります。また、本態性高血圧の人が治療を行っているのに血圧が下がらない場合は、二次性高血圧が疑われます。詳しい検査を行いましょう。

## 仮面型高血圧

　本態性高血圧は、さらに何種類かに分けることができます。時間や場所に関係なく高い状態が続く「持続性高血圧」、医療機関で緊張してしまい、診察室血圧が高くなる「白衣型高血圧」、特定の時間帯に上がるため、診察室血圧や家庭血圧では見つけづらい「仮面型高血圧」な

### 白衣型高血圧

診察室血圧は 140mmHg 以上だが、家庭血圧が 135mmHg 未満のタイプ。病院での緊張により高くなる。持続性高血圧に移行するリスクが高い

### 持続性高血圧

診察室血圧 140mmHg 以上かつ、家庭血圧が 135 mmHg 以上のタイプ。場所や時間帯に関係なく高く、高血圧のなかではもっとも多い。すぐに治療を開始する

### 仮面型高血圧

隠れ高血圧。診察室血圧は 140mmHg 未満だが、家庭血圧が 135mmHg 以上のタイプ。心臓や血管への負担が大きいため、すぐに治療を開始する

#### 早朝高血圧

睡眠中は血圧が下がるが、起きたときに急激に上がり、その後は正常値に戻る。短時間に血圧が急上昇すると、心臓や血管への負担が大きく、朝方に心筋梗塞や脳卒中の発作が起きるリスクが高い

#### 昼間（職場）高血圧

家庭や職場で慢性的にストレスにさらされ、交感神経の興奮が続き血圧が上がったままになる。ストレスの原因から離れると血圧が下がるため、測定の際は正常血圧になる

#### 夜間高血圧

睡眠中に十分に血圧が下がらず、朝まで高い状態が続く。昼間より夜間に血圧が上がるライザー型、夜間の血圧が下がりにくいノンディッパー型がある。動脈硬化が進行しやすく、夜間に心筋梗塞や脳卒中の発作が起きやすいため、要注意

### 血圧上昇の原因による分類

#### 血管硬化型

活発な交感神経の働きによりノルアドレナリンが分泌され、過剰に血管が収縮しているタイプ。腎臓からのホルモン分泌も影響している。ストレス過多の人に多い。早朝に発作が起きやすいなど、特徴は早朝高血圧や昼間（職場）高血圧と重なる

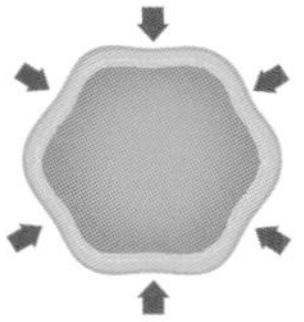

#### 体液貯留型

塩分のとりすぎや高齢、高血圧になりやすい体質が関係して血液量が増え、血管が圧迫される。腎機能の低下も原因のひとつ。夜中に血圧が下がりにくいなど、特徴は夜間高血圧と重なる

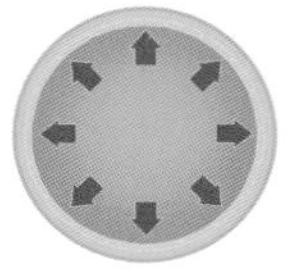

どです。仮面型高血圧は、いわゆる「隠れ高血圧」。24時間血圧測定（→P143）などにより、さらに詳しい血圧の状態を知ることができます。

仮面型高血圧は、血圧が上がる時間帯により、「早朝高血圧」「昼間（職場）高血圧」「夜間高血圧」に分けられます。早朝型と夜間型は、心筋梗塞や脳卒中などの発作を起こすリスクが高いため、すぐに治療を開始しましょう。

## 血圧上昇の原因による分類

また、血圧が上がる原因で分類することもできます。血管の異常で血圧が上がる「血管硬化型」と、血液の量の異常で血圧が上がる「体液貯留型」の2つです。特徴は血管硬化型が早朝型や昼間型と、体液貯留型が夜間型と重なります。

両者とも動脈硬化などを進行させるため放置は禁物ですが、それぞれの原因にあった対処方法を選ぶことで、より適切な治療ができます。自分の血圧記録を分析しながら、あてはまると思う人は医師に相談しましょう。

# 血圧とリスクの数から健康度をチェックしよう

## 高血圧に関わる8の危険因子

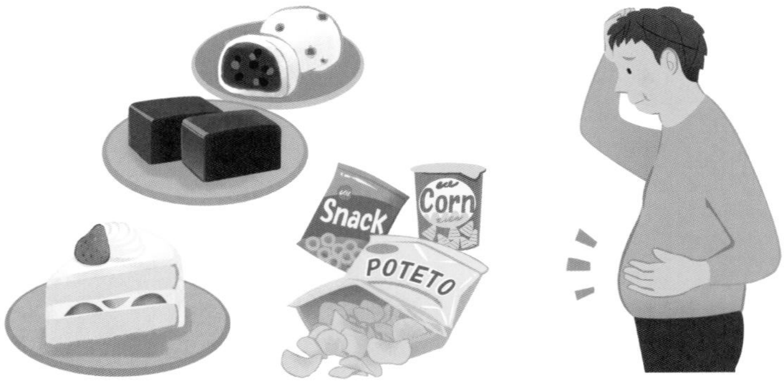


- □ 高齢（65歳以上）
- □ 男性
- □ 喫煙する
- □ 脂質異常症

→ これらのいずれかがあてはまる人は **B**へ

→ これらが3つ以上あてはまる人は **C**へ

- □ 糖尿病
- □ 脳心血管疾患の経験がある
- □ 非弁膜症性心房細動
- □ 蛋白尿のある慢性腎臓病

→ これらのいずれかがあてはまる人は **C**へ

### 健康度をチェックしよう

高血圧だけでも、動脈硬化が進行し心血管疾患などのリスクが高まります。加えて、年齢や肥満、他の持病などの危険因子があるとさらに高リスク。上のリストをチェックしてみましょう。あてはまる項目が多いほど、高リスクです。

チェックした項目の数や内容と高血圧の重症度を組み合わせて、自分の健康度を確認しましょう。血圧の数値が高く、あてはまる項目の多い人は、心血管疾患の発症のリスクが高い状態です。食事療法や生活習慣の改善、薬物療法を組み合わせて、リスクを下げましょう。

### 高値血圧は予備軍

高値血圧は、高血圧の基準を満たさないものの、いずれ高血圧に移行する可能性がある高血圧予備軍。そのため、血圧が高めと診断された場合は、収縮期血圧130mmHg未満、拡張期血圧80mmHg未満になるよう、食事療法や生活改善にとりくみましょう。

## 高血圧の分類（診察室血圧）

| | 診察室血圧（mmHg） | | |
|---|---|---|---|
| | 収縮期血圧 | | 拡張期血圧 |
| 正常血圧 | ＜120 | かつ | ＜80 |
| 正常高値血圧 | 120-129 | かつ | ＜80 |
| 高値血圧 | 130-139 | かつ／または | 80-89 |
| Ⅰ度高血圧 | 140-159 | かつ／または | 90-99 |
| Ⅱ度高血圧 | 160-179 | かつ／または | 100-109 |
| Ⅲ度高血圧 | ≧180 | かつ／または | ≧110 |

## チェックの数と血圧で健康リスク（危険度）がわかる

| | 診察室血圧の収縮期血圧（mmHg） | | | |
|---|---|---|---|---|
| | 高値血圧（130～139／80～89） | Ⅰ度高血圧（140～159／90～99） | Ⅱ度高血圧（160～179／100～109） | Ⅲ度高血圧（180～／110～） |
| **A** チェックのついたリスクが0 | 低 | 低 | 中等 | 高 |
| **B** 年齢、男性、喫煙、脂質異常症のいずれかがある | 中等 | 中等 | 高 | 高 |
| **C** 脳心血管病既往、非弁膜症性心房細動、糖尿病、蛋白尿のあるCKDのいずれか、またはBの危険因子が3つ以上 | 高 | 高 | 高 | 高 |

## 生活改善と薬物療法で対応する

**高リスク＋140mmHg～**
心筋梗塞、脳卒中など心血管疾患の発症のリスクが高い。生活改善と薬物療法をはじめる

**高リスク＋130～139mmHg**
まず生活改善をはじめ、1カ月の血圧の変動を見て、以降の対応を検討する

**低・中等リスク＋140mmHg～**
まず生活改善をはじめ、1カ月の血圧の変動を見て、以降の対応を検討する

**低・中等リスク＋130～139mmHg**
まず生活改善をはじめ、3カ月の血圧の変動を見て、以降の対応を検討する

# 生活改善で血圧を下げる①
# 生活リズムを整える

## ■日光と朝食で生活リズムを整える

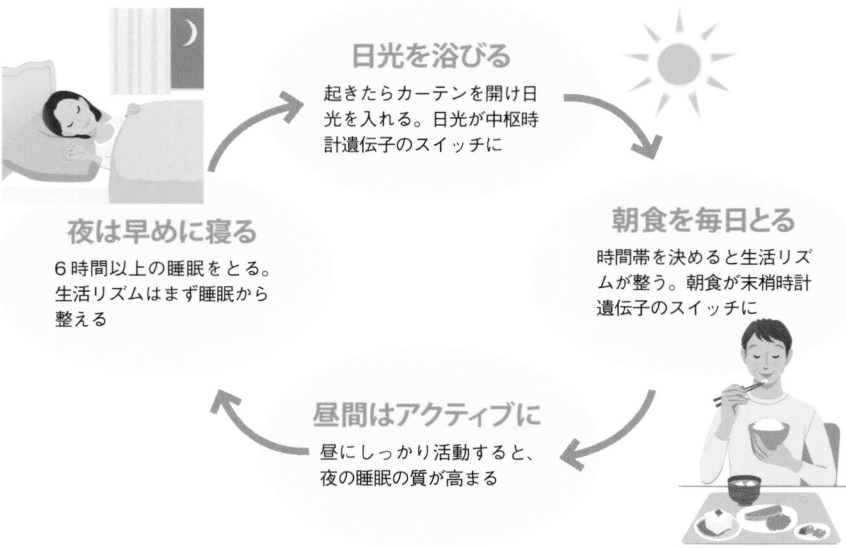
日光を浴びる
起きたらカーテンを開け日光を入れる。日光が中枢時計遺伝子のスイッチに
朝食を毎日とる
時間帯を決めると生活リズムが整う。朝食が末梢時計遺伝子のスイッチに
昼間はアクティブに
昼にしっかり活動すると、夜の睡眠の質が高まる
夜は早めに寝る
6時間以上の睡眠をとる。生活リズムはまず睡眠から整える

**中枢時計遺伝子・末梢時計遺伝子**

人間の脳は、1日約25時間周期のサーカディアン・リズムで体を動かしている。生体リズムを調整して24時間周期の地球のリズムに合わせているのが、脳の神経細胞にある中枢時計遺伝子。日光がスイッチになる。末梢時計遺伝子は肝臓などの臓器の細胞に存在し、中枢時計遺伝子の影響を受けながら、生体リズムを調整する。朝食がスイッチになる

日本栄養・食糧学会監修、香川靖雄編、香川靖雄／柴田重信／小田裕昭／山宿大介／加藤秀夫／西田由香／中村亜紀／堀江修一／榛葉繁紀著『時間栄養学 時計遺伝子と食事のリズム』（女子栄養大学出版部）より

### 夜はしっかり睡眠をとる

食事療法とあわせてとりくみたいのが、生活習慣の改善。特に、生活リズムは血圧を下げるための重要なポイントです。睡眠不足や不規則な生活で生活リズムが崩れると自律神経の働きが乱れ、血圧を上昇させます。食塩感受性も高まり、塩分が血圧におよぼす影響力が強くなり、より血圧が上がりやすくなるのです。

昼はアクティブに活動し、夜は睡眠をとって休むという本来の生活リズムにすると、血圧が安定してきます。そのために大切なのが、朝に日光を浴びることと朝食をとること。これらは体の生体リズムを整える中枢時計遺伝子と末梢時計遺伝子のスイッチとなるため、毎日心がけると生活リズムが安定してきます。

しっかり睡眠をとることも大切。6時間以上の睡眠が高血圧の発症率を下げるという研究結果もあります。睡眠は心臓や血管を休ませるためにも不可欠なもの。質の高い睡眠には、昼のアクティビティが重要です。

# 生活改善で血圧を下げる②
# 1日20分の運動習慣をつける

## ■軽く汗ばむ運動を

しばらく運動すると軽く汗をかくていどで、息が少しはずむ運動がよい。季節によっても異なるが、汗だくになるものは運動強度が強すぎる。運動していて「楽だ」と感じるものにする

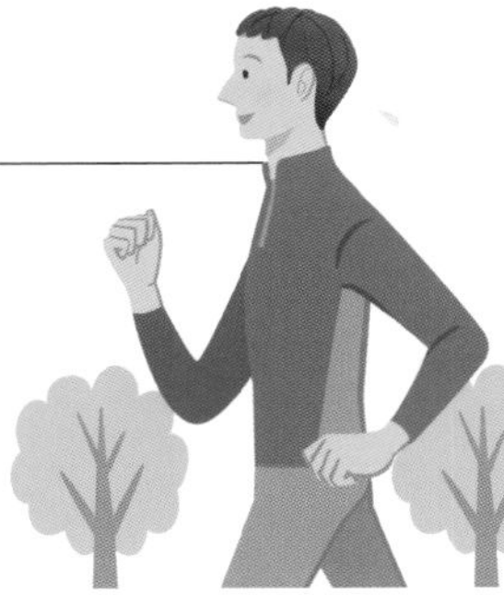

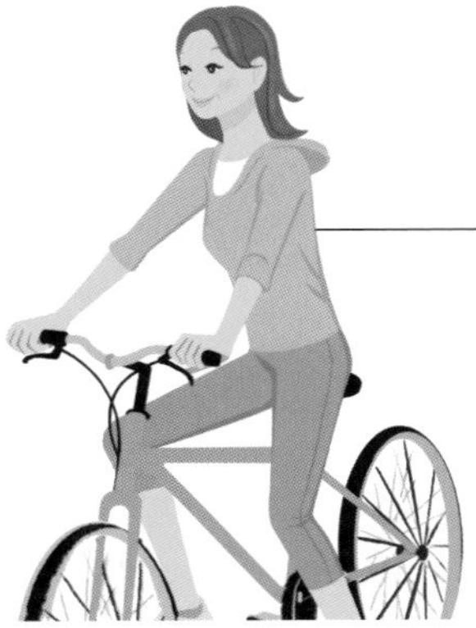

## ■有酸素運動が最適

呼吸して酸素をとり入れながら行う運動。マラソンや水泳は運動強度が強いので、注意する

- ウォーキング
- 水中ウォーキング
- ジョギング
- サイクリング
- 軽いダンス

**運動できない人もいる**　以下の条件にあてはまる人は、運動する前に医師に相談してください

**メタボリックシンドロームの人**
メタボリックシンドロームと診断された人は、医師の指示にしたがって生活指導を受ける

**上が180mmHg以上、下が110mmHg以上の人**
収縮期血圧が180mmHg以上、拡張期血圧が110mmHg以上の人は、運動による一時的な血圧上昇に要注意。心血管疾患などの発作を起こすこともある

**合併症がある人**
心筋梗塞、狭心症、脳血管病、腎臓病、糖尿病などの合併症、ぜんそくなどの呼吸器疾患や膝痛、腰痛がある人

## 生活スタイルにあった運動を

運動の習慣をつけることで、さらに血圧を下げることが可能です。肥満の人は減量のため、減量が必要ない人も体重の維持や血圧をコントロールするために、運動を習慣づけましょう。

高血圧の人の運動は、体を鍛えるための運動とは違うものです。時間や頻度、運動の強度に注意し、自分にあったものを行います。時間は血圧が安定している昼から夕方に行うのがよいでしょう。早朝や深夜の運動は脳血管疾患などの発作が起きやすく、運動には適しません。また、毎日もしくは1週間に数回続けられるものを選びます。忙しい人には、起床後のストレッチや散歩もおすすめです。

運動の強度も重要なポイント。軽く汗ばむくらいのものがよいでしょう。また、ウォーキングやジョギング、サイクリング、軽いダンスなどの有酸素運動が適します。中高年に好きな人が多いゴルフは、実は要注意種目。無酸素運動のうえ、緊張やイライラでストレスがたまります。

# 生活改善で血圧を下げる③
# ストレス軽減・節酒・禁煙にとりくむ

## ストレスは高血圧の大敵

自律神経の働きに影響を与えるストレスは、高血圧の人にとっては大敵です。疲れているのに眠れない、食欲がないなどの状態は、気づかないうちにためこんだストレスのサイン。サインを感じたら、ちょっとした運動や息抜きなどをして、ストレスを軽減しましょう。ただし、ドライブなど興奮しやすいことは息抜きになりません。

日常の仕事や家庭の生活でたまったストレスを、お酒を飲むことで解消する人もいるでしょう。しかし、飲みすぎたり夜遅くまで飲んだりすると、血管が収縮して血圧が上がります。

また、遅い時間まで飲むことも要注意です。飲みすぎや深夜までの飲酒は、早朝高血圧の大きな原因となります。飲む量を減らしたり、休肝日をもうけたりして、節酒にとりくみましょう。医師から禁酒の指示が出た場合は、禁酒する必要があります。

喫煙している人は、禁煙が必要です。喫煙は高血圧や動脈硬化の大きな原因のひとつ。ニコチンは血管を収縮させ、血圧を上昇させます。確実な方法は、禁煙治療を受けることです。健康保険が適用されるので、自分ではやめられないという人は医師に相談してみましょう。

### 息抜きでストレス軽減を

ストレスのサインを感知して、仕事や家事の合間に息抜きを。体を伸ばしたりするだけでもよい。ストレッチで体の緊張をほぐすと、気分転換にも軽い運動にもなる。何事もまじめに考えすぎないようにするだけでもストレスが緩和される。昼休みに 20 分ほど昼寝をすると、体も休まって血圧が下がり、一石二鳥

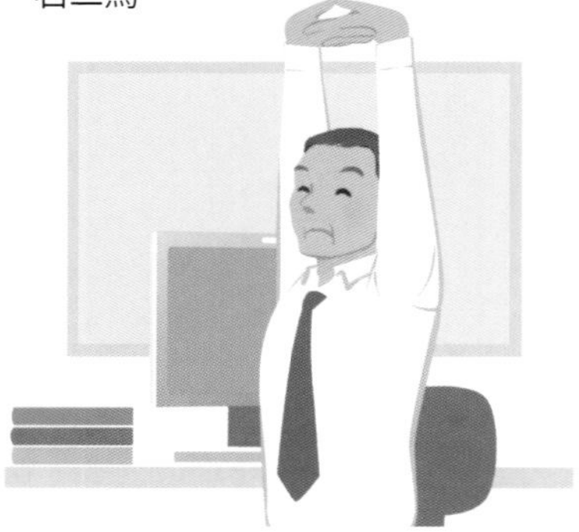

### 節酒

毎日遅くまでの深酒は NG。塩辛く、カロリーの高いつまみにも要注意。1日 1 合以内に量を減らしたり、週に何日か休肝日をもうける

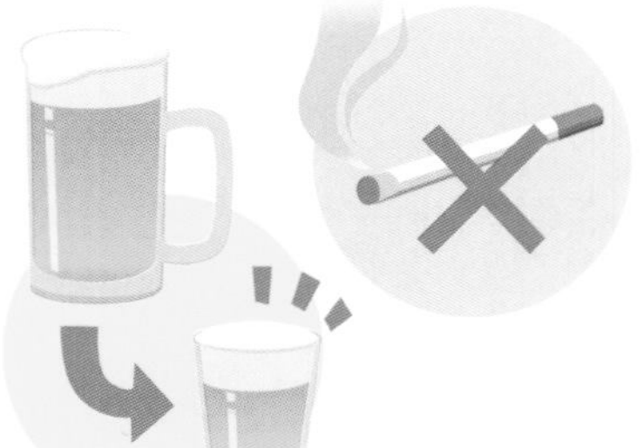

### 禁煙

高血圧や動脈硬化を悪化させないように禁煙を。健康保険が使えるため、自分ではやめられない人は禁煙治療を受けるのもよい

# 高血圧の薬物療法

## 医師の指示のもとで行う

P147でチェックしたように、健康度によって薬物療法をはじめる時期は異なります。生活改善を行っても血圧が下がらない場合は、薬を使って血圧を下げる必要があります。

個人差はありますが、薬を飲むと急激に血圧が下がることがあるため、1種類の薬を少量から飲みはじめるのが基本です。医師が効きめや副作用の有無を確かめながら、2週間から1カ月ほど様子をみます。その結果や合併症の有無、リスクレベルに合わせ、服用する薬の種類や組み合わせ、薬の量を検討するのです。

薬物療法を行うにあたって重要なのが、家庭血圧の測定。薬の効きめを確認する目安となるため、毎日の測定結果を記録し、医師に報告しましょう。また、服薬中も食事療法と生活改善は必須。特に、減塩は薬の効果を高めるため、継続して行います。

高血圧の治療薬は、大きく分けると血管に作用する薬と血流量に作用する薬があります。前者は血管を収縮させる神経やホルモンの働きを抑制し、血管を拡張させ、後者は循環血液量を減らして心拍出量を抑えます。とくに、血管に作用するカルシウム拮抗薬は効果に個人差がなく、降圧作用に優れるため、第一選択肢として処方されることの多い薬です。

降圧薬が効きすぎると、血圧が下がりすぎた状態になります。収縮期血圧が100mmHg以下なら下がりすぎ。また、めまいや立ちくらみなどが現れた場合は、すぐに医師に相談しましょう。下がりすぎに限らず、薬物療法は必ず医師の指示にしたがってください。

### 高血圧のおもな治療薬

| | | |
|---|---|---|
| 血管に作用する薬 | カルシウム拮抗薬 | 血管壁にある中膜の細胞に入り血管を収縮させるカルシウムイオンの働きを抑える。代謝への悪影響がなく、副作用が少ないため、どのタイプの人にも用いられる。一時的に体のほてりやむくみ、頭痛、動悸、便秘などの症状が出ることもあるが、長引く場合は医師に相談を |
| | ACE阻害薬 | アンジオテンシン変換酵素（ACE）阻害薬。アンジオテンシンⅠを血管を収縮させるアンジオテンシンⅡに変える酵素ACEの働きを抑制。腎臓病や糖尿病、心疾患などの合併症がある人にむく。副作用は少ない |
| | ARB | アンジオテンシンⅡ受容体拮抗薬。アンジオテンシンⅡが細胞にとりこまれるのを抑え、血管の収縮や血流量増加を防ぐ。合併症がある人にむく。副作用はほとんどない |
| | レニン阻害薬 | 比較的新しい薬で、レニンというホルモンの働きを抑制する。合併症がある人にむく。副作用はほとんどない |
| | α遮断薬 | ノルアドレナリンが血管のα受容体に作用し、末梢血管が収縮する働きを防ぐ。血管硬化型にむき、糖尿病や脂質異常症の人にもよく用いられる。副作用は少ない |
| 血流量に作用する薬 | β遮断薬 | ノルアドレナリンが心筋細胞のβ受容体に作用し、心拍出量が上がる働きを抑える。副作用が多い薬なので、要注意。心臓が拡張するため、不整脈のある人は使用できない。狭心症、気管支ぜんそく、糖尿病の人も要注意 |
| | 利尿薬 | 腎臓に作用し、尿を増やしナトリウムの排泄を促す。尿が増え、脱水しやすくなる。低カリウム血症に注意が必要 |

# 年齢や持病によって異なる降圧目標を把握しよう

## ■降圧目標は年齢によって違う

| | 75歳未満の成人 | 75歳以上の高齢者 |
|---|---|---|
| 診察室血圧 | 130/80mmHg未満 | 140/90mmHg未満 |
| 家庭血圧 | 125/75mmHg未満 | 135/85mmHg未満 |

## ■合併症がある人

### 糖尿病

糖尿病の人は血糖値が高くなり、血管が収縮しやすい。高血圧を併発している人が多いため、糖尿病とわかったら、対応が必要

診察室　130/80mmHg 未満
家庭　125/75mmHg 未満

### 脳血管障害

動脈硬化が進行すると脳血管障害の発作が起こりやすくなる。血圧を下げて予防を

診察室　140/90mmHg 未満
家庭　135/85mmHg 未満
※ただし、両側頸動脈狭窄や脳主幹動脈の閉塞がない場合は、診察室 130/80mmHg 未満、家庭 125/75mmHg 未満

### 腎臓病

腎臓は体内の水分バランスを整える臓器。腎臓の異常により、心拍出量が増えるため、頻尿やむくみがある人は腎機能の検査を

診察室　140/90mmHg 未満
家庭　135/85mmHg 未満
※ただし、蛋白尿陽性の場合は、診察室 130/80mmHg 未満、家庭 125/75mmHg 未満

### 心臓病（冠動脈疾患）や抗血栓薬を服用中

高血圧は心臓に負担がかかりやすいため、心筋梗塞や狭心症のリスクが高い。厳密な血圧のコントロールが必要

診察室　130/80mmHg 未満
家庭　125/75mmHg 未満

## 降圧目標は年齢や合併症によって違う

「高血圧治療ガイドライン２０１９」では、年齢ごとに異なる降圧目標が定められています。それに加えて、糖尿病などの合併症の有無によっても降圧目標は違うため、自分に合った目標値を把握することが大切です。

年齢別の降圧目標は、高齢になるほど緩やかな基準になります。特に75歳以上の人は生活スタイルやいつから高血圧だったかによっても異なりますが、現状から10mmHgほどの降圧を目指します。80歳以上の人は生活を優先させる場合も。一方、糖尿病や腎臓病などの合併症や持病のある人には、より厳しい降圧目標が課せられます。これは、高血圧による病気の悪化を防ぐためです。

また、合併症や持病がない場合は、脳や心臓などの臓器障害を防ぎ、心筋梗塞や脳卒中などの重大な病気を予防することが血圧を下げる目的となります。比較的若い人の場合は、動脈硬化の進行を抑

## 食事・運動・睡眠の目標を立て、生活記録をつける

自分の降圧目標がわかったら、生活改善の目標も立てる。それぞれの目標値と、毎日の生活の記録をつけることで、改善すべきポイントやどれだけ目標に近づいたかがわかり、モチベーションの維持につながる。グラフなどにすると、より把握しやすい

**記録したいもの**

- 血圧
- 体重
- 運動内容
- 睡眠時間
- 食事内容
- 食事のエネルギー量
- 塩分量

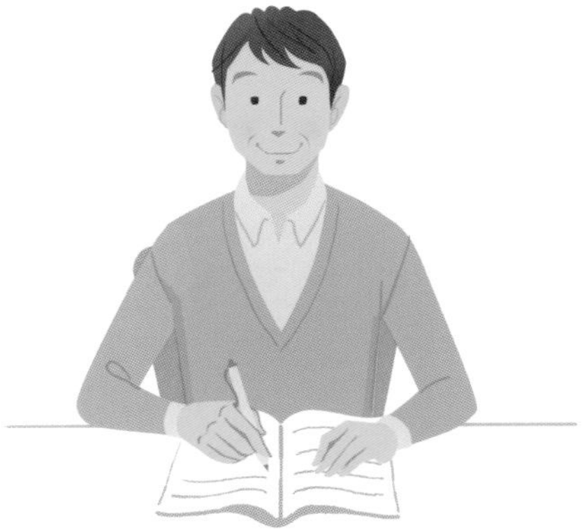

## 生活改善は続けていくもの

高血圧の治療の基本は食事療法を含めた生活改善。健康度や降圧の経過によって、薬物療法を組み合わせていく。薬物療法を始めても、生活改善は続けていく必要がある。高血圧予備軍の人も早めに生活改善を行うことで、予防が可能

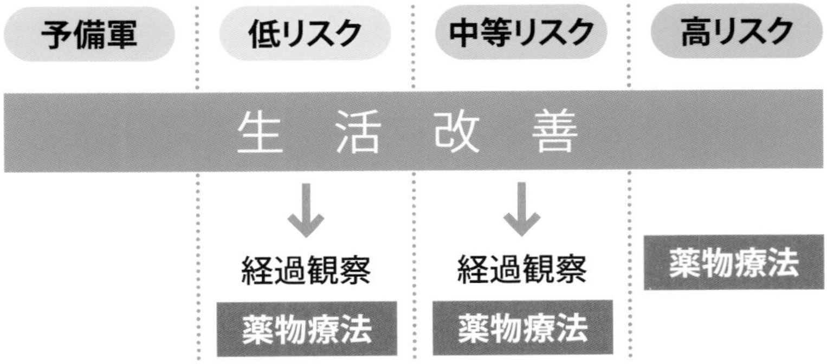


えることも重要な目的です。

### 生活記録のつけ方

降圧目標だけでなく、生活改善の目標を立てることもおすすめです。生活改善を長く続けるためには、現状と目標の管理が大切。

食事、運動、睡眠の3点について現状と具体的な目標を書き出します。あまり難しい目標は書かずにやさしい目標を立て、段階的にクリアすることで達成感が得られ、続けやすくなります。

例えば、食事は目標の塩分量や適正エネルギー量を、運動は種類や時間を、睡眠は睡眠時間を書きます。毎日の血圧や体重といっしょに食事、運動、睡眠の内容を記入します。1週間などのまとまった単位で結果を分析してみましょう。

「食べすぎて体重が増えた日のあとは食事調整をして体重を減らせるようになった」「減塩目標を達成できていると、血圧も下がった」など、結果が目に見えるとやる気につながります。生活記録を習慣化して、生活改善を長く続けましょう。

# 高血圧Q&A

本書では高血圧の基礎知識と食事療法の進め方について紹介しています。これら以外の高血圧のトピックや疑問点について、Q&A形式でまとめました。

## Q 高血圧って遺伝するの？

**A** 高血圧になりやすい体質は遺伝することがあります。親のどちらかが高血圧の場合は30%、両親ともに高血圧の場合は50%の子どもに遺伝するという考えもあります。しかし、食事や睡眠、運動などの生活習慣や、ストレスの多さなど家庭環境も要因のひとつです。環境要因を改善できれば、子どもの高血圧は予防可能。遺伝的要因よりも親の考え方や生き方が重要です。

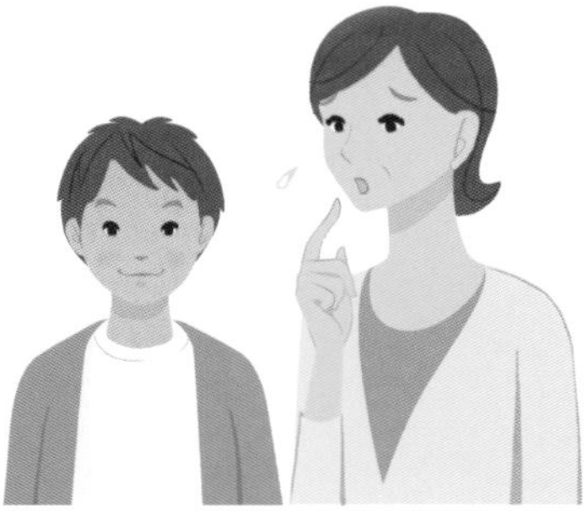

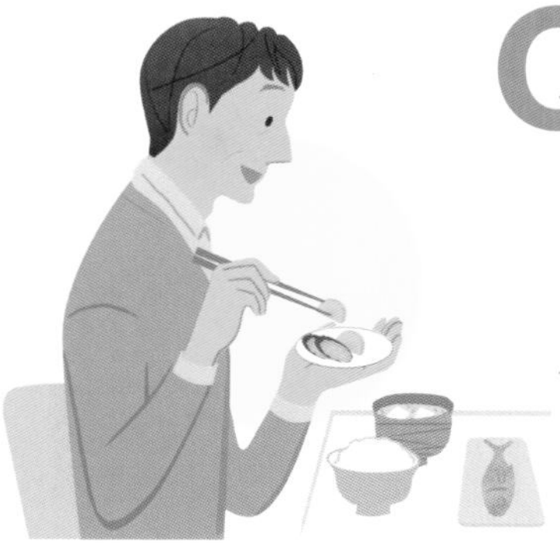

## Q 加工食品や麺類が食べたいときはどうすればいいですか？

**A** 梅干し、漬物、魚の干物など加工食品や、麺類やみそ汁などが好きという人も多いでしょう。どうしても食べたいときは分量を減らしたり、食べる回数を控えることで対応を。同じ食品でも商品によって食塩含有量が違うため、より低塩のものを使うのもよいアイデア。例えば、梅干しはハチミツ漬けのものやカリカリした小梅の方が低塩分です。

## Q 料理が苦手。どうすればいいですか？

**A** まずは尿検査を受けて、自分の食塩摂取量を知り、P10のチェックリストで食塩のとりすぎとなっている原因を確認しましょう。原因となっている、汁物のとりすぎや加工品の使いすぎなどを改善します。減塩調味料を使えば、料理の苦手な人でも手軽に減塩できます。ただし、使いすぎないように注意します。多くの医療機関では、「随時尿検査」や「24時間尿検査」など、いつでも受診できる検査が行われているので活用を。

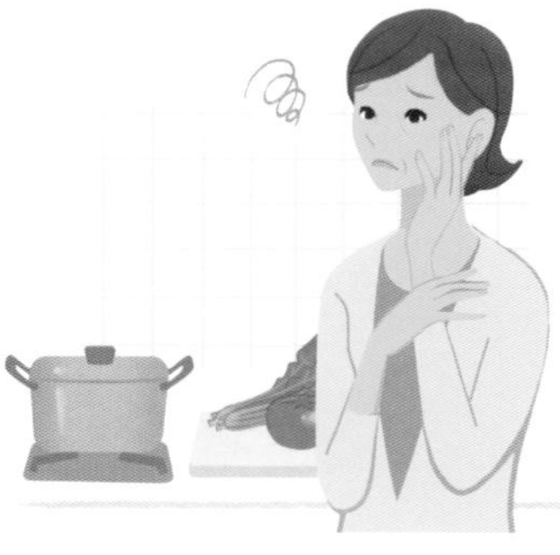

## Q DASH食ってどんな食事ですか？

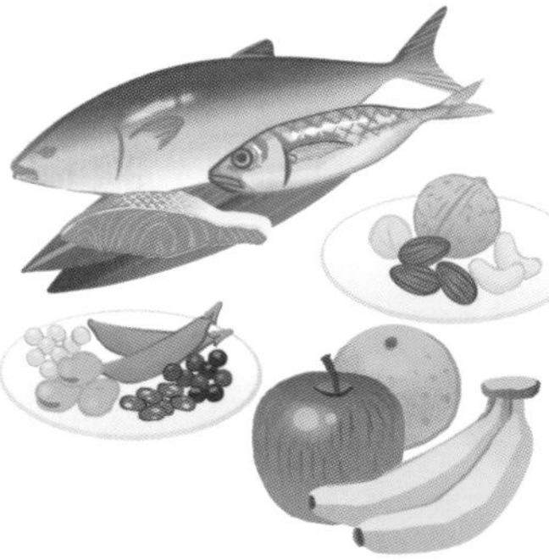

**A** アメリカ国立衛生研究所が発表している高血圧患者のための食事療法（DASH=Dietary Approaches to Stop Hypertension）のことです。食事で不足しがちなカリウム、マグネシウム、食物繊維を多くとり、飽和脂肪酸やコレステロールを少なくとることを基本とします。具体的には、野菜、果物、低脂肪の乳製品、魚、大豆製品、海藻を増やし、肉やコレステロールの多い食品を減らすことで実践できます。

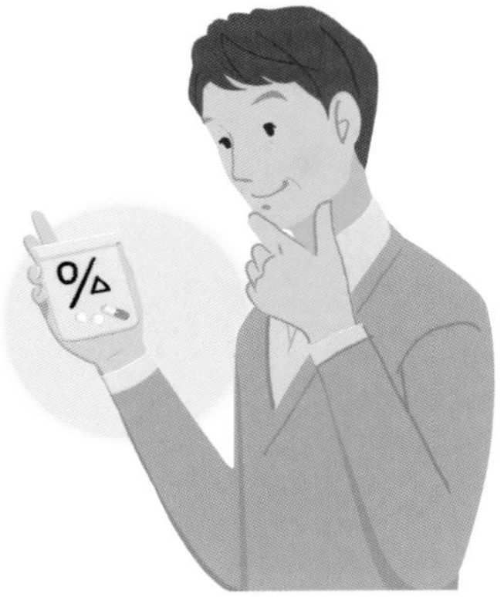

## Q 薬を飲み忘れたときはどうすればいいですか？

**A** 飲み忘れに気がついたときは、基本的にはその時点で服用します。１日１回服用する薬の場合、６～７時間以内の遅れであれば服用可能の場合もありますが、詳細は医師に相談しましょう。朝晩の血圧測定のときに飲む、日付を書いた小袋に分けて目立つところに常備する、飲んだらカレンダーに書く、余分に持ち歩く、時計や携帯電話のタイマーをセットするなどの工夫をするのもおすすめです。

## Q うつ病と高血圧は関係がありますか？

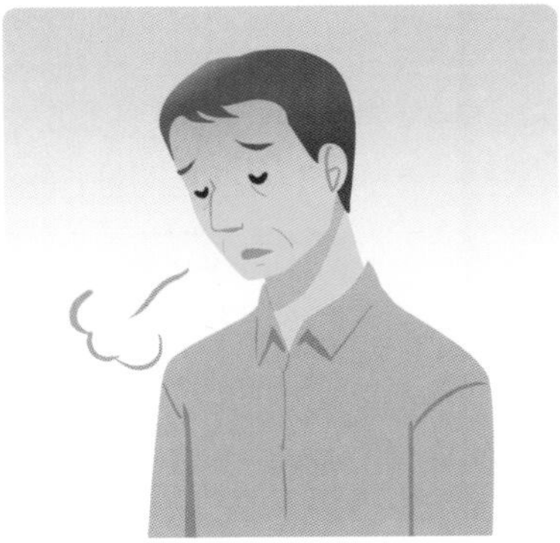

**A** 血圧と精神面の不調には関連があるとされています。精神的に落ち込んでいると、自律神経の働きが乱れ、血圧が変動しやすくなります。うつ病の人は意欲がわかず、食事や睡眠、運動の習慣が崩れることも高血圧の原因のひとつ。ストレスで食べすぎ、高血圧になるケースもあります。一方で、うつ病の人は血圧が低い傾向にあるという説もあり、血圧と精神状態につながりがあることは確かなものの、詳細はわかっていません。

## その他

# 食材別索引

※レシピの中のメイン、およびサブの中心的食材を索引にしています。

## 肉類



## 魚介・海藻類



## 卵・豆腐・豆製品



## 野菜・きのこ・果物

# 献立別 塩分量索引

※主菜、副菜、汁物・スープ、麺・丼・ワンプレート、もう一品（低塩、デザート）ごとに、塩分量が少ない順番に並べています。

**監修** **苅尾七臣**（かりお・かずおみ）

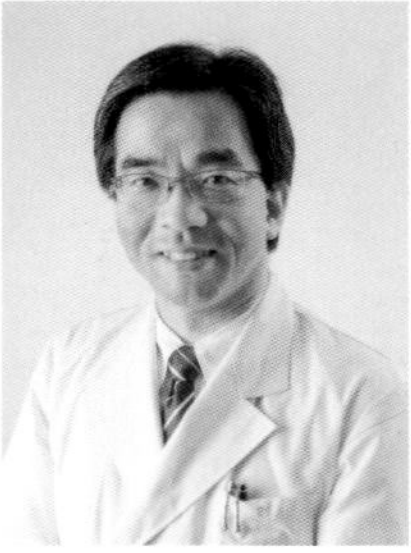

自治医科大学内科学講座循環器内科学部門主任教授。
1962年、兵庫県生まれ。1987年、自治医科大学卒業。国保北淡診療所勤務、アメリカ国立衛生研究所（NIH）プログラムプロジェクト共同研究員、自治医科大学内科学講座循環器内科学部門講師、コロンビア大学循環器センター客員教授などを経て、現職。専門は、高血圧、動脈硬化、老年病学。日本高血圧学会・高血圧ガイドライン2014など、循環器関連の各種ガイドラインの作成委員も務める。監修書に『ＮＨＫきょうの健康　疑問解消！高血圧』（NHK出版）、『最新版 本気で治したい人の高血圧』（学研プラス）などがある。

**監修** **佐藤敏子**（さとう・としこ）

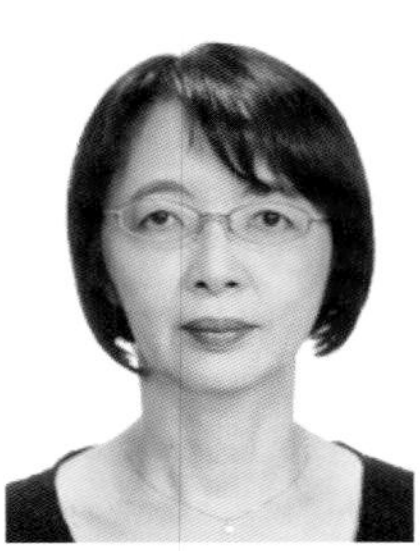

東都大学管理栄養学部講師。
1979年、共立女子大学家政学部食物学科卒業後、自治医科大学附属病院臨床栄養部栄養管理室長などを経て、現職。減塩教室や塩分制限の必要な高血圧、糖尿病、腎臓病の栄養指導を行い、一人一人のライフスタイルに合ったおいしい減塩食を提案。

**料理制作** **岩﨑啓子**（いわさき・けいこ）

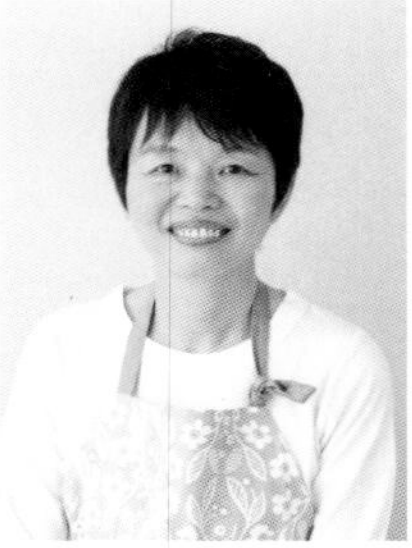

料理研究家・管理栄養士。
聖徳栄養短期大学を卒業後、同大学研究室助手、料理研究家のアシスタント、保健所での栄養指導などを経て、料理研究家として独立する。書籍や雑誌、メニュー開発などで、栄養バランスを考えた、やさしく飽きのこない味で簡単に作れる毎日の家庭料理を多数提案している。食材の冷凍の活用や、蒸し料理のレシピに定評がある。著書に『せいろ蒸し大全』（河出書房新社）、『改訂版 冷凍保存節約レシピ』（日本文芸社）などがある。

| | |
|---|---|
| 撮影 | 石田健一 |
| スタイリング | 宮澤由香 |
| 本文デザイン・DTP | シーツ・デザイン |
| DTP協力 | オノ・エーワン |
| 本文イラスト | なつ容子 |
| 執筆協力 | 旭　利彦 |
| 校正 | ぷれす |
| 編集協力 | ヴュー企画 |

# 改訂新版　高血圧の基本の食事

2021年11月2日　第1刷発行
2022年3月24日　第3刷発行

発行人　中村　公則
編集人　滝口　勝弘
編集担当　神山　光伸
発行所　株式会社 学研プラス
〒141-8415　東京都品川区西五反田2-11-8
印刷所　大日本印刷株式会社

●この本に関する各種お問い合わせ先
本の内容については、下記サイトのお問い合わせフォームよりお願いします。
https://gakken-plus.co.jp/contact/
在庫については　Tel 03-6431-1250（販売部）
不良品（落丁、乱丁）については　Tel 0570-000577
学研業務センター　〒354-0045　埼玉県入間郡三芳町上富279-1
上記以外のお問い合わせは　Tel 0570-056-710（学研グループ総合案内）